Iburg

Köstlich essen –
Cholesterin senken

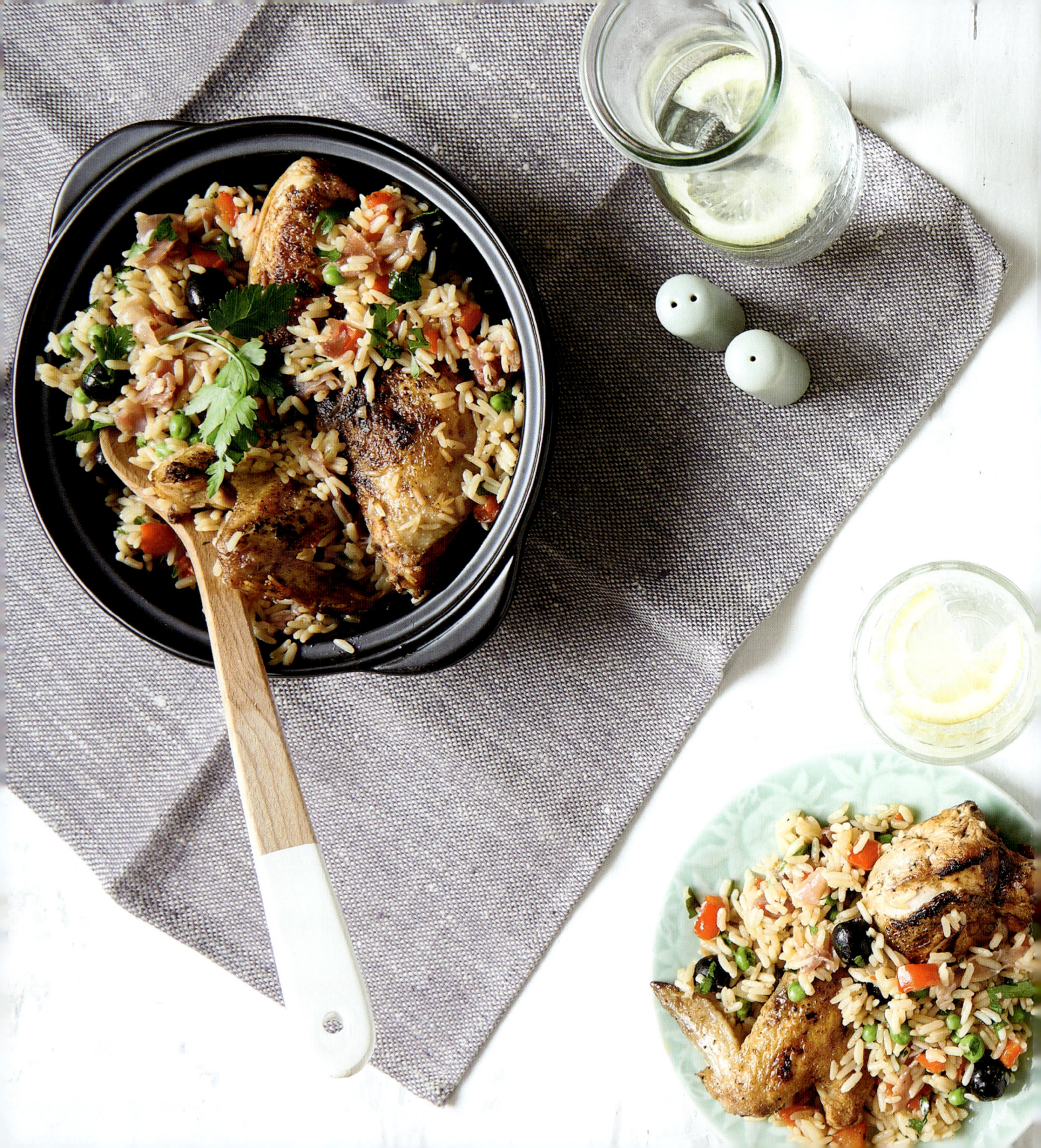

Anne Iburg

Köstlich essen –
Cholesterin senken

Über 130 Rezepte:
endlich gute Blutfettwerte

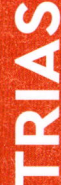

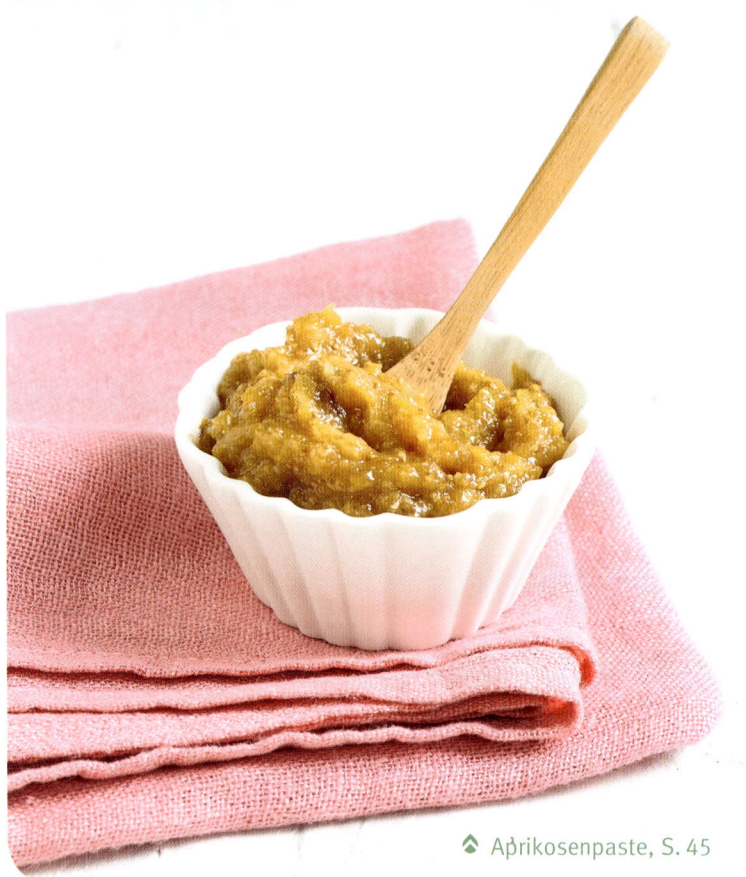

▲ Aprikosenpaste, S. 45

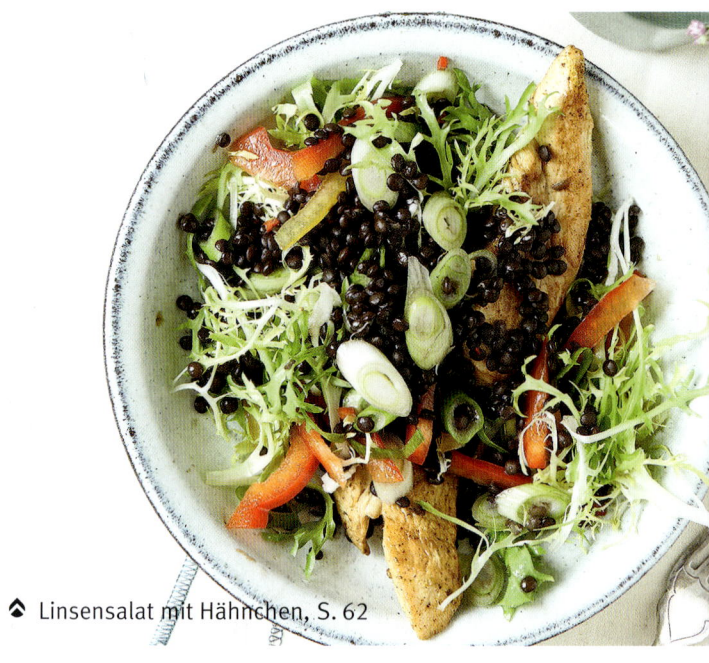

▲ Linsensalat mit Hähnchen, S. 62

Was ist ein erhöhter Cholesterinspiegel?

- 10 Die Eigen-Cholesterin-Produktion
- 11 Weitere Risikofaktoren für einen Herzinfarkt?
- 13 Welche Blutfettwerte sind in Ordnung?
- 14 Obst und Gemüse gegen oxidativen Stress
- 14 Omega-3-Fettsäuren senken Triglyceride
- 14 Ausdauersport – so wichtig wie die Ernährung!
- 15 Gewicht im Griff!

Richtig essen bei erhöhtem Cholesterinspiegel

- 16 Nimm ab – du schaffst das!
- 17 Das richtige Fett senkt den Cholesterinspiegel
- 18 Milch macht munter!
- 19 Was ist Fett?
- 21 Cholesterin sparen bringt nicht viel
- 22 Gift fürs Herz: Transfettsäuren
- 23 Herzschutz: sekundäre Pflanzenstoffe
- 24 Wie komme ich auf meine Ballaststoffmenge?

Rezepte – schmackhaft und lecker

40 **Frühstücksideen**
Starten Sie mit einem leichten Frühstück in einen starken Tag.

54 **Kleine Gerichte**
Zwischenmahlzeiten für den kleinen Appetit.

74 **Hauptgerichte**
Nicht nur Fett, auch raffinierte Gewürze bringen Geschmack an Ihren Gaumen.

100 **Besonderes**
Schöne Gerichte, die sich prima für liebe Gäste eignen.

106 **Beilagen**
Leckeres, das satt macht und die Hauptgerichte ergänzt.

120 **Desserts und Süßspeisen**
Desserts und feine Schlemmereien für alle, die gerne naschen.

130 **Kuchen und Gebäck**
Raffinierte Backrezepte, die problemlos gelingen.

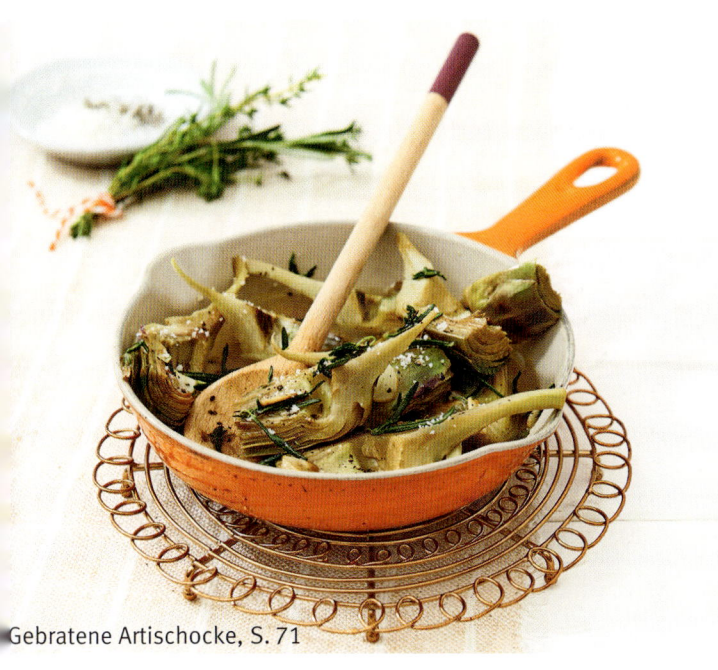

Gebratene Artischocke, S. 71

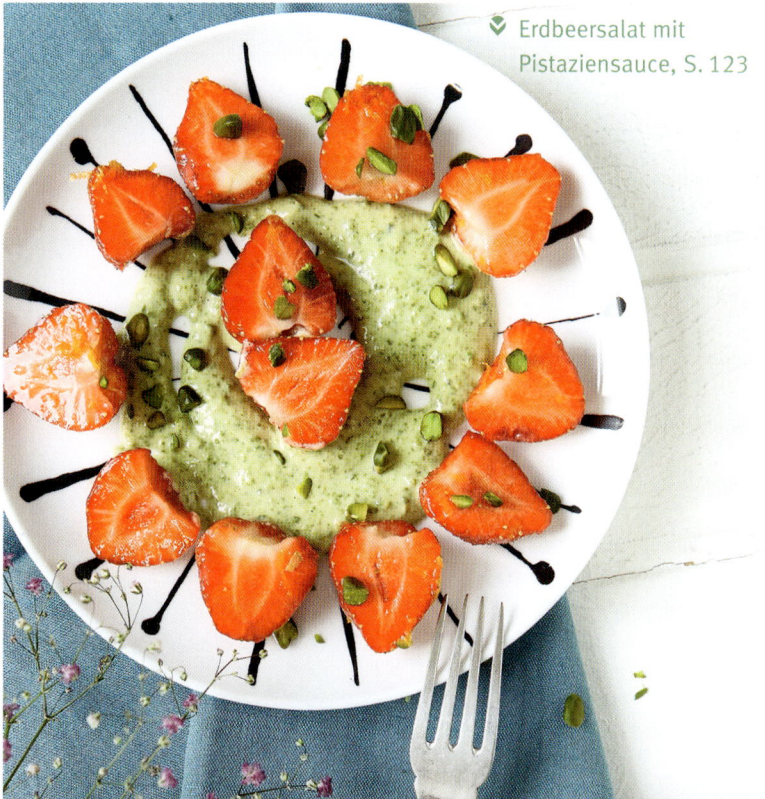

Erdbeersalat mit Pistaziensauce, S. 123

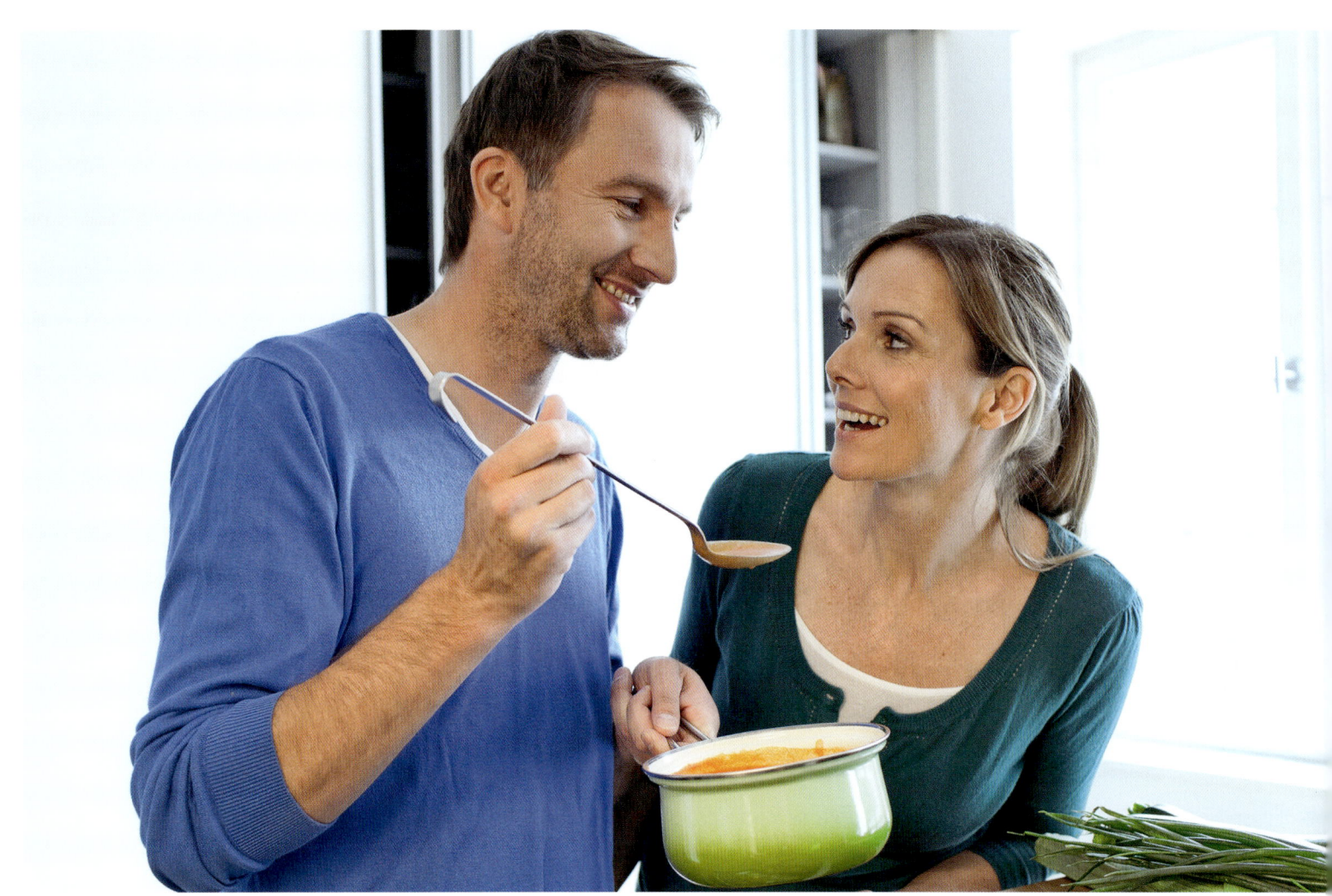

Liebe Leserinnen und Leser!

Ein erhöhter Cholesterinspiegel im Blut trägt entscheidend zur Entstehung eines Herzinfarkts oder Schlaganfalls bei. Herz-Kreislauf-Erkrankungen sind mit 39,7 Prozent bei uns die häufigste Todesursache. In Deutschland sterben jährlich rund 180 000 Menschen an den Folgen eines Herzinfarkts.

40 Prozent der Herzinfarkte sind auf eine falsche Ernährungsweise zurückzuführen. Zu den klassischen Ernährungsrisiken eines Herzinfarkts zählen Übergewicht, erhöhte Blutfettwerte und Bluthochdruck. Durch eine gesunde abwechslungsreiche Ernährung und mehr Bewegung lässt sich das individuelle Risiko, an einem Herzinfarkt zu erkranken und/oder zu sterben, deutlich reduzieren.

Um den Cholesterinspiegel im Blut effektiv zu senken, spielt eine ausgewogene und gesunde Ernährung eine entscheidende Rolle. Dabei handelt es sich nicht um eine strenge Diät, die aus mehr Verboten als Geboten besteht, sondern um eine schmackhafte, energie- und fettbewusste Kost.

Dieses Buch vermittelt valide Fakten und möchte vor allem Spaß am Kochen und Freude am Essen verbreiten. Beim Lesen der Einleitung werden Sie feststellen, dass bei der Umstellung Ihrer Ernährungsgewohnheiten reichlich Platz für persönliche Vorlieben bleibt. Sie werden neue kulinarische Highlights entdecken, die Sie vorher vielleicht noch gar nicht kannten und die jetzt zu Ihren Leibspeisen werden. Die Ernährungsempfehlungen in diesem Buch werden Ihnen nicht fremd sein und lassen sich einfach in den Alltag integrieren. Sie wählen jetzt bewusster Ihre Lebensmittel nach gesundheitlichen Gesichtspunkten aus, ohne auf Fleisch, Eier oder Fett ganz zu verzichten.

Beim Durchblättern des Rezeptteils werden Sie feststellen, dass die Gerichte einfach und schnell zu kochen sind. Alle Zutaten finden Sie in der Regel im Supermarkt. Spezielle Diätlebensmittel sind nicht notwendig. Übrigens, diese Rezepte sind übrigens gesund für jedermann. Extrakochen fällt somit unter den Tisch.

Viel Spaß beim Lesen des Buches und Ausprobieren der Rezepte wünscht Ihnen

Anne Iburg

Mein perfektes Dinner

Vorspeise
Feldsalat mit Walnüssen

Für 4 Portionen • 20 Min.

150 g Feldsalat • 60 g Walnüsse • Salz, Pfeffer • 4 EL Olivenöl • 3 EL Aceto balsamico • 2 TL grober Senf • Saft von ½ Zitrone • 1 TL brauner Zucker

- Feldsalat putzen, waschen und trocken schleudern. Die Walnüsse grob hacken.

- Für das Dressing Öl, Balsamico, Senf, Zitronensaft, Zucker sowie jeweils 1 Prise Salz und Pfeffer vermixen, ggf. noch einmal mit Zucker, Salz und Pfeffer abschmecken. Die Salatzutaten mit dem Dressing übergießen und alles gut mischen.

Hauptgericht
Rigatone-Spinat-Auflauf

Für 4 Portionen • 20 Min. + 10 Min. Backzeit

350 g Rigatone • Salz • 1 Zwiebel • 1 Knoblauchzehe • 2 EL Olivenöl • 500 g frischer Spinat • 50 g Geflügelfond • 75 g Frischkäse • 50 g Sahne • frisch geriebene Muskatnuss • Pfeffer • 200 g frisch geriebener mittelalter Gouda

- Backofen auf 180 °C vorheizen. Nudeln in reichlich kochendem Salzwasser bissfest garen.

- Zwiebel und Knoblauch schälen und fein hacken, Olivenöl in einem Topf erhitzen und Zwiebel glasig anschwitzen. Inzwischen den Spinat putzen, dann tropfnass mit dem Knoblauch zu den Zwiebeln geben. Den Fond angießen und den Spinat bei geschlossenem Deckel zusammenfallen lassen. Frischkäse und Sahne einrühren, mit Muskat, Salz und Pfeffer würzen.

- Die Nudeln abgießen und abtropfen lassen, dann in eine Auflaufform geben. Mit dem Spinat übergießen und sorgfältig vermischen, dann mit dem Käse gleichmäßig bestreuen. Den Auflauf etwa 10 Min. backen, bis der Käse leicht gebräunt ist.

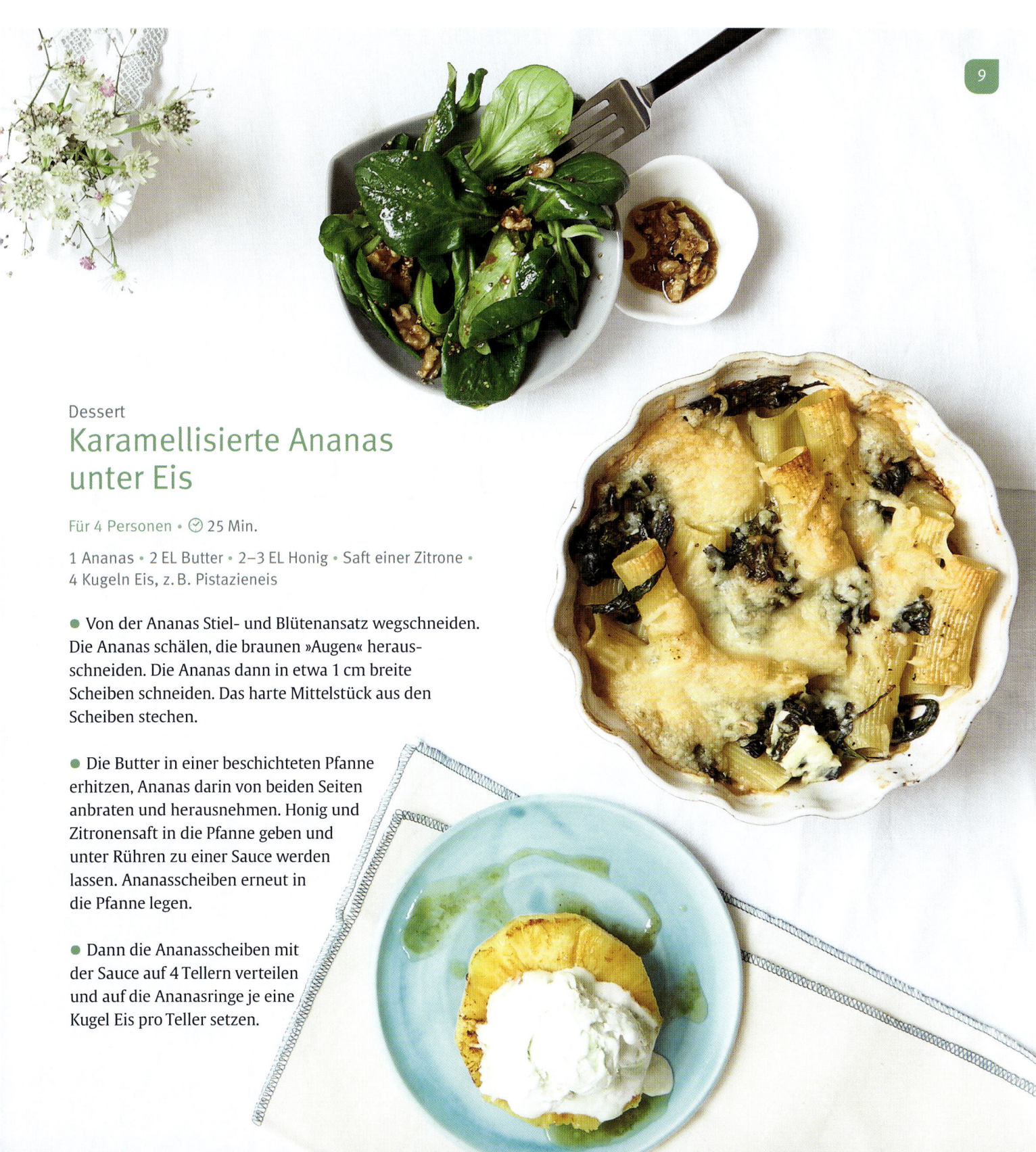

Dessert
Karamellisierte Ananas unter Eis

Für 4 Personen • ⏱ 25 Min.

1 Ananas • 2 EL Butter • 2–3 EL Honig • Saft einer Zitrone • 4 Kugeln Eis, z. B. Pistazieneis

- Von der Ananas Stiel- und Blütenansatz wegschneiden. Die Ananas schälen, die braunen »Augen« herausschneiden. Die Ananas dann in etwa 1 cm breite Scheiben schneiden. Das harte Mittelstück aus den Scheiben stechen.

- Die Butter in einer beschichteten Pfanne erhitzen, Ananas darin von beiden Seiten anbraten und herausnehmen. Honig und Zitronensaft in die Pfanne geben und unter Rühren zu einer Sauce werden lassen. Ananasscheiben erneut in die Pfanne legen.

- Dann die Ananasscheiben mit der Sauce auf 4 Tellern verteilen und auf die Ananasringe je eine Kugel Eis pro Teller setzen.

Was ist ein erhöhter Cholesterinspiegel?

Ohne Cholesterin könnten wir nicht leben. Doch ein Zuviel an Cholesterin im Blut erhöht das Risiko eines Herzinfarkts oder eines Schlaganfalls. Panikmache oder alles halb so schlimm? Hört man sich im Bekanntenkreis um, so hat doch fast jeder Zweite einen erhöhten Cholesterinspiegel. Das scheint mit zunehmendem Alter also ganz normal zu sein. Der Gesamtcholesterinwert sollte als Faustregel unter 190 mg/dl liegen, damit Ihr Risiko für Herz-Kreislauf-Erkrankungen möglichst niedrig liegt. Die Statistik sagt, dass ein Cholesterinspiegel von 240 mg/dl das Risiko, an einem Herzinfarkt zu sterben, im Vergleich zu dem Richtwert von 190 mg/dl verdoppelt. Bei einem Cholesterinspiegel von über 280 mg/dl ist das Risiko sogar um das Dreifache erhöht.

Cholesterin ist eine fettbegleitende Substanz. Sie ist lebenswichtig für den Menschen, da sie wichtige Aufgaben im Körper übernimmt. Cholesterin ist z. B. maßgeblich am Aufbau der Zellmembran beteiligt. Gleichzeitig ist Cholesterin im Körper ein wichtiger Ausgangsstoff für die Produktion von Gallensäuren zur Fettverdauung sowie für die Bildung von Vitamin D und bestimmten Hormonen, z. B. Östrogen, Testosteron und Kortisol.

Die Eigen-Cholesterin-Produktion

Die täglich benötigte Cholesterinmenge von 0,5 bis 1 g kann die Leber zu etwa 90 Prozent selbst produzieren: Schätzungsweise wird ein Viertel des Gesamtcholesterins mit der Nahrung aufgenommen. Insofern lässt sich mit einer cholesterinarmen Ernährungsumstellung nur wenig Einfluss auf den Cholesterinspiegel nehmen. Neben der cholesterinbewussten Ernährung ist viel wichtiger, die richtigen Fette mit der Nahrung sowie ausreichend viele Ballaststoffe aufzunehmen, die die Cholesterinaufnahme aus dem Darm in Teilen blockieren.

Da Fette nicht wasserlöslich sind, können sie auch nicht isoliert im Blut transportiert werden. Cholesterin und auch Fett brauchen ein Transportmedium, um im Blut schwimmen zu können. Es handelt sich dabei um eine Eiweißhülle, die wasserlöslich ist. Durch die Ummantelung von Cholesterin, Fett und anderen fett-

löslichen Substanzen (wie bestimmte Vitaminen) können diese die Blutbahn überhaupt benutzen und zu ihren jeweiligen Zielorten gelangen. Die Verbindung von Cholesterin, Fett und Eiweiß heißt in der Fachsprache Lipoprotein. Es gibt jedoch nicht nur eine Art von Lipoprotein, sondern mehrere Vertreter. Die beiden wichtigsten Vertreter bezüglich eines erhöhten Cholesterinspiegels sind das HDL (High Density Lipoprotein) und das LDL (Low Density Lipoprotein). Das LDL hat im Vergleich zum HDL einen größeren Fettanteil.

Ein hoher LDL-Wert (> 160 mg/dl) zeigt an, dass viel Cholesterin in den Blutgefäßen des Körpers zirkuliert. An den Organzellen befinden sich Rezeptoren. Das LDL haftet sich an sie und kann nur über die Rezeptoren die Blutbahn verlassen und zu seinem Zielort gelangen. Manche Menschen haben aber zu wenige Rezeptoren und dann bleibt das Cholesterin in Form von LDL-Cholesterin in der Blutbahn. Andere essen falsch und es entsteht ein Überhang an Cholesterin, sodass die Rezeptoren ausgelastet sind. Überschüssiges LDL-Cholesterin lagert sich an den Gefäßwänden ab, gerne dort, wo z. B. durch den Bluthochdruck kleine Risse oder Entzündungsherde bestehen. Dies fördert die Entstehung von Arteriosklerose. Deswegen ist LDL auch das »schlechte« Cholesterin. Dieser Wert sollte möglichst niedrig sein.

HDL könnte man als Müllabfuhr des Cholesterins bezeichnen. HDL nimmt überschüssiges Cholesterin im Blutkreislauf auf. Das überschüssige LDL-Cholesterin, das sich an den entzündeten Stellen der Arterien besonders einfach abgelagert, wird mithilfe des HDL zur Leber zurücktransportiert. Die Leber kann das überschüssige Cholesterin zu Gallensäure abbauen. Die Gallensäure wird an die Gallenblase weitergeleitet und die Gallensäure wird mit der Gallenflüssigkeit in den Darm abgegeben, um Fette aufnahmefähig zu machen.

Möchten Sie die Gefahr eines Herzinfarkts und einer Arteriosklerose möglichst klein halten, dann achten Sie auf einen niedrigen Gesamtcholesterinspiegel sowie einen hohen HDL-Cholesterinspiegel und einen niedrigen LDL-Cholesterinspiegel. Nach den vorliegenden Ergebnissen aus der Studie für Gesundheit Erwachsener in Deutschland (DEGS1) haben mehr als die Hälfte der Deutschen im Alter von 18 bis 79 Jahren ein erhöhtes Serum-Gesamtcholesterin oberhalb des aktuell empfohlenen Grenzwertes von 190 mg/dl. Von diesen haben jeweils etwa ein Drittel stark erhöhte Gesamtcholesterinwerte ≥ 240 mg/dl.

Weitere Risikofaktoren für einen Herzinfarkt?

Cholesterinwerte allein zeigen nur einen kleinen Ausschnitt auf das Risiko eines Herzinfarkts. Erhöhte Triglyceride signalisieren, dass zu viel Fett im Blut vorhanden ist. Auch Triglyceride lagern sich – ähnlich wie das LDL-Cholesterin – in den Blutgefäßen ab und tragen somit zur Arteriosklerose bei. Ein erhöhter Triglyceridwert im Blut tritt oft bei einer Fettleber, bei Diabetes und Übergewicht auf. Durch eine kalorienärmere Kost und den bewussten Verzicht von leicht aufnehmbaren Kohlenhydraten, wie Stärke und Einfachzucker (Süßigkeiten, Kekse, Limonade und Weißmehlprodukte), lässt sich verhindern, dass überschüssige Energie im Körper zu Fett

> **Was sind eigentlich Triglyceride?**
>
> Triglyceride bezeichnet man auch als Neutralfette. Ein Triglyceridmolekül besteht aus einem Glycerinmolekül und drei Fettsäuremolekülen. Dabei kann es sich um gesättigte, einfach oder mehrfach ungesättigte Fettsäuren handeln. Triglyceride sind mit 90 % Hauptbestandteil des Nahrungsfettes. Der Körper kann diese Fette auch selbst herstellen, und zwar aus überschüssigem Zucker oder Alkohol.

umgewandelt wird. Specken Sie ab, sinkt Ihr Triglyceridspiegel langfristig. Achtung: Auch Alkohol treibt den Triglyceridspiegel in die Höhe. Wer einen erhöhten Triglyceridspiegel hat, sollte möglichst ganz auf Alkohol verzichten.

Dem Herzinfarkt geht meist eine Arteriosklerose oder Atherosklerose, auch in der Umgangssprache Arterienverkalkung genannt, voraus. Bei einer Arteriosklerose entstehen in den Arterien Ablagerungen aus Fett und Kalk – sogenannte Plaques. Die Gefäßwand verändert sich, wird starrer und dicker, der Durchmesser der Arterien wird enger. Das Blut kann nicht mehr so gut durchströmen. Es kommt so zu Durchblutungsstörungen. Schlimmstenfalls bildet sich zusätzlich ein Pfropf aus Blutplättchen. Dann droht ein kompletter Gefäßverschluss, ein Infarkt. Arteriosklerose kann alle Arterien befallen. Besonders häufig und gefährlich sind Durchblutungsstörungen am Herzen und an den Hirnschlagadern. Die Verengung ist meist ein langwieriger Prozess. Am Anfang kommt es zu minimalen Verletzungen der Innenwand der Arterien – verursacht durch zu hohe Blutfettwerte, Bluthochdruck, Diabetes sowie durch oxidativen Stress.

Auf die minimalen Verletzungen der Arterienwände folgt eine still verlaufende, sich über Jahre hinziehende Entzündung. Dabei haften sich weiße Blutkörperchen an die verletzten Stellen, um sie zu reparieren. Aus weißen Blutkörperchen werden Fresszellen. Diese nehmen in großen Mengen LDL-Cholesterin und entarten zu sogenannten Schaumzellen. Der Entzündungsprozess lässt sich nicht stoppen, die innere Gefäßwand wird weiterhin geschädigt. Parallel dazu wird die Blutgerinnung aktiviert – der Körper tut alles, um die Wunde zu schließen. Blutplättchen lagern sich ab und verstopfen die Blutgefäße weiter. Das Blut kann nicht mehr gleichmäßig fließen, das Gefäß ist an dieser Stelle immer stärker beansprucht als im ursprünglich gesunden und glatten Zustand der Blutgefäßwände. Die Gefahr einer weiteren Verengung durch neue Entzündungen und Einrisse steigt. Im schlimmsten Fall kommt es zu einem Verschluss des Gefäßes. Handelt es sich dabei um Herzkranzgefäße, ist der Herzinfarkt unausweichlich. Verstopfen die Arterien im Gehirn, führt dies zum Schlaganfall.

Beim Herzinfarkt wird das Herz nicht mehr oder nicht ausreichend mit Sauerstoff und Nährstoffen versorgt. Es kann seine lebensnotwendige Arbeit teilweise oder gar nicht fortführen. Besteht der Sauerstoffmangel länger als 30 Minuten, stirbt das Gewebe ab. Dieser Untergang des Herzmuskelgewebes ist der eigentliche Infarkt. Bei einem kleinen Infarkt arbeitet das Herz mit verminderter Leistung weiter, der Patient überlebt den Infarkt. Geht jedoch so viel Herzmuskelgewebe unter, dass das Herz seine Aufgabe, den Blutkreislauf in Fluss zu halten, nicht mehr erfüllen kann, werden auch alle anderen lebenswichtigen Organe nicht mehr mit Sauerstoff und Nährstoffen versorgt – das führt zum Tod.

Welche Blutfettwerte sind in Ordnung?

Blutfettwerte sind sehr individuell zu beurteilen. Leicht erhöhte Cholesterinwerte sind je nach Vorhandensein weiterer Risikofaktoren für eine koronare Herzkrankheit problematisch. Wichtige Risikofaktoren sind z. B.:
- familiäre Veranlagung zu Infarkten und Schlaganfällen
- Bluthochdruck
- Diabetes
- Übergewicht
- Rauchen
- koronare Herzkrankheit oder ein Herzinfarkt in der Vergangenheit

In der Regel entscheidet nicht allein der Cholesterinwert darüber, ob eine Behandlung mit Medikamenten nötig ist. Dazu müssen sämtliche möglichen Risikofaktoren miteinbezogen werden. Je nach Anzahl und Bedeutung der einzelnen Risiken gelten heute weltweit bestimmte Zielwerte. Diese Zielwerte richten sich vor allem auf das »schlechte« LDL-Cholesterin und das »gute« HDL-Cholesterin aus.

Bei einem niedrigen Herz-Kreislauf-Gesamtrisiko, wenn nur ein zusätzlicher Risikofaktor vorliegt, sollte das LDL-Cholesterin 160 mg/dl nicht übersteigen. Gibt es mehrere Risikofaktoren, besteht ein mittleres Herz-Kreislauf-Gesamtrisiko. Dann sollte das LDL-Cholesterin nicht höher als 115 mg/dl sein. Wer ein hohes Gesamtrisiko aufweist, z. B. weil er an einer koronaren Herzkrankheit oder an Typ-2-Diabetes leidet, für den erniedrigen sich die Zielwerte weiter. Experten fordern dann einen LDL-Cholesterinwert von maximal 100 mg/dl bzw. von weniger als 70 mg/dl. Für das Gesamtcholesterin sehen Experten heute Werte bis 190 mg/dl als Obergrenze an. Bei den Blut-Triglyceridwerten gilt als allgemeine Richtlinie, dass sie möglichst unter 150 mg/dl liegen sollten.

Null Risiko – dann gelten diese Werte:
- Gesamtcholesterin: unter 190 mg/dl
- LDL-Cholesterin: unter 160 mg/dl
- HDL-Cholesterin: über 40 mg/dl
- Triglyceride: unter 150 mg/dl

Hauptziele, um kardiovaskulären Erkrankungen vorzubeugen (Leitlinie Prävention von Herz-Kreislauf-Erkrankungen)

Aktivität	Hauptziel
Rauchen	Tabakkonsum in jeglicher Form vermeiden.
Ernährung	Sich abwechslungsreich ernähren: mit geringem Anteil an gesättigten Fetten, mit Betonung des Anteils von Vollkornprodukten, Gemüse, Obst und Fisch.
Körperliche Aktivität	2,5 bis 5 Stunden mäßig intensive körperliche Aktivität pro Woche oder 30–60 Minuten an den meisten Tagen betreiben.
Körpergewicht	BMI 20–25 kg/m², Bauchumfang < 94 cm (Männer), < 80 cm (Frauen) anstreben.
Blutdruck	Blutdruckwerte unter 140/90 mmHg halten.
Blutfette	Regulieren: sehr hohes Risiko: LDL-Cholesterin < 1,8 mmol/l (< 70 mg/dl) oder eine > 50-prozentige Reduktion des LDL-Cholesterin-Ausgangswertes; hohes Risiko: LDL < 2,5 mmol/l (< 100 mg/dl); mittleres Risiko: LDL < 3 mmol/l (< 115 mg/dl)
Diabetes mellitus	HbA1c < 7 % (< 53 mmol/mol), RR < 140/80 mm anstreben.

Obst und Gemüse gegen oxidativen Stress

Unter oxidativem Stress versteht man eine vermehrte Bildung von reaktionsfreudigen Sauerstoffverbindungen und freien Radikalen. Sie schädigen Zellbausteine und fördern die Entstehung von Arteriosklerose. Oxidativer Stress tritt dann auf, wenn zwischen freien Radikalen und Antioxidanzien ein Ungleichgewicht besteht. Zu den negativen Faktoren, die die Oxidation fördern, zählen u. a. Infektionen und das Rauchen. Die Oxidation wird reduziert bzw. gelenkt von unserem körpereigenen Abwehrsystem, bestehend aus Enzymen. Diese brauchen Antioxidanzien, um optimal funktionieren zu können. Zu den Antioxidanzien zählen Vitamine wie Folsäure, Vitamin C und E sowie sekundäre Pflanzenstoffe wie Carotinoide, Lycopin und Flavonoide. Mit fünf Obst- und Gemüsemahlzeiten am Tag wird der Körper ausreichend mit diesen Stoffen versorgt. Obst und Gemüse schützen Sie auf natürliche Weise vor einem Herzinfarkt.

Omega-3-Fettsäuren senken Triglyceride

Zahlreiche Studien haben gezeigt, dass Menschen, die regelmäßig Fettfisch verzehren, seltener an koronarer Herzkrankheit leiden. Für die Senkung des Herzinfarktrisikos werden vor allem die in Fettfisch reichlich enthaltenen Omega-3-Fettsäuren EPA (Eicosapentaensäure) und DHA (Docosahexaensäure) verantwortlich gemacht. Deren herzschützender Effekt und günstiger Einfluss auf die Entstehung der Arteriosklerose wird durch zahlreiche Wirkmechanismen erklärt.

Der Verzehr von Seefisch senkt die Triglyceridwerte im Blut. Diese Wirkung ist besonders ausgeprägt bei Menschen mit erhöhten Triglyceridwerten, einem Risikofaktor für die koronare Herzkrankheit. Omega-3-Fettsäuren wirken Herzrhythmusstörungen entgegen, sie beeinflussen Blutgerinnungsvorgänge positiv, indem sie die Blutgerinnungszeit verlängern. Auch hemmen sie entzündliche Prozesse, verbessern die Funktion der innersten Gefäßzellen der Arterien (Endothel), wirken dabei u. a. gefäßerweiternd und senken so den Blutdruck.

Ausdauersport – so wichtig wie die Ernährung!

Es gibt einen guten Grund, Sport zu treiben: Regelmäßige sportliche Betätigung kann Ihren HDL-Cholesterinspiegel, also das gute Cholesterin, deutlich anheben. Wichtig ist, dass Sie die richtige Sportart wählen und sich regelmäßig, am besten täglich, jedoch mindestens 3-mal in der Woche, aufraffen. Ausdauersportarten wie Walken, Joggen, Schwimmen und Radfahren oder auch Tanzen sind ideal. Auch eine Kombination ist möglich. Falls Sie zu den Sportmuffeln zählen, kann schnelles Spazierengehen eine gute Alternative sein. Flüchten Sie nicht in Ausreden, Ihnen fehle die Zeit zum Sport. Es lässt sich immer etwas finden, um Bewegung in den Alltag zu integrieren. Statt mit dem Auto erledigen Sie kleinere Einkäufe jetzt per Rad oder zu Fuß. Fahrstuhl oder Rolltreppe lassen Sie links liegen und steigen ab jetzt die Treppenstufen hinauf. Wer mit dem Bus zur Arbeit fährt, steigt schon ein oder zwei Stationen eher aus und läuft den Rest des Weges zu Fuß. Am Wochenende oder nach Feierabend lässt sich sicherlich der Weg zu Verabredungen zu Fuß oder per Rad erledigen, wo man bisher aus Bequemlichkeit das Auto oder den Bus nahm. Suchen Sie nach weiteren Möglichkeiten, sich zu bewegen!

Ausdauersportarten sind nicht nur gut für Ihre Blutfettwerte, Sie werden sich allgemein viel fitter fühlen. Außerdem bleiben Sie schlank oder verlieren sogar überschüssige Pfunde. Um die bestmögliche Fettverbrennung zu erzielen und somit indirekt auch den LDL-Cholesterinspiegel zu senken, sollte die Sporteinheit länger als 20 bis 30 Minuten dauern. Ihr Puls sollte dabei nicht mehr als 130 Schläge pro Minute haben. Dies lässt sich ohne Messen des Herzschlags daran erkennen, dass Sie beim Sport nicht aus der Puste kommen und sich noch unterhalten können.

Gewicht im Griff!

Die wichtigste Frage, die Sie sich zuerst beantworten müssen, lautet: Haben Sie Übergewicht? Falls Sie das bejahen, ist es bei erhöhten Cholesterinwerten besonders wichtig, abzunehmen. Denn bereits eine Gewichtsabnahme von nur wenigen Kilogramm senkt das LDL-Cholesterin besser als ein Verzicht auf cholesterinhaltige Lebensmittel. Bei vielen läuten beim Wort »Abnehmen« die Alarmglocken. Gemeint sind keine Crashdiäten, sondern dass Sie – eventuell mit einer Ernährungsberaterin zusammen – Ihre Ernährung unter die Lupe nehmen, kritisch prüfen und langfristig verändern. Zu wissen, wie viel Energie Ihr Körper benötigt, hilft den wenigsten. Denn langfristig stets die Kalorien zu zählen nimmt einem jeden Spaß am Essen. Wichtig ist, das Prinzip zu verstehen. Ohne Energie läuft nichts – selbst wenn wir schlafen, verbrennen wir Energie. Doch für Gehirnjogging benötigen wir wesentlich weniger Energie, als wenn wir die Muskeln und das Herz-Kreislauf-System wie beim Joggen so richtig auf Trab bringen.

Unser Energiebedarf setzt sich aus einem Grundumsatz und einem Leistungsumsatz zusammen. Der Grundumsatz lässt sich nur unwesentlich verändern. Er ergibt sich aus unserem Geschlecht, Alter, unserer Körpergröße und unserem Körpergewicht sowie unserem Verhältnis von Muskel- zu Fettzellen. Der Leistungsumsatz hingegen ist stark beeinflussbar – indem wir uns körperlich stärker betätigen. Regelmäßig Ausdauersport über einen Zeitraum von länger als 20 bis 30 Minuten pro Einheit auszuüben verbrennt Fett am effektivsten.

Aus psychologischen Gründen ist es für jeden wichtig zu wissen, wie viel Energie sein Körper braucht. Mit der Energieformel können Sie das leicht ausrechnen. Jedoch gilt der Energiebedarf nur als ein grober Richtwert. Bei einem Körpergewicht von 60 bis 80 kg beträgt der Tagesbedarf an Energie zwischen 1 800 und 2 400 Kilokalorien. Die Spannbreite liegt bei 600 Kilokalorien. Das bedeutet (in Kalorienbomben verdeutlicht): Es darf ein Stück Sahnetorte oder eine Tafel Schokolade mehr gegessen werden. Ein großer Mann, der mit 80 kg eine gute Figur macht, hat einen ganz anderen Energiebedarf als eine 60 kg schwere und 1,65 m große Frau. Würde sie auch 80 kg wiegen, würde ihr BMI bei 29,4 liegen und die Energieformel greift nur für Normalgewichtige. Fazit: Wer groß ist, hat doppelt Glück: Er darf mehr essen und auch mehr wiegen.

Energieformel: Energiemenge 30 Kilokalorien (in kcal) × (Körpergröße (in cm) − 100 cm) = Kilokalorien pro Tag.

Bei einer Körpergröße von 170 cm ergibt sich folgende Rechnung: Energiemenge 30 kcal × 70 cm = 2100 kcal pro Tag.

Wer abnehmen möchte, braucht eine negative Energiebilanz. Das heißt, Sie müssen weniger Energie aufnehmen, als Sie verbrennen. Der größte Erfolg stellt sich ein, wenn Sie den Energiebedarf durch Bewegung erhöhen und Ihre Energiezufuhr einschränken. Auch hier brauchen die meisten Abnehmwilligen einen Richtwert. Die Energiebilanz sollte etwa mit 500 Kilokalorien täglich im Minus liegen, dann verlieren Sie zwischen 1 und 2 kg im Monat. Wer also laut Energieformel 2100 Kilokalorien pro Tag aufnehmen darf, sollte seine Energiezufuhr auf 1600 Kilokalorien pro Tag reduzieren. Achtung: Unter 1200 Kilokalorien pro Tag sollte man allerdings nicht kommen.

Richtig essen bei erhöhtem Cholesterinspiegel

Wer über seine Ernährung einen positiven Einfluss auf seine Blutfettwerte nehmen möchte, wird mit der einseitigen Empfehlung, möglichst cholesterinarm bis -frei zu essen, nicht sehr erfolgreich sein. Dachte man noch in früheren Jahren, dass allein die Reduzierung des Nahrungscholesterins einen Einfluss auf diesen Wert im Blut hat, weiß man heute, dass eine ausgeglichene Energiebilanz, die richtige Auswahl bei den fetthaltigen Lebensmitteln sowie auch eine Ernährung, die reich an Obst und Gemüse ist, viel mehr hinsichtlich guter Blutfettwerte bringen. Doch haben übergewichtige Menschen mit erhöhten Blutfettwerten die besten Erfolgsaussichten bei der einer Ernährungsumstellung im Sinne einer Lebensstiländerung. Gehen Sie gleich zwei Dinge an:

Erhöhen Sie Ihren Energiebedarf durch Ausdauersport. Als Anfänger schaffen Sie bei einer halben Stunde Ausdauersport eine Kalorienverbrennung von etwa 200 kcal. Durch eine kalorienbewusste Ernährungsumstellung können Sie etwa 500 kcal am Tag einsparen. Faustregel: Um ein Kilogramm Gewicht zu verlieren, muss man etwa mit 7000 kcal in einer Negativbilanz sein.

Nimm ab – du schaffst das!

Sie dürfen aufatmen – erfolgreiches Abnehmen hat im Alltag nur wenig mit Kalorienzählen zu tun. Sie brauchen vor allem Motivation, um abzunehmen. Das neue Gewichtsziel sollten Sie sich positiv reden. Wenn Sie gedanklich jammern, auf was Sie gerade verzichten, wird es nichts mit dem erfolgreichen Abnehmen. Die meisten Übergewichtigen wissen genau, worauf sie verzichten sollten, aber können sich das neue Essverhalten nicht positiv reden. Begeistern Sie sich für die Rezepte in diesem Buch. Mit ihnen kann man abnehmen und meinen Tischgästen haben sie auch geschmeckt. Ich gehe davon aus, Ihnen werden die Gerichte auch gefallen.

Patienten in meiner Praxis, die erfolgreich abgenommen haben und ihr Wunschgewicht halten konnten, haben meist folgende Tipps umgesetzt:

- Setzen Sie ein realistisches Abnehmziel, z. B. den ersten Monat 2 kg runter, die nächsten 6 Monate

1 kg/Monat weniger und den Rest des Jahres ½ kg/Monat. Danach gilt es, das Gewicht zu halten! Sie dürfen sich auch mehr zutrauen.

- Gehen Sie kritisch mit Ihren Ernährungsgewohnheiten um. Schreiben Sie in den ersten vier Wochen auf, was Sie essen und trinken. Überlegen Sie, worauf Sie eventuell ganz verzichten können und welche Gerichte Sie verändern können.
- Lassen Sie keine Mahlzeiten aus. Drei Mahlzeiten sind Pflicht und bis zu fünf sind möglich. Auch ein Glas Buttermilch oder ein Sojadrink zählt als eine Mahlzeit.
- Essen Sie bewusst. Genießen Sie jedes Essen, lenken Sie sich beim Essen nicht durch Fernsehen, Zeitunglesen, Telefonieren oder Ähnliches ab.
- Essen Sie langsam. Sie essen jetzt weniger und haben dafür mehr Zeit, zu essen. Die Sättigung tritt nicht direkt nach dem Essen ein. Je langsamer Sie essen, umso besser spüren Sie sich und Ihren Körper. Tricksen Sie auch mit sich selbst, die Werbung tut es mit Ihnen auch: Nehmen Sie einen Dessertteller statt einen großen Teller, die Kuchengabel statt die normale Gabel.
- Nehmen Sie Ihre Trinkgewohnheiten sehr genau unter die Lupe. Trinken Sie möglichst viel Wasser oder auch Früchte- oder Kräutertee. Kaffee und Schwarztee sowie grüner Tee sind ebenfalls kalorienfrei, aber zu viel Koffein verträgt nicht jeder.
- Legen Sie weder ein Süßigkeiten- noch ein Knabberartikel-Lager an – auch nicht für eventuelle Gäste, Kinder oder Ihren Partner. Solche Versuchungen locken viel zu sehr.
- Verzichten Sie nicht auf Einladungen oder das gewohnte Kantinenessen. Wählen Sie bewusst kalorienarme Lebensmittel und Gerichte aus. Sagen Sie auch ruhig Ihrer Mittagsrunde oder Ihrem Gastgeber, dass Sie sich kalorienbewusster ernähren möchten, da Sie etwas für Ihre Gesundheit tun müssen. In der Regel haben alle Verständnis dafür. Sie werden meistens bewundert und gelobt, dass Sie Ihre guten Vorsätze auch umsetzen. (Wer über den Vorsatz meckert, ist vermutlich neidisch auf Ihre Willenskraft. Ignorieren Sie solche Menschen!)
- Lassen Sie sich von den vielen Verlockungen des Supermarktes nicht verführen. Gehen Sie am besten mit gefülltem Magen und stets mit Einkaufszettel einkaufen. Machen Sie keine Großeinkäufe auf Vorrat (Grundnahrungsmittel schon!).
- Ihr Einkaufswagen ist richtig gefüllt, wenn sich überwiegend Obst und Gemüse darin befinden. Ergänzen Sie ihn mit Vollkornprodukten, fettarmen Milchprodukten, Fisch und Fleisch.
- Nichts ist wirklich verboten! Wenn Sie nun mal eine Kalorienbombe wie eine ganze Tafel Schokolade oder eine halbe Tüte Chips gegessen haben, dann ist das halt so. Ausnahmen bestätigen die Regel. Sie dürfen bloß nicht zur Regel werden. Ein schlechtes Gewissen ist fehl am Platz.
- Loben und belohnen Sie sich! Jedes Kilo weniger, ein Kino- oder Theaterbesuch, ein gutes Buch, ein Blumenstrauß usw.
- Übrigens: Sie brauchen kein Diät-Kochbuch. Alle Rezepte in diesem Buch sind kalorienarm.

Das richtige Fett senkt den Cholesterinspiegel

Heute essen die Deutschen im Wesentlichen gesünder als noch in den 1980er-Jahren. Das zeigen die Ergebnisse des aktuellen Ernährungssurveys des Robert Koch-

Instituts. So gehen die Bundesbürger mittlerweile erheblich sparsamer mit Fett um. Gleichzeitig verzehren sie heute mehr Kohlenhydrate und Gemüse als noch vor 15 Jahren. Folgen auch Sie diesem Trend, denn so ernähren Sie sich herzgesund.

Doch wie oft im Leben verhält es sich diametral: Die Deutsche Gesellschaft für Ernährung e.V. (DGE e.V.) hat den oberen Grenzwert für Fett von max. 30 Prozent der täglichen Energiezufuhr abgeschafft. Glauben Sie jetzt bitte nicht, es darf ruhig ein bisschen mehr von allem sein. Nein! In meiner Praxis sehe ich, dass meine Patienten gerne und viel Leberkäse (die Pfalz gehört historisch zu Bayern), Bratwurst, Bockwurst, Wiener sowie Salami, Chips, Flips, Kaffeeteilchen, Kekse usw. essen. Einen Sprüher für das Öl an den Salat haben, gerne »Bratcreme« zum Braten verwenden (da Öl zu heiß wird) und Fisch zwar mögen, aber nie essen.

Falls Sie auch wie meine Patienten essen, dann macht es Sinn, seinen Ess- und Lebensstil grundsätzlich zu ändern. Die DGE sowie alle wissenschaftlichen Studien zeigen, dass diese Lebensmittel weder gesund noch herzgesund sind. In kleinen Mengen und selten sind Sie Ihnen gegönnt, aber nicht jede Woche. Neu ist jedoch – so plädiert zumindest Bernhard Watzl, Präsidiumsmitglied der DGE und Ernährungswissenschaftler am Max Rubner-Institut –, dass man Normalgewichtigen Vollmilch empfehlen sollte. Für Übergewichtige gilt weiterhin der Rat, 1,5%-fettige Milch zu verwenden.

Milch macht munter!

Warten wir es ab. Vielleicht erweist sich fettarme Milch bei Herzkrankheiten als kontraproduktiv. Die Universität Kopenhagen kam zu dem Schluss, dass Vollmilchfans seltener an Herzkrankheiten leiden. Die Begründung lautet, dass das Milchfett auch das HDL-Cholesterin im Blut ansteigen lässt. Außerdem ist bekannt, dass der Milchkonsum nicht die kleinen LDL-Partikel vom Typus »small dense« erhöht, die wesentlich aggressiver sind als die größeren, schwammigen LDL-Moleküle. In der Forschungsgruppe um Prof. Ronald Krauss an der University of California in Berkeley hält man vor allem kurzkettige Fettsäuren (wie die Buttersäure) und mittelkettige Fettsäuren (wie die Palmitinsäure) der Milch für bedeutend bezüglich Herz-Kreislauf-Erkrankungen. Es gibt Hinweise, dass etwa ein Abkömmling der Palmitinsäure einen günstigen Einfluss auf den Fett- und Zuckerstoffwechsel hat. Rund 400 Fettsäuren befinden sich in Milch, das Muster kann sich je nach Produkt erheblich unter-

---

5 Dinge: Unterwegs essen – so geht's!

- Nehmen Sie sich morgens bewusst Zeit für ein Frühstück mit Vollkornbrot oder Müsli. Die enthaltenen Kohlenhydrate in Kombination mit Ballaststoffen sorgen für eine lange Sättigung.
- Haben Sie immer eine kleine Flasche Wasser auf Vorrat in Ihrem Auto oder Ihrer Tasche. So kommen Sie nicht auf die Idee, bei Durst auf ein Süßgetränk zurückzugreifen.
- In der Kantine oder im Restaurant sollten Sie zwischen Gemüse-Reis-Pfanne, einem unpanierten Stück Fleisch, einem Eintopf oder Salat wählen.
- Wählen Sie Kartoffeln, Nudeln und Reis in übersichtlichen Mengen, dann wird es auch automatisch weniger Sauce, dafür mehr Gemüse, um satt zu werden.
- Sind Sie Selbstversorger, dann nehmen Sie Vollkornbrote, Gemüsesalate, klein geschnittenes Gemüse, Naturjoghurt und 1 Stück Obst mit.

scheiden. So fand man etwa in klinischen Studien, dass der Konsum von Weidekuhmilch das Gesamtcholesterin im Blut absenkt.

Hintergrund: Wenn Kühe ausgiebig grasen, entstehen in ihrem Pansen (einem ihrer Mägen) mehr konjugierte Linolsäuren (CLA) und Linolensäure, eine Omega-3-Fettsäure. Das fand Ton Baars, Agrarwissenschaftler am Forschungsinstitut für biologischen Landbau (FibL), heraus. Linolensäure senkt bewiesenermaßen den LDL- und Gesamtcholesterinspiegel. Was auf Milch zutrifft, trifft nicht automatisch auf Butter zu. Milchfett liegt als Fetttröpfchen vor – und das wird von einer Membran (bestehend aus Phospholipiden sowie Peptiden) in Lösung gehalten. Beim Buttern werden die Hüllen mechanisch zerstört und größtenteils mit der Buttermilch abgetrennt. Nur die Fettsäuren verbleiben in der Butter. So fand das Team um Fredrik Rosqvist von der Universität Uppsala heraus, dass Butterfett die Cholesterinwerte im Blut von Versuchspersonen erhöht. Es wird vermutet, dass die Membranmoleküle die Wirkung der gesättigten Fettsäuren auf den Cholesterinspiegel im Blut konterkarieren. Tierstudien legen sogar nahe, dass Phospholipide aus der Milch Gene in der Leber aktivieren, die das LDL absenken. Welche Milchprodukte nun besonders gesund sind, ist aber noch nicht ausreichend erforscht, um eindeutige Empfehlungen zu geben. Doch sind sich die Wissenschaftler einig, dass wohl nicht die Eiscreme, der Pizzakäse oder die Vollmilchschokolade dazugehören werden.

Was ist Fett?

Fett hat mit 9,3 Kilokalorien pro Gramm mehr als doppelt so viel Energie wie Kohlenhydrate und Eiweiß. Mit sehr fettreichen Lebensmitteln nehmen wir also auch oft ungewollt sehr viel Energie auf. Als Faustregel für die Menge an Fett pro Tag gilt 1 g pro kg Körpergewicht pro Tag. Dabei bezieht sich das Körpergewicht auf das Normalgewicht der Person. Wenn Sie fettärmere Produkte wählen, können Sie – ohne weniger zu essen – schon Energie und auch die eher ungünstigen gesättigten Fettsäuren einsparen.

Bei den Nahrungsfetten handelt es sich vor allem um Triglyceride. Triglycerid heißt, dass ein Fettmolekül aus drei Fettsäuren und einem Glycerinmolekül besteht. Unterteilt wird in langkettige und mittelkettige sowie kurzkettige Fettsäuren. Es gibt ca. 400 verschiedene Variationen der Fettsäurengrundstruktur, aber nur ein kleiner Teil tritt häufig auf. Die langkettigen Fettsäuren kommen in unseren Lebensmitteln am häufigsten vor und werden in gesättigte, einfach ungesättigte und mehrfach ungesättigte Fettsäuren unterteilt. Zu den mehrfach ungesättigten Fettsäuren gehören die Omega-3-Fettsäuren sowie Omega-6-Fettsäuren. Das Fettsäuremuster der Nahrungsmittel hat einen großen Einfluss auf den Cholesterinspiegel im Blut. Unter Fettsäuremuster versteht man, dass die Fettsäuren sich durch die chemischen Strukturen voneinander unterscheiden. Je nach Kombination und Menge der einzelnen Fettsäuren entstehen verschiedene Fettsäuremuster. Für die menschliche Gesundheit sind unabdingbar die mehrfach ungesättigten Fettsäuren – Linolensäure und Linolsäure gelten als lebensnotwendig und müssen in kleinen Mengen wie Vitamine dem Körper zugeführt werden. Die Fettsäuren haben neben der Energieversorgung in der Ernährung und im Stoffwechsel unterschiedliche Bedeutungen, dazu zählen z. B. die Stärkung des Immunsystems, der Bau von Zellstrukturen usw. Wissenschaftliche Studien konnten eindeutig nachweisen, dass sich über die Nahrungsfette der LDL-Cholesterinspiegel stärker senken lässt als über die Reduktion von Cholesterin aus der Nahrung.

Weniger gesättigte Fettsäuren

Nach Schätzungen stammen in den Industrieländern etwa 40 Prozent der Nahrungsenergie aus Fett, davon über 60 Prozent aus gesättigten

Fetten. Das ist zu viel: Eine Reduzierung um die Hälfte auf 30 Prozent der Fettzufuhr sollten sie anstreben. Denn gesättigte Fettsäuren treiben den LDL-Cholesterinwert in die Höhe. Daher sollten Sie den Konsum von Lebensmitteln mit einem hohen Anteil an gesättigten Fettsäuren einschränken, sie stecken hauptsächlich in tierischen Lebensmitteln. Fettes Fleisch, z. B. Schweinebauch oder Geflügelhaut und fette Wurst, von Leberwurst, Salami, Schinkenwurst, Wiener, Bockwurst, Bratwurst und Leberkäse usw., sollten Sie ab sofort weniger essen und durch fettärmere Varianten ersetzen. Auch Sahne, Crème fraîche und besonders fettreiche Käsesorten mit einem Fettgehalt von über 45 Prozent Fett in der Trockenmasse sollten Sie bewusst und nur in kleinen Mengen genießen. Palmfett und Kokosfett bestehen ebenfalls überwiegend aus gesättigten Fettsäuren und sind das beliebteste, da billigste Frittierfett für die Fritteuse. Pommes frites, aber auch Schnitzel und andere panierte Fleischstücke sind vollgesogen mit Kokosfett und damit regelrechte Fettbomben.

Ungesättigte Fettsäuren – was Sie darüber wissen sollten

Sowohl einfach wie auch mehrfach ungesättigte Fettsäuren senken den LDL-Cholesterinwert. Vor allem Olivenöl ist reich an einfach ungesättigten Fettsäuren und sollte einen festen Platz in der Zubereitung der Speisen bekommen. Einfach ungesättigte Fettsäuren sind das Schmieröl, das Ihre Pumpe, das Herz, am Laufen hält. Omega-3-Fettsäuren, eine Gruppe der mehrfach ungesättigten Fettsäuren, Alpha-Linolensäure, Eicosapentaensäure (EPA) und Docosahexaensäure (DHA) senken den Triglyceridwert und erhöhen das gute HDL-Cholesterin. Diese beiden Fettsäuren sind in Kaltwasserfisch wie Lachs, Hering, Makrele, Sardine und Thunfisch zu finden. Mit unseren heutigen Ernährungsgewohnheiten nehmen wir durchschnittlich Omega-3- zu Omega-6-Fettsäuren im Verhältnis 1 : 12 bis 1 : 20–25 auf. Für gesund halten wissenschaftliche Studien jedoch ein Verhältnis Omega-3- zu Omega-6-Fettsäuren von 1 : 5. Die hohe Aufnahme von Omega-6-Fettsäuren liegt am Einsatz von Sonnenblumenöl in Fertiggerichten, Chips, Keksen und der Herstellung preiswerter Margarine. Sonnenblumenöl ist preiswert und wird daher eingesetzt. Diese Produkte sollten Sie gegen Rapsöl austauschen, es enthält viel von der Omega-3-Fettsäure Alpha-Linolensäure. Auf Rapsöl sollten Sie in Ihrer Küche den Schwerpunkt setzen. Raffiniert ist das Öl geschmacksneutral und es lässt sich in der kalten wie auch warmen Küche verwenden. Auch sollte Ihre Margarine zum größten Teil aus Rapsöl hergestellt sein.

Omega-3-Fettsäuren – das Herz-Vitamin

Omega-3-Fettsäuren sind in aller Munde. Doch kaum jemandem ist klar, dass unter dem Begriff Omega-3-Fettsäure drei Fettsäuren zusammenfasst sind. Es handelt sich dabei um die beiden in Fisch vorkommenden Fettsäuren Eicosapentaensäure und Docosahexaensäure und die in pflanzlichen Ölen vorkommende Alpha-Linolensäure. Die Alpha-Linolensäure hat gegenüber den anderen beiden einen Nachteil: Sie muss erst im Organismus zu Eicosapentaensäure und Docosahexaensäure mithilfe eines Enzyms umgewandelt werden, um eine herzschützende Wirkung zu entwickeln. Dieses Enzymsystem wird ebenfalls von Omega-6-Fettsäuren genutzt. Da unsere Lebensmittelauswahl zu einem hohen Anteil an Omega-6-Fettsäuren in unserem Essen führt, wird nur ein geringer Teil der Alpha-Linolensäure in die aktive Form des Herz-Kreislauf-Schutzes umgewandelt. Am Tag sollen in absoluten Zahlen etwa 1300 bis 2700 mg Omega-3-Fettsäure aufgenommen werden und das Verhältnis von Omega-3- zu Omega-6-Fettsäuren sollte bei 1 : 5 liegen. Dies ist nur möglich, wenn Sie Omega-3-fettsäurenreiche Öle wie Rapsöl, Leinöl, Hanföl gegenüber den Omega-6-fettsäurenreichen Ölen wie Sonnenblumenöl und Distelöl vorziehen und Kaltwasserfisch regelmäßig essen.

Eicosapentaensäure und Docosahexaensäure hemmen die Verklumpung der Blutplättchen und senken außerdem die Triglyceride. Omega-3-Fettsäuren finden Sie vor allem in Kaltwasserfischen. Da viele Menschen nicht zweimal die Woche Fisch essen mögen, können Omega-3-Fettsäuren-Kapseln eine Alternative sein. Achten Sie beim Kauf darauf, dass neben den beiden Fettsäuren EHA und DHA auch Vitamin E in den Kapseln vorhanden ist. Viel hilft nicht viel! Ich empfehle meinen Patienten, mit einer 1000-mg-Kapsel zu starten und zu schauen, wie sich die Blutfettwerte verändern. Der in der Herz-Kreislauf-Szene bekannte Internist Peter Singer empfiehlt, bis zu drei Kapseln à 1000 mg pro Tag zu nehmen. Diesen Wert setze ich meinen Patienten als Obergrenze. Es ist bekannt, dass eine fischreiche Ernährung vor Herz-Kreislauf-Krankheiten schützt. Wer seinem Herzen etwas Gutes tun möchte, sollte sich öfter Fisch statt Fleisch gönnen. Zwei bis drei Fischmahlzeiten pro Woche senken das Risiko, an einem Herzinfarkt zu sterben, um sagenhafte 50 Prozent. Vor allem Kaltwasserfische wie Lachs und Hering liefern dem Körper große Mengen Omega-3-Fettsäuren.

Cholesterin sparen bringt nicht viel

Lange Zeit wurde bei erhöhtem Cholesterinspiegel empfohlen, möglichst cholesterinarm zu essen. Die Eier, die mit über 200 mg Cholesterin pro Eigelb neben Innereien den höchsten Cholesterinwert aufweisen, waren tabu. Erst später überprüfte man diese Empfehlung in wissenschaftlichen Studien. Siehe da: Sie ließ sich nicht halten. Durch eine cholesterinarme Ernährung lässt sich zu hohes Blutcholesterin nur marginal senken. Die wirklichen Auslöser von zu hohen Cholesterinwerten sind die gesättigten Fettsäuren. Diese kommen jedoch oft in Kombination mit Cholesterin vor. Gesättigte Fettsäuren findet man unter anderem vor allem in tierischen Produkten. Da Cholesterin ebenfalls in tierischen Produkten, die reich an gesättigten Fettsäuren sind, enthalten ist, gibt es für die tägliche Cholesterinaufnahme einen Richtwert. Nicht mehr als 300 mg Cholesterin sollen Sie täglich essen. Das gilt für Gesunde genauso wie für Menschen mit erhöhtem Blutcholesterinspiegel. Wir nehmen im Schnitt 420 mg Cholesterin pro Tag zu uns. Das bedeutet für so manchen, dem täglichen Nahrungscholesterin auf die Schliche zu kommen und die Zufuhr zu senken.

Eier sind besonders reich an Vitaminen, Mineralstoffen und Spurenelementen. Sie liefern mit dem Lecithin auch die Substanz Cholin für Ihre geistige Fitness und für starke

So sparen Sie (gesättigte) Fett(säuren), ohne tatsächlich weniger zu essen

Lebensmittel	Fettmenge	Alternative	Fettmenge
30 g Doppelrahm-Frischkäse (70% Fett i. Tr.)	10 g	30 g Rahm-Frischkäse (50% Fett i. Tr.)	7 g
30 g Camembert (70% Fett i. Tr.)	12 g	30 g Camembert (30% Fett i. Tr.)	7 g
30 g Gouda (45% Fett i. Tr.)	9 g	30 g Gouda (30% Fett i. Tr.)	5 g
30 g Salami	12 g	30 g gekochter Schinken	4 g
150 g Bratwurst	46 g	125 g Schweinekotelett	12 g
70 g Wiener Würstchen	16 g	125 g Hühnerbrust	1 g

Nerven. Ihr Fettsäuremuster ist im Vergleich zu anderen tierischen Lebensmitteln äußerst günstig. Mit 2,2 g einfach ungesättigten Fettsäuren und 0,8 g mehrfach ungesättigten Fettsäuren und 1,7 g gesättigten Fettsäuren ist gegen ein Frühstücksei am Wochenende wirklich nichts einzuwenden. Essen Sie jeden Tag eins, lässt sich der Richtwert von 300 mg Cholesterin nur schwer erreichen, da Cholesterin auch in Milchprodukten, Fleisch und Wurst steckt. Eier gehören ebenfalls in der richtigen Menge zu einer gesunden Ernährung dazu – doch drei bis vier Eier die Woche reichen. Das hört sich viel an, doch vergessen Sie nicht, wie oft Sie unbewusst ein Ei essen – versteckt in Kuchen oder Keksen und der Panade von Fleisch und Fisch.

Gift fürs Herz: Transfettsäuren

Transfettsäuren sorgen immer wieder in den Medien für Schlagzeilen. Bei den sogenannten langkettigen Transfettsäuren handelt es sich um ein unerwünschtes Nebenprodukt bei der teilweisen Härtung von Ölen. In der Natur kommen langkettige Transfettsäuren nur in geringen Mengen vor, mit denen der Körper fertig wird. Wie immer macht die Dosis das Gift.

So viel Omega-3-Fettsäuren sind in Fisch enthalten

Fisch pro 100 g	EPA in mg	DHA in mg
Hering (Ostsee)	700	1200
Thunfisch	1400	1200
Lachs	700	1900
Makrele	600	1100
Sardine	600	800
Kabeljau/Dorsch	100	200
Schellfisch	60	140
Forelle	100	500

Es handelt sich um Durchschnittswerte. Sie unterliegen natürlichen Schwankungen und hängen davon ab, wo der Fisch gefangen wurde. Deshalb finden sich in der Literatur unterschiedliche Angaben. Quelle: Andersen G. Souci – Fachmann – Kraut. Die Zusammensetzung der Lebensmittel – Nährwert-Tabellen. 7. revidierte und ergänzte Aufl. Stuttgart: Wiss. Verlagsgesellschaft; 2008

Größere Mengen an langkettigen Transfettsäuren erhöhen das LDL-Cholesterin und senken vermutlich sogar das gute HDL-Cholesterin. Transfettsäuren sind in preiswerten Margarinesorten, Nuss- und Schokoladenaufstrichen, Blätterteig und Fertiggerichten zu finden. Heute ist gesetzlich festgelegt, dass nicht mehr als 2 % Transfettsäuren bezogen auf den Gesamtfettgehalt enthalten sein dürfen. Werfen Sie einen Blick auf die Zutatenliste: Steht hier »gehärtete oder teilgehärtete Fette«, dann können Transfettsäuren enthalten sein. Verzichten Sie auf dieses Lebensmittel und suchen Sie nach einer Alternative. Doch viele Hersteller haben auf die vielen Negativdarstellungen in den Medien reagiert und so manches Markenprodukt ist heute frei von »gehärteten Fetten«. Auch Frittiertes kann Transfettsäuren enthalten, die fast ausschließlich über das Frittierfett ins Gargut kommen können. Wird das Fett zu stark erhitzt, entstehen diese unerwünschten Fettsäuren. Das ist ein weiterer Grund, möglichst auf Frittiertes zu verzichten! Wenn Sie Pflanzenöle mit einem hohen Anteil an mehrfach ungesättigten Fettsäuren beim Braten zu stark erhitzen, besteht ebenfalls die Gefahr, dass Transfettsäuren entstehen: Braten Sie daher mit Oliven- und Rapsöl und nicht mit Margarine, Butter, Leinöl oder Fettcreme, letztere enthalten oft gehärtete Fette!

Backen: Wie wäre es mit Öl?

Möchten Sie anstatt Butter lieber ein pflanzliches Fett zum Backen verwenden, können Sie auf Rapsöl oder Olivenöl zurückgreifen. Ersetzen Sie 100 g Butter durch 80 g Öl (90 ml). Halbfettmargarinen oder Diätmargarinen mit einem hohen Anteil an mehrfach ungesättigten Fettsäuren sind nicht das Produkt, mit dem Sie bedenkenlos backen können. Bei geringen Mengen (wie in einem Hefeteig) können Sie jedoch Diätmargarine verwenden. Doch beim Plätzchenbacken, bei Mürbeteigen und Streuseln entstehen Temperaturen von über 100 °C im Backgut und es besteht die Gefahr, dass sich Transfettsäuren bilden können. Verwenden Sie Halbfettmargarinen, werden Sie nicht immer zum gewünschten Backergebnis kommen, denn es fehlt dem Teig an Fett. Ein Hefeteig gelingt problemlos, auch so mancher im Ursprung »fette« Rührteig führt mit weniger Fett zu einem guten Ergebnis, doch Mürbeteige, Plätzchenteige lassen sich damit nur schwer backen. Wenn Sie aufs Geld achten möchten oder müssen, können Sie auch normale Margarinesorten, die frei von gehärteten Fetten sind, verwenden.

Herzschutz: sekundäre Pflanzenstoffe

Schon im alten Ägypten galten Kohl, Linsen und Zwiebeln als heilende Lebensmittel, Knoblauch war sogar eine heilige Pflanze. Dass Obst und Gemüse sowie Vollkornprodukte gesund sind, weiß die Erfahrungs- und Alternativmedizin schon lange. Sekundäre Pflanzenstoffe sind in der Wissenschaft keine Unbekannten, doch ihnen wurde kaum eine Bedeutung zugemessen. Durch moderne Nachweistechniken erhielten die Pflanzenstoffe einen neuen Stellenwert in der Medizin und Ernährungswissenschaft.

Mehr als 20 000 verschiedene Substanzen verstecken sich hinter dem Begriff der sekundären Pflanzenstoffe. Sie werden in neun verschiedene Gruppen klassifiziert. Sekundäre Pflanzenstoffe erfüllen im menschlichen Körper viele Schutzfunktionen. So können sie das Immunsystem stärken, den Körper vor freien Radikalen schützen, Krankheits-

Fettmuster verschiedener Öle in Prozent

Fettart	Gesättigte Fettsäuren	Einfach ungesättigte Fettsäuren	Mehrfach ungesättigte Fettsäuren	Omega-6-Fettsäure (Linolsäure)	Omega-3-Fettsäure (Alpha-Linolensäure)	Quotient Omega-6-/Omega-3-Fettsäure
Distelöl	10	13	77	76	1	76:1
Erdnussöl	19	37	44	42	–	42:1
Leinöl	10	18	72	14	58	0,24:1
Olivenöl	15	74	11	10	1	10:1
Rapsöl	13	56	31	19	9	2,1:1
Sojaöl	12	21	64	56	8	7:1
Sonnenblumenöl	12	24	64	63	1	63:1
Walnussöl	10	16	74	61	9	6,7:1

DGExpert (beruhend auf den BLS)

erreger abtöten und vieles mehr. Sekundäre Pflanzenstoffe haben einen nachgewiesenen positiven Effekt auf unsere Gesundheit. Der exakte Bedarf der einzelnen Stoffe ist bisher noch nicht erforscht. Eine Ernährung, die reich an pflanzlichen Lebensmitteln ist und damit viele sekundäre Pflanzenstoffe enthält, leistet nicht nur einen Beitrag zum Schutz vor Krebs, sondern auch vor Herz-Kreislauf-Krankheiten.

Ein erhöhter Cholesterinspiegel im Blut gilt als wichtiger Risikofaktor für die Entstehung von Herzinfarkt und Schlaganfall. Aber auch andere Mechanismen wie Oxidationsprozesse und Entzündungen werden zunehmend diskutiert. Eine Ernährung, die reich an Obst und Gemüse sowie Vollkornprodukten und Pflanzenölen ist, liefert ausreichend sekundäre Pflanzenstoffe:

- Carotinoide sind pflanzliche Farbstoffe, die hauptsächlich in roten, orangefarbenen und gelben Früchten und Gemüsesorten vorkommen. Auch einige grüne Gemüsesorten wie Brokkoli, Spinat oder Grünkohl enthalten Carotinoide. Carotinoide wirken antioxidativ und schützen vor einem Herzinfarkt. Das Lycopin in Tomaten gehört ebenfalls zu dieser Gruppe und ist ein besonders wirkungsvolles Antioxidans.
- Flavonoide sind Pflanzenfarbstoffe, die Pflanzen eine rote, violette oder blaue Färbung verleihen. Das Wirkungsspektrum der Flavonoide ist besonders groß. Flavonoide schützen die Zellen vor freien Radikalen, beeinflussen die Blutgerinnung und reduzieren die Gefahr eines Herzinfarkts.
- Phytosterine kommen in pflanzlichen Lebensmitteln wie Sonnenblumenkernen, Sesam, Nüssen und Sojabohnen vor. Phytosterine senken den Cholesterinspiegel. Phytosterine sind chemisch dem Cholesterin ähnlich und konkurrieren deshalb mit dem Cholesterin um die Aufnahme in den Körper.
- Vor allem das Phytosterol Stigmasterol ist ein effektiver Schutz gegen die Einlagerung von Cholesterin. Phytosterole sind z. B. in Roggen, Dinkel und Soja enthalten, aber auch in vielen grünen Obst- und Gemüsesorten. Wer Stigmasterol in konzentrierter Form zu sich nehmen möchte, sollte sich täglich einen grünen Smoothie aus Spinat, Salat oder Kräutern mit Obst zubereiten.
- Saponine sind Geschmacksstoffe, die in Hülsenfrüchten und Spinat vorkommen. Saponine stärken die Immunabwehr und senken den Cholesterinspiegel.
- Sulfide sind schwefelhaltige Verbindungen, die vor allem in Liliengewächsen wie Zwiebeln, Lauch, Spargel und Knoblauch vorkommen. Sulfide senken den Cholesterinspiegel und schützen vor freien Radikalen.

Wie komme ich auf meine Ballaststoffmenge?

Vor allem in den Industrieländern essen die meisten Menschen durchweg stark verarbeitete Lebensmittel: Fertigprodukte, weißen Reis, weißes Mehl – all dies enthält wenig Ballaststoffe. Wünschenswert wäre, täglich mindestens 30 g Ballaststoffe mit den Lebensmitteln zu essen. Menschen mit erhöhten Blutfettwerten sollten ganz besonders auf eine ausreichende Versorgung achten, denn Ballaststoffe senken den Blutcholesterinspiegel, indem sie Gallensäuren binden, diese über den Darm abführen und dadurch verhindern, dass sie zur Leber zurückgeführt werden. Bei hoher Ballaststoffzufuhr muss die Leber veranlassen, dass Cholesterin für die Produktion von neuer Gallensäure aus dem Blut zurücktransportiert oder produziert wird. So senken Sie mit einer hohen Zufuhr von Ballaststoffen Ihr schädliches LDL-Cholesterin. Nicht alle Ballaststoffe sind gleich gut geeignet: Wasserlösliche wirken besser als wasserunlösliche Ballaststoffe.

Ballaststoffe reduzieren nicht nur das LDL-Cholesterin im Blut und schützen vor Herzinfarkt. Sie regen die Darmmuskulatur an und fördern eine gesunde Verdauung. Sie dienen vielen Darmbakterien als Nahrung und schaffen ein ideales Milieu für die Darmflora, was sich wiederum positiv auf das Immunsystem auswirkt. Ballaststoffe zwingen uns, die Nahrung länger und intensiver zu kauen. Das ist nicht nur wichtig für unsere Zähne, sondern macht uns auch schneller satt. Der nächste Hunger wird durch die längere Verweildauer von ballaststoffreichen Speisen in Magen und Dünndarm hinausgezögert. Außerdem verhindern Ballaststoffe durch den langsameren Übergang der Kohlenhydrate in Form von Glukose ins Blut ein rasches Ansteigen des Blutzuckerspiegels und regulieren indirekt den Insulinspiegel, der ebenfalls Einfluss auf Hunger und Sättigung hat.

Alle Vollkornprodukte, Müsli, Vollkornbrot, Naturreis, Haferflocken, Kartoffeln, Möhren, Sauerkraut, Bohnen, Erbsen, Linsen, alle Blattsalate und alle Gemüse- und Obstsorten enthalten viele Ballaststoffe. Eine optimale ballaststoffreiche Ernährung besteht aus einer guten Mischung aus Vollkorngetreide, Gemüse, Kartoffeln, Hülsenfrüchten und Obst. Etwa die Hälfte der Ballaststoffe sollte aus dem Getreide kommen.

Beispiele für 15 g Getreideballaststoffe:
- 4 Scheiben Weizenvollkornbrot oder

Steckbrief Ballaststoffe

Ballaststoffe stecken ausschließlich in pflanzlichen Lebensmitteln. Sie dienen der Pflanze als Gerüst-, Füll- und Schutzsubstanz. Es handelt sich dabei um Rohfasern oder Zellulose – Bestandteile, die wir nicht verdauen können. Sie passieren unser Verdauungssystem unbeschadet, liefern dem Körper weder Kalorien noch Vitamine oder Mineralstoffe. Ballaststoffe werden u. a. nach ihrer Wasserlöslichkeit eingeteilt. Wasserlösliche stecken als Pektin in Obst und Gemüse sowie als Beta-Glukan in Haferflocken. Wasserunlöslich sind Zellulose und Lignin in Weizen und Mais.

- 3,5 Scheiben Roggenvollkornbrot (180 g) oder
- 2 Scheiben Roggenvollkornbrot (110 g) + 1 Weißmehlbrötchen (45 g) + 2 Scheiben Roggenmischbrot (70 g) oder
- 1,5 Weißmehlbrötchen (75 g) + 2 Scheiben Knäckebrot (20 g) + 2 Scheiben Roggenvollkornbrot (110 g)

Hülsenfrüchte – raus aus ihrem Nischendasein

Zu den Hülsenfrüchten zählen u. a. Bohnen, Linsen und Erbsen. Auch die Sojabohne und somit Tofu gehören zu den gesunden Lebensmitteln, deren Angebot im Supermarkt sich in den vergangenen Jahren stark erweitert hat. Ihnen allen ist gemeinsam, dass sie unter den pflanzlichen Lebensmitteln den höchsten Eiweißgehalt aufweisen. Hülsenfrüchte sind extrem reich an Ballaststoffen, aber auch Mineralstoffen, wie Kalium, Magnesium und Eisen sowie an B-Vitaminen. Darüber hinaus enthalten Hülsenfrüchte sekundäre Pflanzenstoffe wie Phytosterine und Phytoöstrogene sowie Saponine.

Im Darm behindern die Phytosterine die Resorption des Nahrungscholesterins. Sie konkurrieren mit Cholesterin um die Transportmechanismen und senken so die Resorption von Cholesterin. Wird weniger Cholesterin aus dem Darm aufgenommen, dann kurbelt der Körper die Cholesterineigensynthese an, um das Defizit auszugleichen. Dabei sinkt der Blutcholesterinspiegel und in erster Linie nimmt die Konzentration des LDL (des schlechten Cholesterins) ab, während die des HDL (des guten Cholesterins) weitgehend unbeeinflusst bleibt.

Leckerbissen: Meine besonderen Lebensmittel

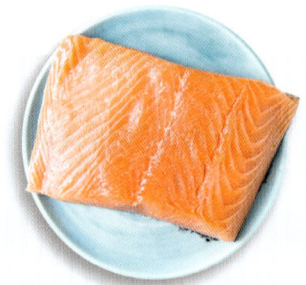

Fettfisch, z.B. Lachs

Für kein anderes Lebensmittel ist die schützende Wirkung auf das Herz so eindeutig belegt wie für Fettfische. Dazu zählen Lachs, Hering, Makrele, Thunfisch und Sardine. Sie enthalten EPA (Eicosapentaensäure) und DHA (Docosahexaensäure), es handelt sich dabei um die biologisch aktivsten Omega-3-Fettsäuren. Diese beiden Omega-3-Fettsäuren beugen besonders effektiv gegen Arteriosklerose und deren Folgen vor. Laut einer niederländischen Studie können zwei Fischmahlzeiten pro Woche das Risiko für Herz-Kreislauf-Erkrankungen um bis zu 30 Prozent senken.

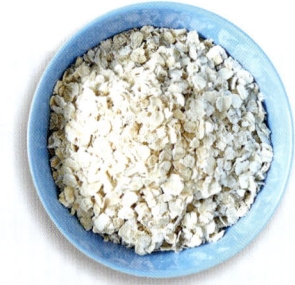

Haferflocken, Vollkorn

Der tägliche Verzehr von einer Schale Müsli mit Haferflocken senkt das Gesamtcholesterin, das haben viele Studien bewiesen. Haferflocken sind nicht nur reich an Ballaststoffen, sondern besonders reich an Beta-Glukan. Dieser Ballaststoff bindet besonders gut Gallensäure im Darm und erreicht somit, dass Cholesterin vermehrt für die Produktion von Gallensäure gebraucht wird. Doch auch die anderen Getreideballaststoffe senken den Gesamtcholesterinspiegel. Und im Vergleich zu Weißmehlbrot halten Vollkornprodukte länger satt.

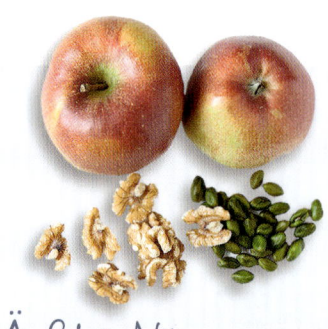

Äpfel & Nüsse

Äpfel sind reich an Pektin. Pektin bindet die Gallensäure im Darm und senkt den Cholesterinspiegel. Allerdings tritt ein nachweislicher Effekt erst bei einer unrealistisch hohen Menge von fünf Äpfeln täglich ein. Doch da jeder Tropfen den Stein höhlt, gelten täglich zwei Stück frisches Obst als herzgesund. Nüsse haben viele ungesättigte Fettsäuren und den sekundären Pflanzenstoff Phytosterin, was sich positiv auf den LDL-Cholesterinspiegel auswirkt. Da sie aber einen hohen Energiewert haben, sollten Sie nicht mehr als eine Handvoll (30 g) verzehren.

Raps- und Olivenöl

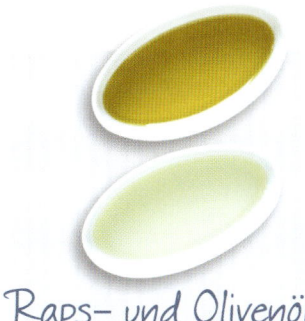

Bei den Speiseölen haben Raps- und Olivenöl die Nase vorn. Sie haben beide ein äußerst günstiges Fettsäuremuster. Olivenöl hat einen hohen Anteil an Ölsäure, einer einfach ungesättigten Fettsäure. Ihr gesundheitlicher Vorteil liegt darin, dass sie das LDL-Cholesterin senkt und sich neutral gegenüber HDL-Cholesterin verhält. Rapsöl hingegen hat ein sehr gutes Verhältnis von Alpha-Linolensäure (einer Omega-3-Fettsäure) zu Linolsäure (einer Omega-6-Fettsäure). Beide Fettsäuren sind lebenswichtig, doch wird bei unserer heutigen Ernährungsweise zu viel Linolsäure (Omega-6-Fettsäure) aufgenommen. Der relativ und absolut hohe Anteil an Alpha-Linolensäure (Omega-3-Fettsäure) in Rapsöl bringt es auf Platz 1 beim herzfreundlichen Speiseöl vor Olivenöl.

Hülsenfrüchte

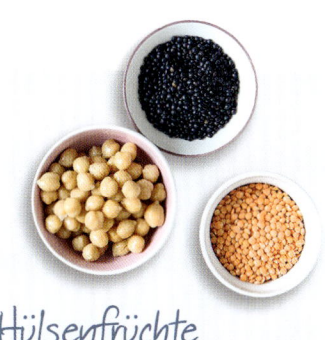

Ob Erbsen, Bohnen oder Linsen sowie Tofu und »Sojafleisch«, sie sind alle reich an Ballaststoffen und an sekundären Pflanzenstoffen. Phytosterine und Saponine heißen die sekundären Pflanzenstoffe, die den Cholesterinspiegel positiv beeinflussen können. Wer zweimal die Woche einen Eintopf mit Hülsenfrüchten, Tofu-Gemüse-Pfanne, Vegetarische Moussaka (Seite 76) oder Minestrone mit Nudeln (Seite 58) gegen eine Fleischmahlzeit austauscht, senkt seinen Cholesterinspiegel effektiv, ohne zu hungern. Hülsenfrüchte haben nämlich eine gute Sättigung, außerdem sind sie eiweißreich und fettarm sowie reich an Eisen, Magnesium, Kalium, Zink und B-Vitaminen. In Vergessenheit geratenes Superfood!

Gemüse kunterbunt

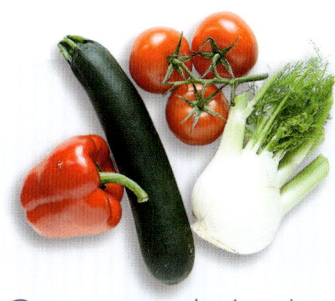

Folsäure, ein Vitamin der B-Gruppe, finden Sie vor allem in grünem Gemüse wie Spinat, Bohnen, Brokkoli und Salat. Dieses Vitamin senkt den Homocysteinspiegel im Blut. Ein zu hoher Homocysteinspiegel führt zu einer schnellen Ablagerung von LDL-Cholesterin in den Gefäßen. So schützt uns grünes Gemüse vor Herz-Kreislauf-Erkrankungen. Der sekundäre Pflanzenstoff Lycopin verleiht den Tomaten, aber auch Paprika und Möhren ihre auffällige Farbe. Er zählt zu den Antioxidanzien, die freie Radikale einfangen und so das Risiko für Herz-Kreislauf-Erkrankungen senken. Reich an Sulfiden, einem anderen sekundären Pflanzenstoff, sind Knoblauch, Zwiebel, Lauch, Schnittlauch und Bärlauch. Ihre Inhaltsstoffe wirken als Blutverdünner und reduzieren so die Ablagerung von Cholesterin in den Blutgefäßen.

Ernährungs-Navi:
Hier geht's lang

Lebensmittel-gruppe	geeignet	bedingt geeignet	weniger geeignet
Getreide, Nudeln, Reis	Haferflocken, Getreideflocken, Vollkornreis, Hirse, Quinoa, Amaranth, eifreie Vollkorn-Nudelsorten	Parboiled Reis, Basmatireis, Asianudeln	geschälter Reis, Eiernudeln
Brot	Vollkornbrot, Mehrkornbrot, siehe Fünfkorn-Brot (Seite 46), Knäckebrot (Seite 50)	Roggenmischbrot, Vollkorntoastbrot	Weißbrot, Milchbrötchen, Eierwecke, Rosinenbrot, Baguette, Ciabatta, Croissant
Kartoffeln	Salzkartoffeln, Pellkartoffeln, Kartoffelpüree (Seite 107)	Bratkartoffeln, Backofenkartoffeln	Kroketten, Pommes frites, Trockenprodukte für Kartoffelbrei, -klöße usw.
Fette	Oliven-, Raps-, Diätmargarinen (Halbfettmargarine, ohne oder mit Sterinen angereicherte Diätmargarine), Pflanzenmargarine ohne gehärtete Fette	hochwertige Nussöle (z. B. Walnussöl, Sesam-, Kürbiskernöl), Butter von Weidekühen	tierische Bratfette wie Schmalz und Talg, Frittierfett, Kokos- und Palmkernfett, Sonnenblumen-, Soja- und Weizenkeimöl Butter Margarine mit gehärteten Fetten
Kuchen	Kuchen aus Hefeteig (Seite 48) oder Quark-Öl-Teig	Nuss- und Obstkuchen	Kuchen und Süßspeisen sollten eine Ausnahme im Speiseplan bleiben. Meiden sollten Sie vor allem Torten mit Sahne, Buttercreme und viel Schokolade.

Lebensmittel-gruppe	geeignet	bedingt geeignet	weniger geeignet
Gemüse und Obst	alle frischen oder tiefgekühlten Gemüsesorten, Hülsenfrüchte, siehe auch Hülsenfrüchte – raus aus ihrem Nischendasein (Seite 25), und Salate frisches Obst der Saison oder tiefgekühlte Früchte	tiefgekühlte Gemüsemischungen	Gemüsezubereitungen mit fetthaltigen Saucen gezuckerte Obstkonserven
Fleisch, Wild und Geflügel	mageres Fleisch von Kalb und Rind, Wild, Geflügel; Fleischersatz wie Tofu oder Sojaersatz), Lachsschinken, Rinderrauchfleisch, Hühner- und Putenbrustfilet, Geflügelwurst, roher und gekochter Schinken ohne Fettrand	fettreduzierte Wurst	fettes Schweine-, Rind- u. Lammfleisch, Innereien (Leber, Nieren), Haut von Geflügel, Zubereitungen mit fettem Fleisch wie Fleischsalate, Salami, Pasteten, Würstchen
Fisch	2- bis 3-mal in der Woche Fisch (Hering, Makrele und Lachs), aber auch Magerfische, selbst hergestellte Fischsalate, Fischkonserven möglichst im eigenen Saft oder Fischkonserven, z. B. Hering in Tomatensauce	Muscheln, Krustentiere	Fischzubereitungen mit Panade oder Sahnesaucen, Schalentiere (Krabben, Hummer, Garnelen), Fischkonserven in Öl- oder Sahnesauce sowie Mayonnaise
Eier	2 bis 3 Eier pro Woche (inklusive der Eier, die in Kuchen und Aufläufen enthalten sind)		Eigelb, Eiergerichte, Mayonnaise
Milchprodukte	fettarmer Joghurt und fettarme Milch, aber auch Produkte auf Sojabasis, vor allem Ersatz für Sahne (Soja Cuisine von Alpro) Schnittkäse, Weichkäse bis 45 % Fett i.Tr., Hartkäse bis 30 % Fett i.Tr., magerer Frischkäse, Hüttenkäse, Sauermilchkäse, Magerquark	Vollmilch, Vollmilchjoghurt, saure Sahne (von Weidekühen)	Sahnejoghurt, Sahne, Crème fraîche fette Käsesorten, Sahnequark
Getränke	Mineralwasser, Früchte- und Kräutertees, Gemüsesäfte	Fruchtsaftschorlen	Limonaden, Fruchtnektar, alkoholische Getränke

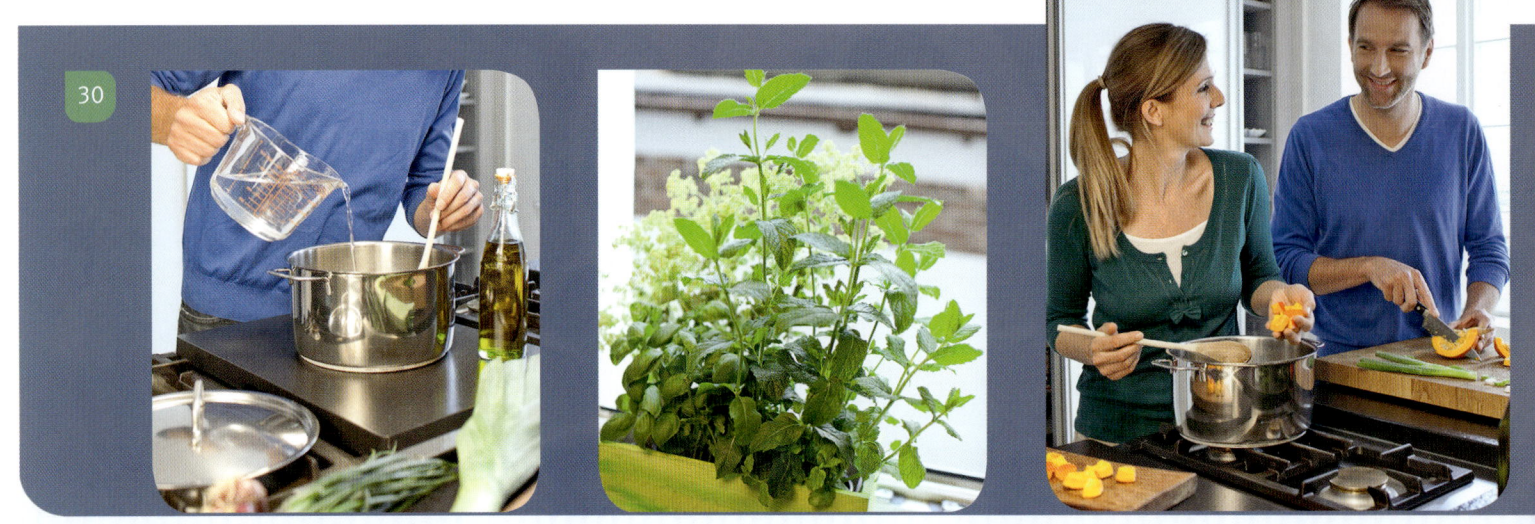

Richtig kochen:
So schmeckt die Umstellung

Kunterbunt essen

»An apple a day keeps the doctor away!« Da ein Apfel allein nicht ausreicht, gibt es die Kampagne »5 am Tag«. Damit ist gemeint, täglich zwei Stück Obst und 3-mal am Tag Gemüse zu essen. Frisches und reifes Obst und Gemüse, saisongerecht ausgewählt, garantieren einen hohen Anteil an sekundären Pflanzenstoffen, Vitaminen und Ballaststoffen. Die Lagerzeit sollte möglichst kurz gehalten werden, alternativ kann man auch auf Tiefkühlobst und -gemüse zurückgreifen.

Das Beste steckt in der Schale! Diese Aussage bezieht sich nicht nur auf Ballaststoffe und Vitamine, sondern auch auf sekundäre Pflanzenstoffe.

Also Äpfel nicht schälen, Wurzelgemüse nur gut bürsten, mehr Pellkartoffeln statt Salzkartoffeln essen und statt hellen Brötchen mehr Vollkornprodukte. Bevorzugen Sie Vollkornbrot. Dabei müssen es nicht unbedingt solche mit ganzen Körnern sein. Brote aus fein gemahlenem Vollkornmehl wie Graham- oder Knäckebrot vereinfachen den Einstieg für Ballaststoffneulinge.

Haferflocken und andere Getreideflocken sind ballaststoffreich und als Müsli, mit Obst und Milchprodukten zubereitet, eine abwechslungsreiche Alternative und perfekt, um Ihr Cholesterin zu senken. Geben Sie Leinsamen, Flohsamenschalen oder auch Haferkleie teelöffelweise unters Müsli oder rühren Sie sie unter Joghurt-, Quark- oder Cremespeisen.

3-mal am Tag Gemüse zu den Mahlzeiten, das wäre prima, z. B. zum Brot eine Tomate oder ein paar Scheiben Gurke und zur warmen Hauptmahlzeit die Gemüsebeilage nicht vergessen. Abends noch eine Paprika oder einen Salat zum Brot.

Lust auf Trinken!

Wer ballaststoffreich isst, darf das Trinken nicht vergessen. Mineralwasser und ungesüßte Kräuter- und Früchtetees sind die idealen Durstlöscher. Wasser ist das Hauptgetränk unter den Erfrischungsgetränken. Damit es nicht langweilig wird, geben Sie

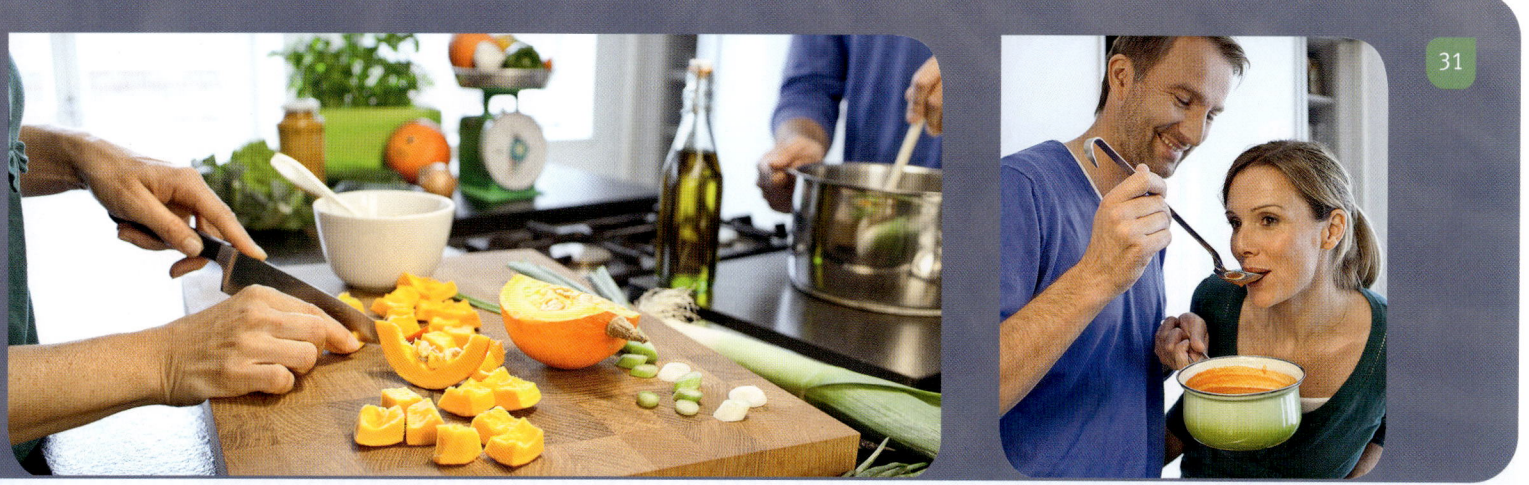

eine Scheibe Zitrone oder ein paar Himbeeren ins Wasser. So wird es aromatisiert und schmeckt gleich viel besser. Ein Glas Wein in Ehren und das auch nur zum Essen, ansonsten schützt es nicht vor Herz-Kreislauf-Erkrankungen. Kaffee sowie schwarzer und grüner Tee sollten auf drei Tassen beschränkt sein.

Kochgeschirr muss stimmen!

Kaufen Sie sich eine Teflonpfanne. Mit ihr lässt sich wunderbar fettarm braten. Kaufen Sie sich die Geräte für die Küche, die Ihnen Arbeit abnehmen, dann macht das Kochen gleich viel mehr Spaß!

Planen!

Speisewochenplan und Einkaufsplan sind die wichtigsten Basis-Eigenmanagement-Instrumente, um erfolgreich sein Essverhalten umzustellen. Nehmen Sie sich die Zeit! Beim Hausbau fängt man auch nicht mit dem Dach an, sondern mit dem Fundament. Wenn Sie keine gute Fee haben, die alles für Sie macht, sind gut organisiert sein und einen Plan haben die wichtigsten Instrumente.

Ballaststoffe – natürliche Cholesterinsenker

Der Begriff »Ballaststoffe« umfasst viele Substanzen, die ausschließlich in pflanzlichen Lebensmitteln vorkommen und von den Enzymen des Magen-Darm-Trakts im menschlichen Körper nicht verdaut werden können. Ballaststoffe werden in zwei Gruppen eingeteilt: Wasserunlösliche Ballaststoffe (z. B. Cellulose, Lignin) kommen vor allem in Getreideprodukten (z. B. Weizen und Mais) vor. Wasserlösliche Ballaststoffe (z. B. Pektin) sind vorwiegend in Obst (z. B. Äpfel), Gemüse, Hülsenfrüchten und Haferprodukten (z. B. Beta-Glukan) enthalten.

Eine ballaststoffreiche Ernährung hat einen günstigen Einfluss auf einige Risikofaktoren für Herz-Kreislauf-Erkrankungen: Sie senkt das LDL-Cholesterin, unterstützt durch ein längeres Sättigungsgefühl die Gewichtsabnahme bei Personen mit Übergewicht, verhindert Blutzuckerspitzen bei Diabetikern.

Die wasserlöslichen Ballaststoffe haben eine direkte cholesterinsenkende Wirkung: Wasserlösliche Ballaststoffe erhöhen durch Bindung freier Gallensäuren im Dünndarm die Ausscheidung von Gallensäuren mit dem Stuhl. Für die Neusynthese von Gallensäuren in der Leber wird aber Cholesterin benötigt, sodass es zur Senkung des Gesamtcholesterinspiegels (vor allem des LDL-Cholesterinspiegels) kommt.

Eine ballaststoffreiche Ernährung trägt auch auf indirektem Wege zur Cholesterinsenkung bei, da sie meist mit einen niedrigeren Gehalt an gesättigten Fetten, Cholesterin, Fett und Kalorien einhergeht. Gerade eine Kost mit dieser Nährstoffzusammensetzung wird empfohlen, um den Blutcholesterinspiegel zu senken.

Wer nicht fragt ...
Antworten auf häufige Fragen

Ich habe gehört, Bohnenkaffee erhöht den Cholesterinwert. Stimmt das?

›› Die Kaffeebohne ist cholesterinfrei, jedoch enthält sie Cafestol und Kahweol. Diese Inhaltsstoffe erhöhen deutlich den Cholesterin- und Blutfettspiegel. Beide Substanzen werden durch heißes Wasser aus dem Kaffeepulver gelöst. Verwendet man einen Filter, so hält das Filterpapier die Substanzen zurück und der Kaffee ist frei von Cafestol und Kahweol. Kaffee auf türkische Art, also das Pulver mit Wasser aufgekocht oder überbrüht, sowie die italienische Art, unter Druck durch die Bohnen gepresst, enthalten viel Cafestol und Kahweol. Für den Alltag heißt das, Filterkaffee und auch Instantkaffee können Sie bedenkenlos trinken. Den Kaffee aus dem Vollautomaten sollten Sie auf ein oder zwei Tassen am Tag limitieren. Überbrühten Kaffee sollten Sie ganz meiden, da hier die Konzentration am höchsten ist.

Empfehlen Sie Produkte wie Becel pro.activ?

›› Produkte mit Phytosterinen wie die Marke Becel pro.activ, Deli Active oder auch Benecol müssen wie Medikamente betrachtet werden. Es geht darum, genau die richtige Dosis einzunehmen, und zwar handelt es sich dabei um 2 g Pflanzensterine. Sie wirken so, dass sie die Aufnahme von Cholesterin aus den Darm in die Blutbahn vermindern, indem sie um den Transportmechanismus konkurrieren. In wissenschaftlichen Studien konnte nachgewiesen werden, dass bei regelmäßigem Verzehr dieser Produkte der LDL-Wert um 7 bis 10 Prozent gesenkt werden kann. Jedoch haben die Produkte auch Nebenwirkungen, und zwar wird auch die Aufnahme von fettlöslichen Vitaminen vermindert. Des Weiteren gibt es kritische Stimmen, die vermuten, dass die unnatürlich vermehrte Zufuhr von Pflanzensterinen zwar den Cholesterinwert senkt, aber nicht das Herzinfarktrisiko, da sich anstelle des LDL-Cholesterins die oxidierten Pflanzensterine in den Gefäßen ablagern. Dazu gibt es aber keine eindeutigen wissenschaftlichen Belege, nur Hinweise. Persönlich empfehle ich diese Produkte nur Patienten, die mich darauf ansprechen und die schon einmal einen Herzinfarkt hatten, keine

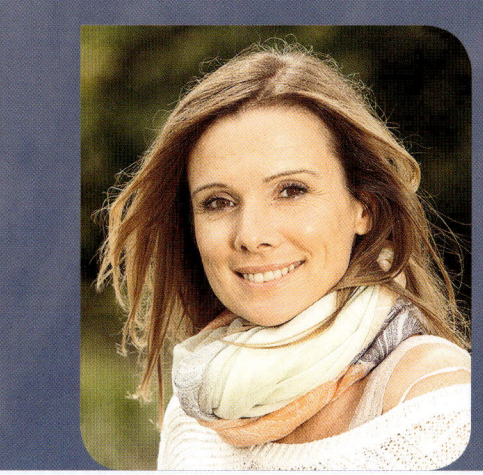

Medikamente gegen den erhöhten Cholesterinspiegel einnehmen und die Margarine in dem Bewusstsein eines Medikaments in der richtigen Dosis verwenden.

Wie wirkt sich der Konsum von Alkohol auf den Cholesterinspiegel aus?

» Der mäßige Genuss von einem Glas Rot- oder Weißwein oder einer Flasche Bier parallel zum Essen hat einen positiven Einfluss auf den HDL-Wert. Dies leitet man ab aus den Ernährungsgewohnheiten der Südländer, bei denen das Glas Wein zur Mahlzeit dazugehört. Es ist dabei nicht der Alkohol, sondern die sekundären Pflanzenstoffe, die den positiven Einfluss auf den HDL-Wert haben. Hochprozentiger Alkohol und ein vermehrter Konsum an Wein und Bier wirken negativ auf die Blutwerte. Wer erhöhte Triglyceride hat, sollte ganz auf Alkohol verzichten, Alkohol hemmt den Abbau von Fett.

Warum werden Vollkornprodukte empfohlen? In der mediterranen Kost gibt es doch gar keine Vollkornprodukte!

» Sie dürfen sich unter einer mediterranen Kost nicht das Essen vorstellen, das wir als Touristen heute dort erleben. Es ist die Hausmannskost, die die Menschen gegessen haben, bevor Touristen kamen. Und das waren vor allem Gemüsegerichte mit wenig oder gar keinem Fleisch, Eintöpfe mit Hülsenfrüchten und kein Vollkornbrot, sondern Weißbrot. Der Verzehr von Gemüse und Hülsenfrüchten war aber so hoch, dass wesentlich mehr Ballaststoffe gegessen wurden, als wir es heute tun. Es spricht nichts dagegen, wenn Sie einmal Weißbrot essen. Doch der Vorteil von Vollkornbrot ist bezüglich der cholesterinbindenden Wirkung der Ballaststoffe nicht von der Hand zu weisen.

Wie gesund sind Nüsse? Ich habe gehört, sie senken den Cholesterinspiegel?

» Nüsse sind für Normalgewichtige gesund. Sie bestehen rund zur Hälfte aus pflanzlichem Fett. Der Anteil an Alpha-Linolensäure ist hoch und der regelmäßige Genuss lässt den LDL-Wert sinken. Gegen das Naschen von 5 bis 15 Nüssen am Tag lässt sich nichts einwenden. Doch Nüsse haben auch viele Kalorien und jedes Pfund weniger reduziert Ihr Herzinfarktrisiko.

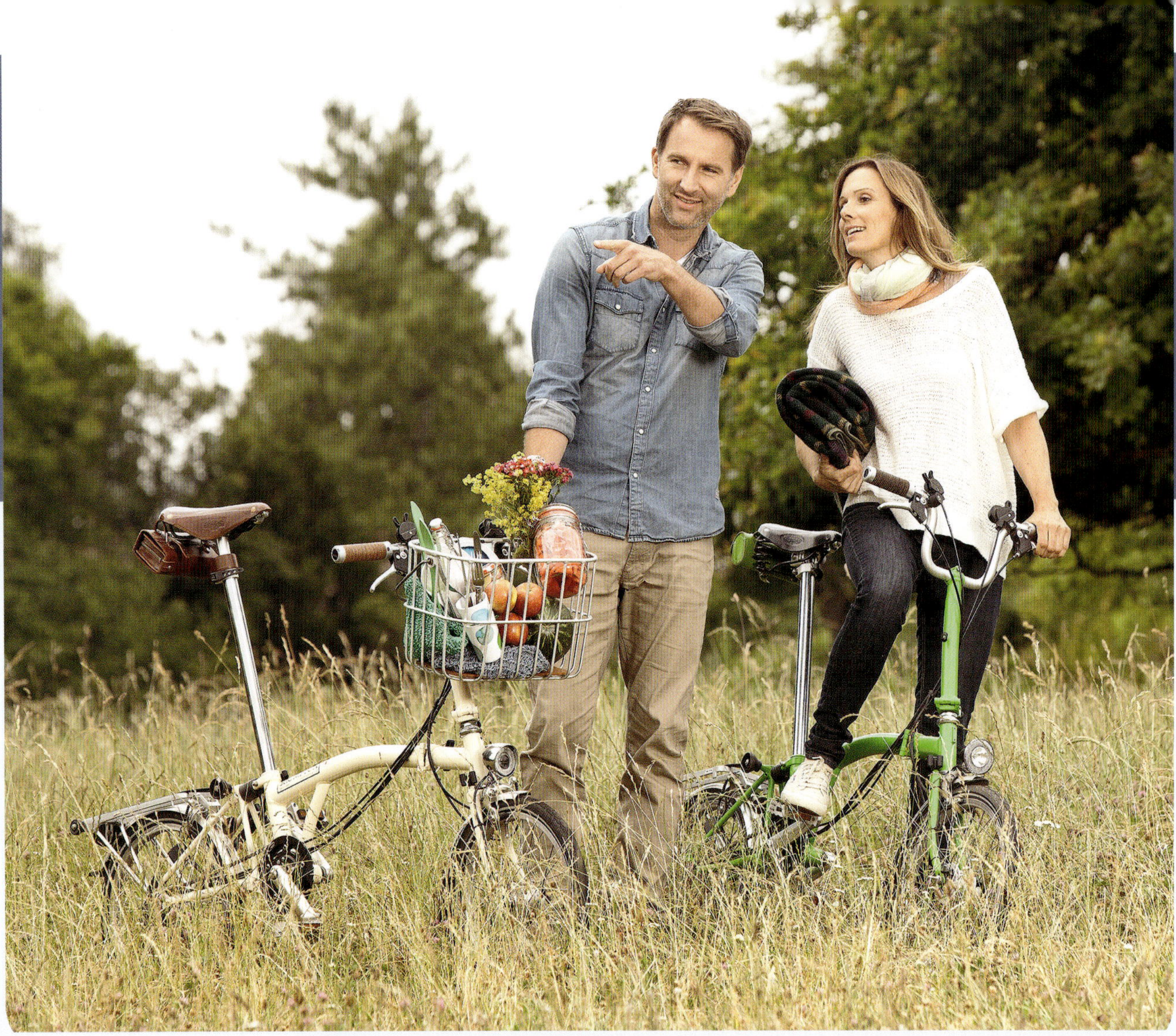

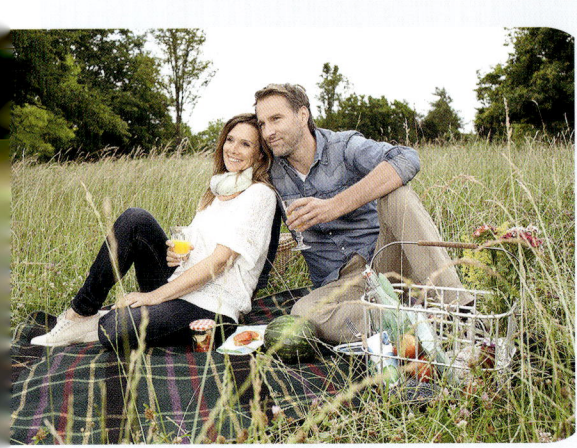
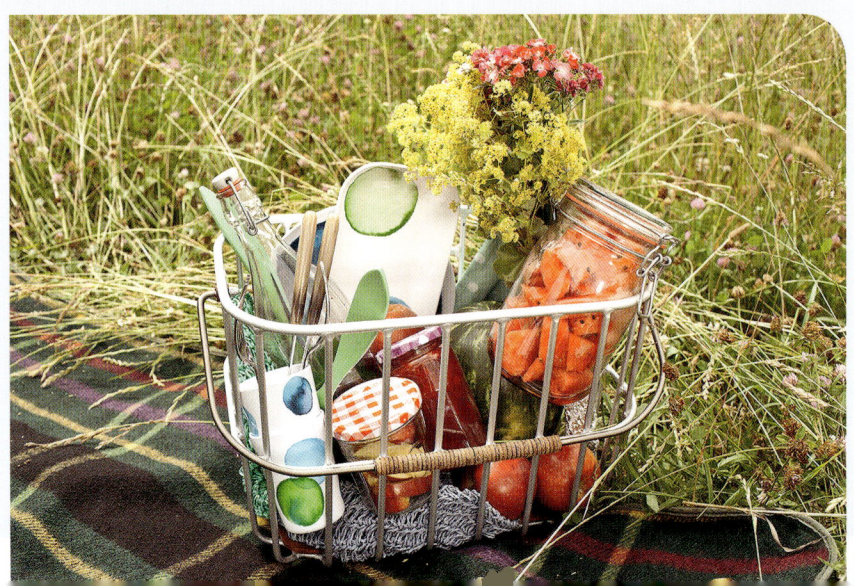

Mein Tag am Meer...
Unterwegs essen

Auf Reisen

Gerade bei langen Autofahrten ist es sinnvoll, gut ausgestattet zu sein. Transportieren Sie alle Lebensmittel, die zu Hause im Kühlschrank aufbewahrt werden, in einer Kühltasche mit Kühlakkus. So verliert das Essen nicht an Qualität.

Bereiten Sie das Essen möglichst »mundgerecht« vor, so können Sie flexibel überall essen. Optimal ist es, vor der Fahrt Vollkornbrote oder -brötchen dünn mit fettarmem Käse oder Wurst zu belegen und durch Salatblätter oder Gurkenscheiben aufzupeppen. Auch Milchprodukte wie fettarmer Joghurt und Quark halten sich in einer Kühlbox einige Stunden lang frisch.

Bei Obst und Gemüse sollten Sie darauf achten, dass es auch nach einiger Zeit noch appetitlich aussieht. Besser als ein klein geschnittener Apfel, der sich schnell braun verfärbt, sind z. B. Weintrauben, Melonenstücke, Brombeeren oder Erdbeeren. Bei Gemüse sind kleine Cocktailtomaten, Gurkenscheiben, Möhrenschnitze und Minipaprikaschoten besonders beliebt. Pro Person sollten Sie 1,5 l Wasser dabeihaben.

Im Restaurant

Frühlings- oder Nudelsuppe können Sie unbesorgt auslöffeln. Auch Möhren-Apfel-Salat oder Rote-Bete-Salat. Günstig sind Geflügel- (ohne Haut) und Wildspezialitäten. Seien Sie am besten bei den Soßen zurückhaltend. Low-Fat-Klassiker sind gedämpfter Fisch wie Forelle blau oder Zander. Schlanke Beilage wären Pellkartoffeln und Reis statt Nudeln, Pommes frites und Co. Passen Sie auf bei Salaten in weißen (Sahne-)Soßen oder schwimmend in Essig-Öl-Marinaden. Vorsicht auch bei Cremesüppchen. Hauptgerichte, die ansetzen, sind paniertes Schnitzel oder Fischfilet, Leberkäse und Schweinekrustenbraten. Versuchen Sie, die Stärkebeilage gegen eine doppelte Portion Gemüse zu tauschen. Und noch eins: Man darf auch etwas auf den Teller liegen lassen. Aufessen ist out!

Der perfekte Picknickkorb

Da ein Picknick ein Highlight ist, sollten Sie auf jeden Fall Ihre Lieblingsgerichte mitnehmen. Transportieren Sie leicht verderbliche Nahrungsmittel (rohes Fleisch, Eierspeisen, Fisch usw.) in einer Kühltasche. Gekochte Eier dürfen es dann ausnahmsweise auch sein. Ansonsten sind Käsehäppchen, Fleischbällchen, Kuchenstücke oder Kekse vorteilhaft, da man diese Leckereien ohne Besteck und mit wenig Aufwand mit den Fingern essen kann.

Portionieren Sie die Lebensmittel, so gut es geht, schon zu Hause, damit sie nicht erst noch in der Natur geschnitten werden müssen. Verzichten Sie beim Picknick am besten auf alles, was matscht, schmilzt oder tropft, da solche Nahrungsmittel schnell unappetitlich werden können.

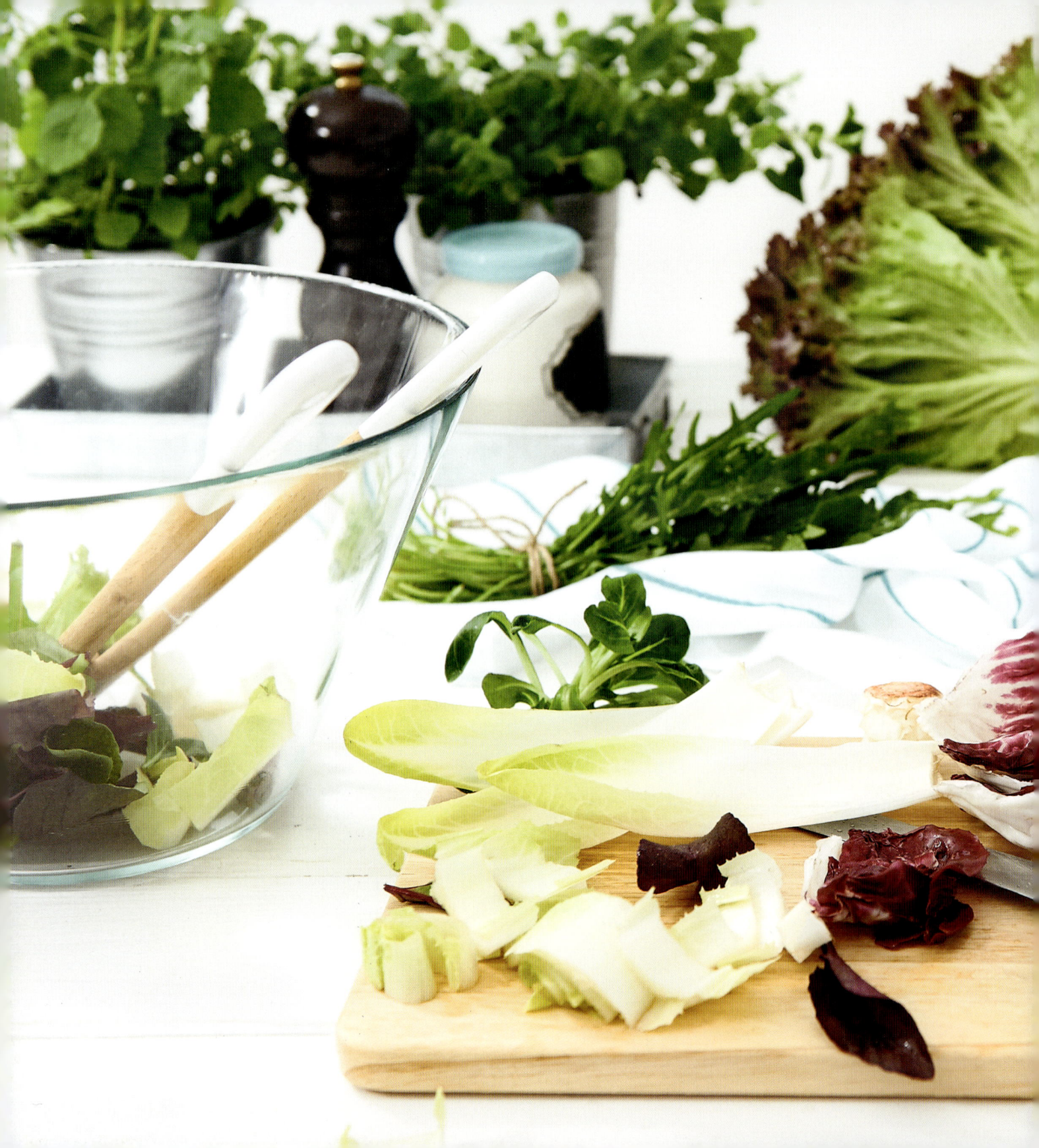

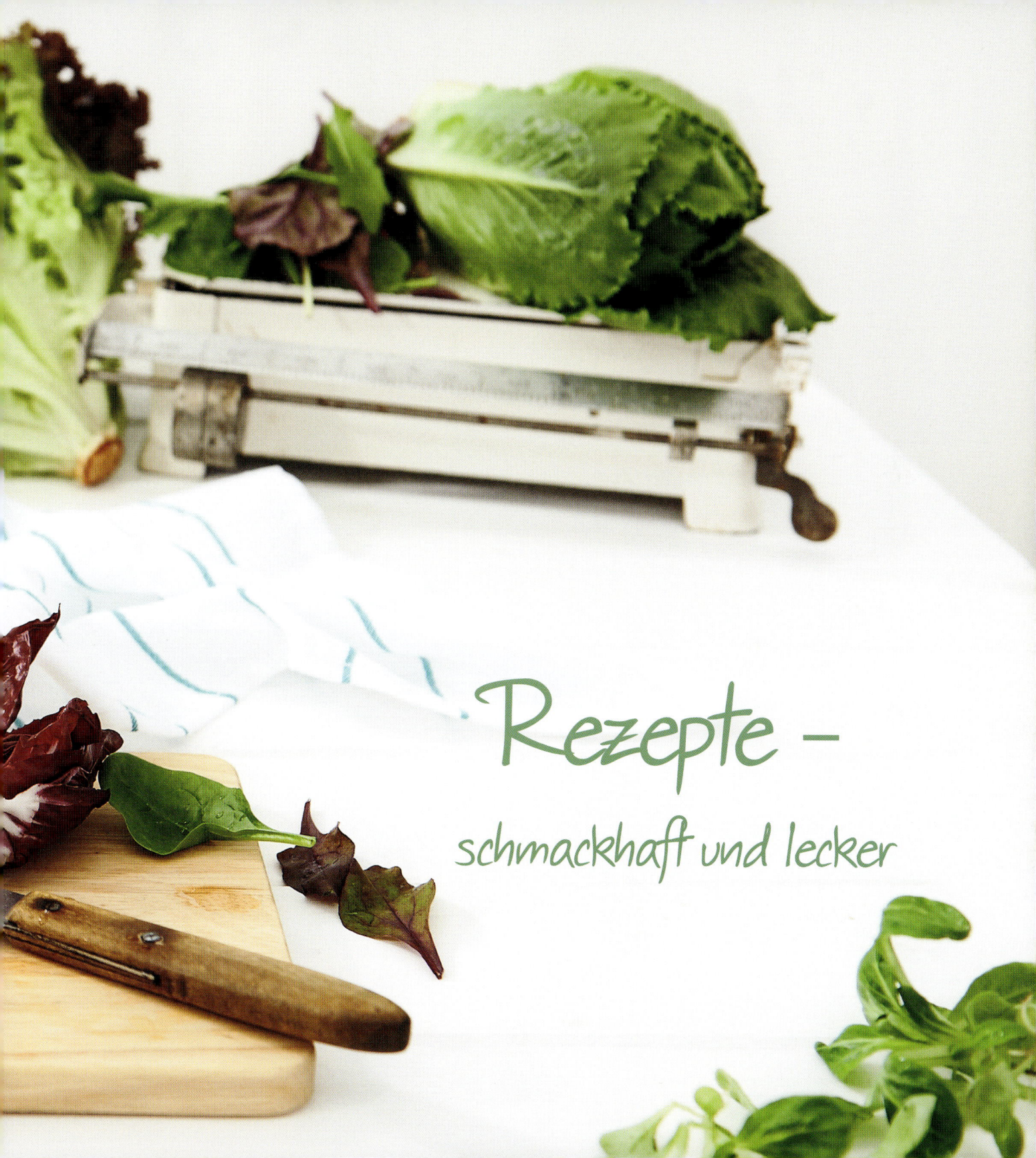

Rezepte –

schmackhaft und lecker

Einkaufsliste (für 2 Personen)

Mehl und Co.
Mehl (Type 550), 125 g Dinkelvollkornmehl, Ciabatta-Brot, Haferflocken, 100 g Muschelnudeln

Milchprodukte, Eier
400 ml fettarme Milch, 200 g fettarmer Joghurt, 200 ml saure Sahne, 650 g Magerquark, 450 ml Buttermilch, 100 ml Sahne (fettreduziert), Parmesankäse (3 EL), Butter, 5 Eier

Obst, Gemüse
1 Apfel, 5 Zitronen, 250 g Beerenobst, 2 Birnen, 1 Mango, 2 Kiwis, 2 Bananen, 100 g Erdbeeren, 4 Orangen, 300 g Blaubeeren, 150 g Heidelbeeren, Rosinen

900 g Möhren, 1 Stange Staudensellerie, ½ Wirsingkopf, weiße Bohnen (1 kleine Dose), 150 g tiefgekühlte grüne Bohnen, 100 g Erbsen (tiefgefroren), 1 Fenchelknolle, 250 g Knollensellerie, 300 g gegarte Rote Bete, 2½ Bund Frühlingszwiebeln, 250 g Feldsalat, 200 g Mungobohnensprossen, 5 Zwiebeln

Kartoffeln: 8 gleichgroße, 1200 g kleine, 300 g normale

Tomaten: 300 g Cocktailtomaten, 250 g passierte Tomaten, 46 reife und feste Tomaten, 2 Tomaten aus der Dose

200 g Kichererbsen (getrocknet), 200 g rote Linsen, 1 EL schwarze Oliven

Fleisch, Fisch
4 Hähnchenbrustfilets (à 150 g), 4 Matjesfilets (à 50 g), 500 g Hähnchenschenkel (in den Gelenken halbiert), 200 g Seelachsfilet

Sonstiges
Haselnüsse, Mandelstifte, Sonnenblumenkerne, Walnüsse, Sesam, Leinsamen, Pistazienkerne

(brauner) Zucker, Honig

Aceto balsamico, milder Sherryessig, grünes Pesto, Tahinpaste, grüne Currypaste, Sojasoße, grober Senf

Hühnerbrühe, Gemüsebrühe

Birnendicksaft, heller Traubensaft, Möhrensaft, Orangensaft

Rapsöl, Leinsamenöl, Walnussöl, Leinöl, Olivenöl

Gewürze
Frisch: 2 Bund Koriander, 1 Chilischote, ca. 50 g Ingwer, 2 Bund glatte Petersilie, 1½ Bund Basilikum, Knoblauch, Muskatnuss (frisch gemahlen), 2 Zweige Thymian, 20 g Schnittlauch, 1 Bund Petersilie

Aus der Dose/dem Streuer: Kreuzkümmel (gemahlen), Ingwer (gemahlen), Kardamom (gemahlen), Kurkuma, Oregano, chinesische Fünf-Gewürze-Mischung, Salz, weißer Pfeffer/Cayennepfeffer, Koriander, Paprikapulver edelsüß

In 7 Tagen zur neuen Ernährung

Wer seine Ernährung umstellen möchte, sollte dies planen, ansonsten fehlen die Zutaten für die neuen Rezepte. Sie finden hier Vorschläge für 7 Tage. Es verlangt aber keiner, dass Sie wirklich jeden Tag mit einem anderen Frühstück beginnen und abends auch noch immer kreativ werden sollen.

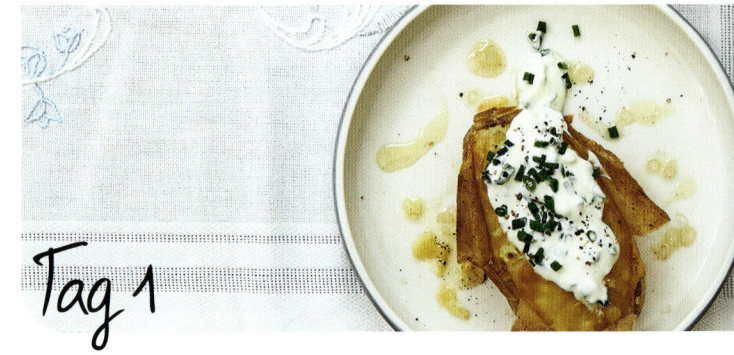

Tag 1

Frühstück: Birchermüsli (Seite 43)

Mittagessen: Hähnchenbrust mit Fenchel (Seite 84)

Abendessen: Folienkartoffel (Seite 111)

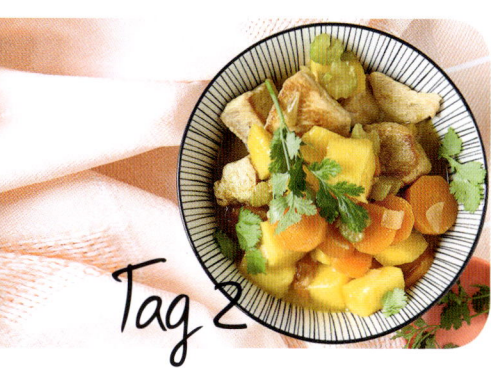

Tag 2

Frühstück: Beeren-Quark-Creme (Seite 42)

Mittagessen: Grünes Curry mit Mango (Seite 86)

Abendessen: Kartoffel-Tomaten-Salat mit Pesto (Seite 68)

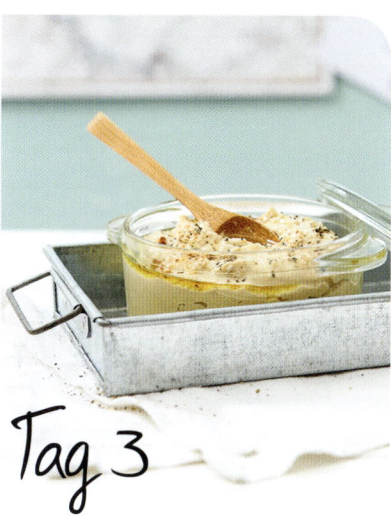

Tag 3

Frühstück: Birnen-Möhren-Müsli (Seite 41)

Mittagessen: Minestrone mit Nudeln (Seite 58)

Abendessen: Hummus (Seite 65)

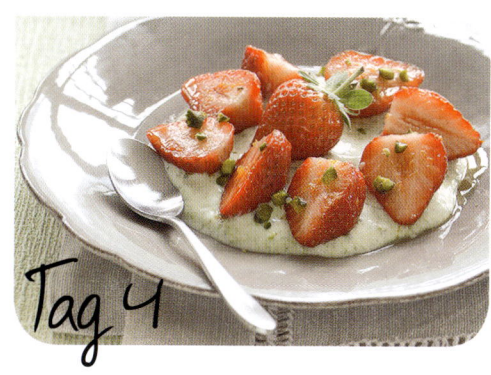

Tag 4

Frühstück: Obstsalat mit Pistazienjoghurt (Seite 42)

Mittagessen: Wirsingeintopf mit Käsegnocchi (Seite 80)

Abendessen: Bruschetta mit Tomaten (Seite 63)

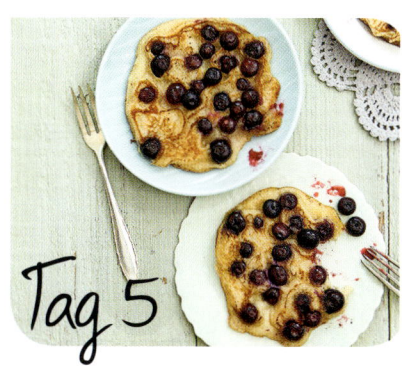

Tag 5

Frühstück: Gute-Laune-Drink (Seite 52)

Mittagessen: Matjes mit Rote-Bete-Birne (Seite 96)

Abendessen: Blaubeerpfannkuchen (Seite 126)

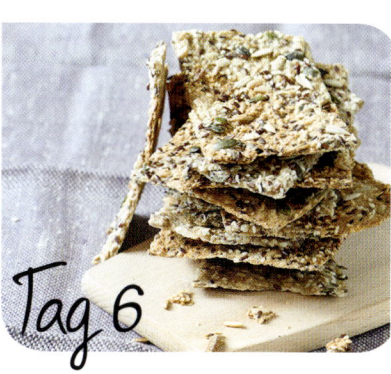

Tag 6

Frühstück: Knäckebrot mit Butter, Käse und Tomate (Seite 50)

Mittagessen: Arabischer Linseneintopf mit Hähnchen (Seite 82)

Abendessen: Feldsalat mit Roter Bete (Seite 60)

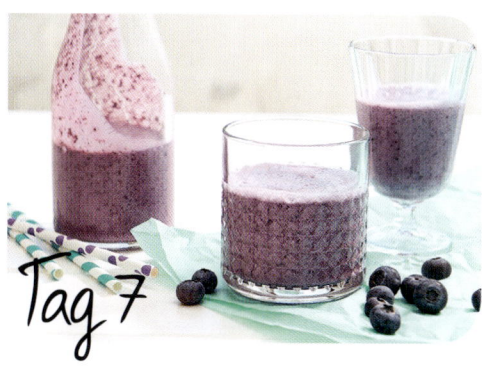

Tag 7

Frühstück: Heidelbeer-Smoothie (Seite 43)

Mittagessen: Seelachs auf Asia-Gemüse (Seite 92)

Abendessen: Feldsalat mit Walnüssen (Seite 8)

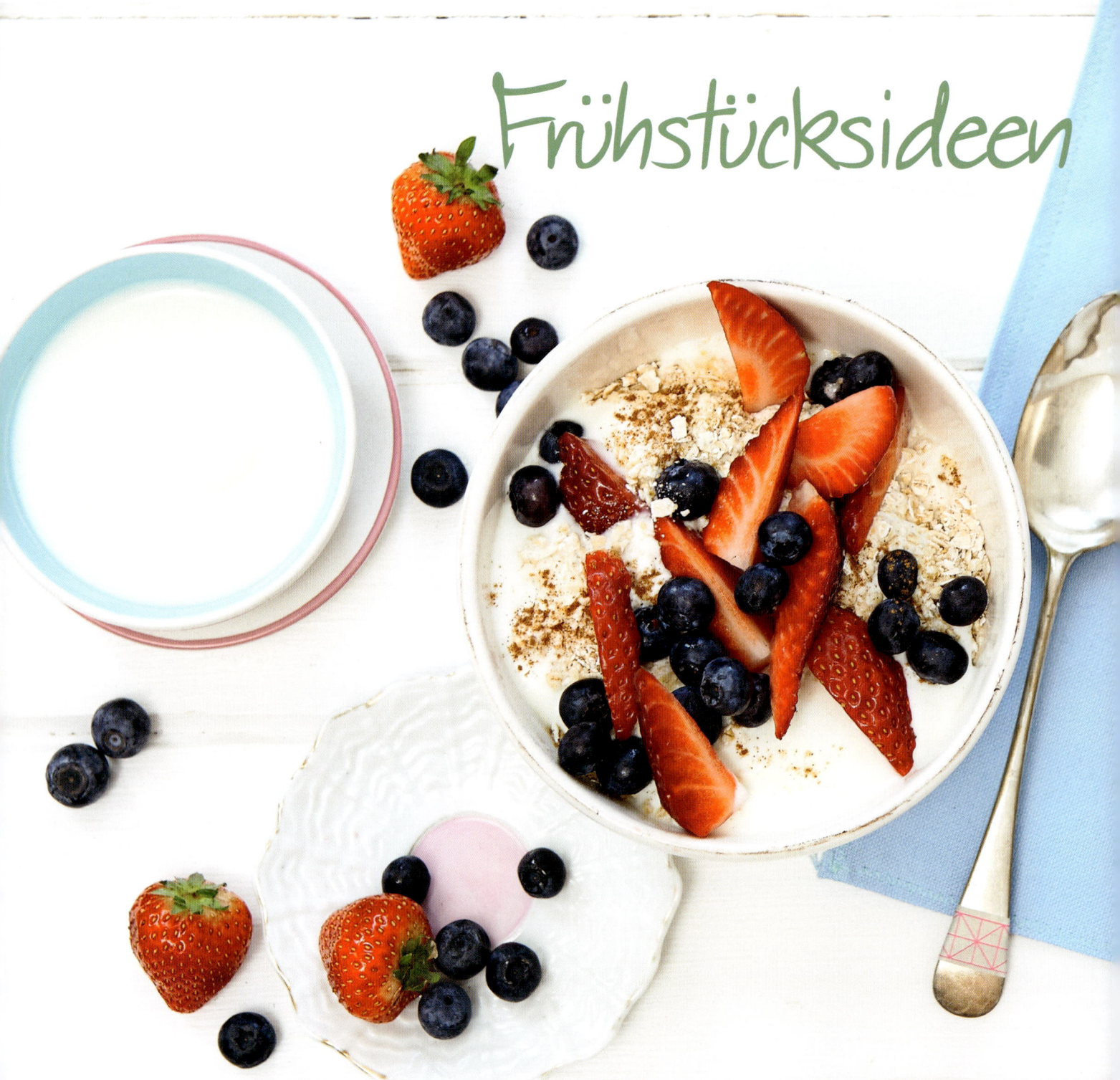

Frühstücksideen

Natürlicher Cholesterinsenker!
Beerenmüsli

Für 2 Personen • gelingt leicht
⊘ 10 Min.

200 g Beeren nach Saison und Geschmack • 6 EL Haferflocken • 300 g fettarmer Naturjoghurt • evtl. 1–2 EL Ahornsirup • 1 EL Leinsamenöl

● Die Beeren waschen und verlesen. Große Erdbeeren klein schneiden. Zusammen mit den Haferflocken auf 2 Schüsseln verteilen, den Joghurt und eventuell Ahornsirup sowie Leinsamenöl unterrühren.

Variante Sie können natürlich auch tiefgekühlte Früchte verwenden, lassen Sie diese über Nacht auftauen. Natürlich können Sie auch je nach Jahreszeit Pflaumen, Pfirsiche, Äpfel oder Bananen klein geschnitten anstelle von Beerenobst untermengen.

Nährwerte
254 kcal • 9 g E • 8 g F • 36 g KH • 4,9 g Ba • 7,7 mg Chol • 1490 mg Ω-6-FS • 2760 mg Ω-3-FS

Fit in den Tag starten!
Birnen-Möhren-Müsli

Für 2 Personen • preisgünstig
⊘ 20 Min.

1 Möhre • 1 große Birne • 6 EL Haferflocken • 2 EL Mandelstifte, geröstet • 300 ml Buttermilch • 2 TL brauner Zucker • 1 EL Leinsamenöl

● Die Möhre waschen, schälen und raspeln. Die Birne waschen, entkernen und würfeln. Die Haferflocken mit den Mandelstiften, Möhrenraspeln, Birnenwürfeln in eine Schüssel geben und mit der Buttermilch vermischen. Leinsamenöl zum Schluss einrühren. Auf 2 Müslischalen verteilen. Eventuell mit braunem Zucker abschmecken.

Nährwerte
353 kcal • 13 g E • 13 g F • 45 g KH • 8,4 g Ba • 1 mg Chol • 2690 mg Ω-6-FS • 2700 mg Ω-3-FS 600

Ein perfekter Start in den Tag für Frühstücksmuffel.
Beeren-Quark-Creme

Für 2 Personen • gelingt leicht
⊘ 10 Min.

300 g Magerquark • 100 ml Orangensaft • 250 g Beerenobst (z. B. Erdbeeren, Himbeeren, Brombeeren) • 2 EL Leinsamen

● Den Quark mit dem Orangensaft anrühren. Die Beeren waschen, trocken schütteln, verlesen und unter die Quarkcreme rühren. Mit dem Leinsamen bestreuen.

Tipp Leinsamen und Beeren sind eine ideale Kombination für den Darm. Sie helfen bei Magen-Darm-Beschwerden und regen die Darmperistaltik auf natürliche Art an.

Nährwerte
193 kcal • 23 g E • 3 g F • 16 g KH • 3,8 g Ba • 0 mg Chol • 460 mg Ω-6-FS • 1150 mg Ω-3-FS

Die bunte Obstmischung versprüht gute Laune.
Obstsalat mit Pistazienjoghurt

Für 2 Personen • gelingt leicht
⊘ 20 Min.

2 Kiwis • 1 Banane • 1 Apfel • 100 g Erdbeeren • 2 Orangen • 150 g fettarmer Joghurt • 1 EL Birnendicksaft • 2 EL Pistazienkerne, gehackt

● Die Kiwis und die Banane schälen, den Apfel waschen und vom Kerngehäuse befreien. Die Erdbeeren waschen und die Stielansätze entfernen. Das gesamte Obst in Stücke schneiden.

● Die Orange schälen und die weiße Haut vollständig entfernen. Die Orangenfilets herausschneiden. Den austretenden Orangensaft auffangen und mit dem Joghurt sowie Birnendicksaft verrühren. Das Obst mit der Joghurtsauce überziehen und mit den gehackten Pistazienkernen bestreuen.

Tipp Servieren Sie den Obstsalat sofort, denn Kiwis machen Milchprodukte bitter. Die Enzyme der Kiwi zerlegen das Eiweiß in den Milchprodukten und dabei verändert es seinen Geschmack.

Nährwerte
238 kcal • 7 g E • 5 g F • 45 g KH • 8,1 g Ba • 10 mg Chol • 600 mg Ω-6-FS • 210 mg Ω-3-FS

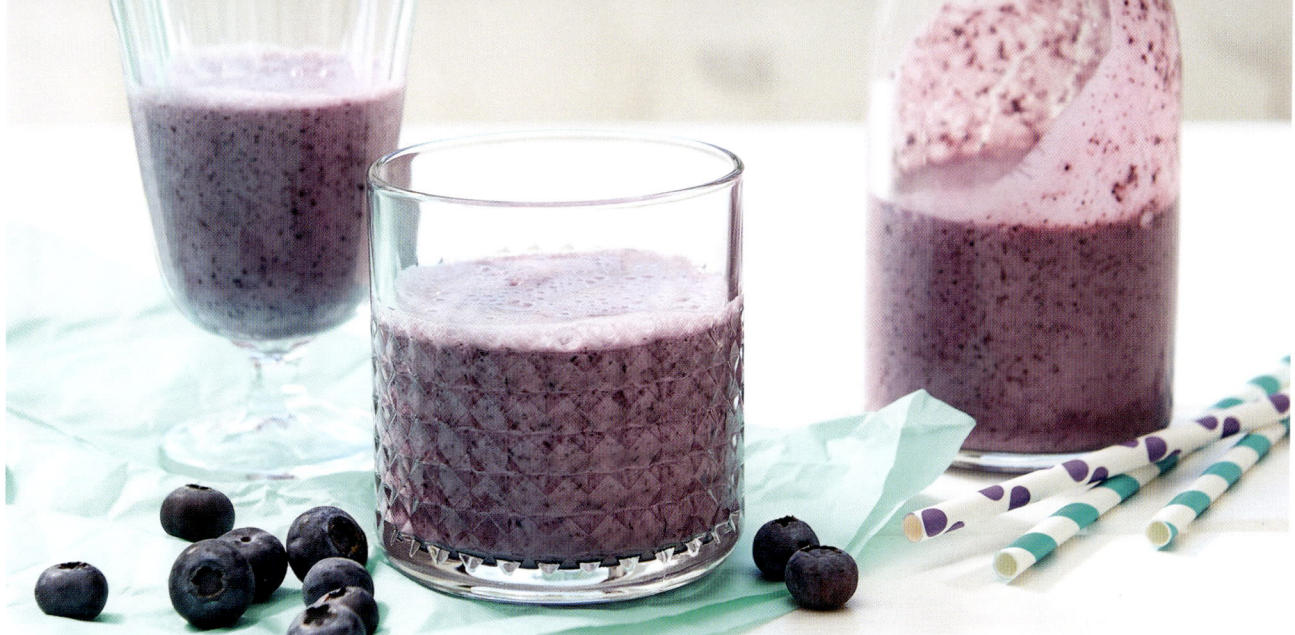

▲ Heidelbeer-Smoothie »Enjoy«

Ein Klassiker aus der Schweiz – hilft bei Reizmagen.
Birchermüsli

Für 1 Person • gelingt leicht
⏱ 10 Min. + 30 Min. Quellzeit

3–5 EL Haferflocken • 10 EL fettarme Milch • 1 Apfel • 3 EL fettarmer Joghurt • 1 TL Honig • 1 TL Haselnüsse, gehackt und geröstet • 1 TL Rosinen

● Die Haferflocken etwa ½ Stunde in der Milch quellen lassen. Den Apfel waschen, vom Kerngehäuse befreien und samt Schale reiben. Apfelraspel zusammen mit dem Joghurt und Honig, Haselnüssen und Rosinen unter die Haferflocken mengen.

Nährwerte
360 kcal • 11 g E • 8 g F • 59 g KH • 7,5 g Ba • 5 mg Chol • 1250 mg Ω-6-FS • 49 mg Ω-3-FS

Reich an sekundären Pflanzenstoffen.
Heidelbeer-Smoothie »Enjoy«

Für 1 Person • geht schnell
⏱ 5 Minuten

1 Orange • 150 g Heidelbeeren • 150 ml Buttermilch

● Die Orange halbieren, eine Scheibe abschneiden und den Rest auspressen. Heidelbeeren verlesen und vorsichtig abbrausen.

● Orangensaft mit Heidelbeeren und Buttermilch in ein hohes Gefäß geben und pürieren. In ein Glas gießen und mit der Orangenscheibe garniert servieren.

Nährwerte
142 kcal • 5 g E • 2 g F • 24 g KH • 10,7 g Ba • 1 mg Chol • 408 mg Ω-6-FS • 233 mg Ω-3-FS

Fruchtig und würzig!
Möhrenrelish

Für 5 Twist-off-Gläser à 200 ml • preisgünstig
◷ 45 Min.

500 g Zwiebeln • Saft von 3 Zitronen • 600 g Möhren • 6 EL Rapsöl • 1 TL Salz • 1 EL Zucker • 1 EL gerebelter Oregano • 100 ml Martini • 50 g frisch geriebener Parmesan

● Die Zwiebeln abziehen und fein hacken. Diese mit dem Zitronensaft und etwas Salz vermengen und etwa 30 Min. ziehen lassen. Die Möhren waschen, putzen und fein würfeln.

● Das Öl in einem Topf erhitzen. Zwiebeln auf einem Sieb abtropfen lassen, dabei den Saft auffangen. Die Zwiebeln im Öl andünsten. Die Möhren hinzufügen und etwa 5 Min. dünsten. Danach den Martini und den aufgefangenen Saft dazugeben. Mit Zucker, Salz und Oregano abschmecken.

● Das Relish bei mittlerer Hitze etwa 20 Min. köcheln lassen, dann pürieren und den Parmesan unterrühren. In heiß ausgespülte Twist-off-Gläser heiß abfüllen, sofort mit dem Schraubdeckel verschließen, die Twist-off-Gläser auf den Kopf gestellt auskühlen lassen.

Nährwerte
260 kcal • 6 g E • 16 g F • 18 g KH • 5,1 g Ba • 8 mg Chol • 2140 mg Ω-6-FS • 1090 mg Ω-3-FS

Reich an Omega-3-Fettsäuren.
Lachs-Dill-Creme

Für 4 Personen • geht schnell
◷ 10 Min.

150 g geräucherter Lachs • 1 EL frischer Zitronensaft • 50 g Sahne • 100 g saure Sahne • Salz • weißer Pfeffer • ½ Bund Dill

● Den Lachs grob hacken und mit dem Zitronensaft beträufeln. Zusammen mit der süßen und sauren Sahne in einen Mixer geben und pürieren. Mit Salz und Pfeffer abschmecken.

● Den Dill waschen, trocken schwenken und sehr fein hacken. Unter die Creme rühren. Die Creme lässt sich 2 Tage im Kühlschrank lagern.

Nährwerte
158 kcal • 9 g E • 13 g F • 2 g KH • 0 g Ba • 46 mg Chol • 593 mg Ω-6-FS • 1210 mg Ω-3-FS

Marokkanischer Cholesterinsenker.
Rote-Linsen-Aufstrich

Für 4 Personen • preisgünstig
⊘ 40 Min.

50 g Staudensellerie • 50 g Lauch • 1 Zwiebel • 1 EL Olivenöl • 1 rote Chilischote • 100 g rote Linsen • ¼ l Gemüsebrühe • ½ TL Kurkumapulver • ½ TL gemahlener Kreuzkümmel • 1 TL Harissapaste • 1 TL Salz

● Den Staudensellerie und Lauch waschen und putzen. Die Zwiebel abziehen und alles fein würfeln. Die Chilischote waschen, Kerne entfernen und in feine Streifen schneiden. Das Öl in einem Topf erhitzen und alles Vorbereitete darin andünsten. Die Linsen hinzufügen und mit der Brühe ablöschen.

● Das Ganze 10 Min. kochen, bis die Linsen zerfallen. Mit Kurkumapulver, Kreuzkümmel, Harissapaste und Salz würzen. Das Ganze mit einem Pürierstab pürieren. Die Paste hält sich gut verschlossen 3 bis 4 Tage im Kühlschrank.

Das passt dazu Nicht nur auf Fladenbrot, sondern auch zu einem dunklen Vollkornsauerteigbrot schmeckt diese Paste ausgezeichnet.

Nährwerte
110 kcal • 7 g E • 3 g F • 14 g KH • 3,4 g Ba • 0 mg Chol • 369 mg Ω-6-FS • 68 mg Ω-3-FS

Orientalisch gewürzt!
Aprikosenpaste

Für 4 Personen • gelingt leicht
⊘ 30 Min. + 12 Std. Einweichzeit

100 g getrocknete Aprikosen • Saft von 1 Orange • 4 getrocknete Feigen • 2 EL gemahlene Mandeln • 1 TL gemahlener Ingwer • ½ TL gemahlener Kardamom • 1 Msp. weißer Pfeffer • 2 EL Leinöl

● Die Aprikosen würfeln und über Nacht im Orangensaft einweichen. Die Feigen grob hacken und zusammen mit den eingeweichten Aprikosen pürieren. Eventuell etwas Orangensaft zufügen, sodass eine streichfähige Paste entsteht.

● Die Mandeln, Gewürze und Leinöl untermengen und zu einer homogenen Paste rühren.

Das passt dazu Die Aprikosenpaste schmeckt lecker auf süßem Brot und weichen Rosinenbrötchen. Aber auch auf einem Vollkornbrot lässt sie sich prima genießen.

Nährwerte
156 kcal • 3 g E • 8 g F • 17 g KH • 5,5 g Ba • 0 mg Chol • 1360 mg Ω-6-FS • 2640 mg Ω-3-FS

Mal etwas anderes als Weiß- oder Mischbrot.
Fünfkorn-Brot

Für 20 Scheiben • ⏲ braucht etwas mehr Zeit

⏲ 15 Min. + 45 Min. Ruhezeit + 1 Std. Backzeit

100 g Sonnenblumenkerne • 50 g Leinsamen • 50 g Hafer • 50 g Hirse • 50 g Buchweizen • 250 g Mehl • 250 g Weizenvollkornmehl • 1 Päckchen Hefe • 2 TL flüssiger Honig • 2 TL Salz

● Die Sonnenblumenkerne in einer beschichteten Pfanne ohne Fett rösten. Leinsamen, Hafer, Hirse und Buchweizen mit ½ l kochendem Wasser übergießen, kurz umrühren und zugedeckt etwa 1 Stunde quellen lassen.

● Die beiden Mehlsorten in eine Rührschüssel geben, eine Mulde ins Mehl drücken, die Hefe, den Honig und 300 ml lauwarmes Wasser hineinfüllen. Salz hinzufügen. Den Teig mit den Knethaken des Handrührgeräts kneten. Der Körnermischung samt Wasser zugießen und so lange kneten, bis der Teig sich vom Schüsselrand löst.

● Den Teig in eine mit Backpapier ausgelegte Kastenform füllen. Zugedeckt an einem warmen Ort gehen lassen, bis sich das Teigvolumen um etwa ein Drittel vergrößert hat. Den Backofen auf 200 Grad (Umluft 180 Grad) vorheizen. Eine feuerfeste Form mit Wasser auf den Boden des Backofens stellen. Das Brot mit einem Messer schräg einkerben und auf der unteren Schiene 1 Stunde backen. Noch etwa 10 Min. im ausgeschalteten Ofen stehen lassen.

● Das Brot aus der Form lösen und von allen Seiten mit kaltem Wasser bepinseln. Auf der untersten Schiene im Backofen ohne Form weitere 10 Min. backen.

Nährwerte
142 kcal • 5 g E • 3 g F • 23 g KH • 2,9 g Ba • 0 mg Chol • 1240 mg Ω-6-FS • 593 mg Ω-3-FS

Reich an Beta-Glukan.
American Pancakes mit Haferflocken

Für 12 Stück • preisgünstig
⏲ 15 Minuten

150 g Mehl (Type 550) • 60 g Haferflocken • 1 EL Backpulver • 1 Prise Salz • 250 ml Milch • 1 Ei • 3 EL Rapsöl

● Mehl, Haferflocken, Backpulver und Salz in eine Schüssel geben und gut mischen. Milch, Ei und 2 EL Öl hinzufügen und alles gut durchmischen.

● Das restliche Öl in einer Pfanne erhitzen. Den Teig in Häufchen in die Pfanne geben und die Pancakes von beiden Seiten goldbraun backen.

Tipp Die Pancakes schmecken auch lecker mit Blaubeeren oder geschnittenen Äpfeln, die Sie direkt unter den Teig mischen können. Mit Ahornsirup servieren.

Nährwerte
1 Pfannkuchen: 103 kcal • 3 g E • 4 g F • 13 g KH • 0,9 g Ba • 22 mg Chol • 614 mg Ω-6-FS • 233 mg Ω-3-FS

❯ American Pancakes mit Haferflocken

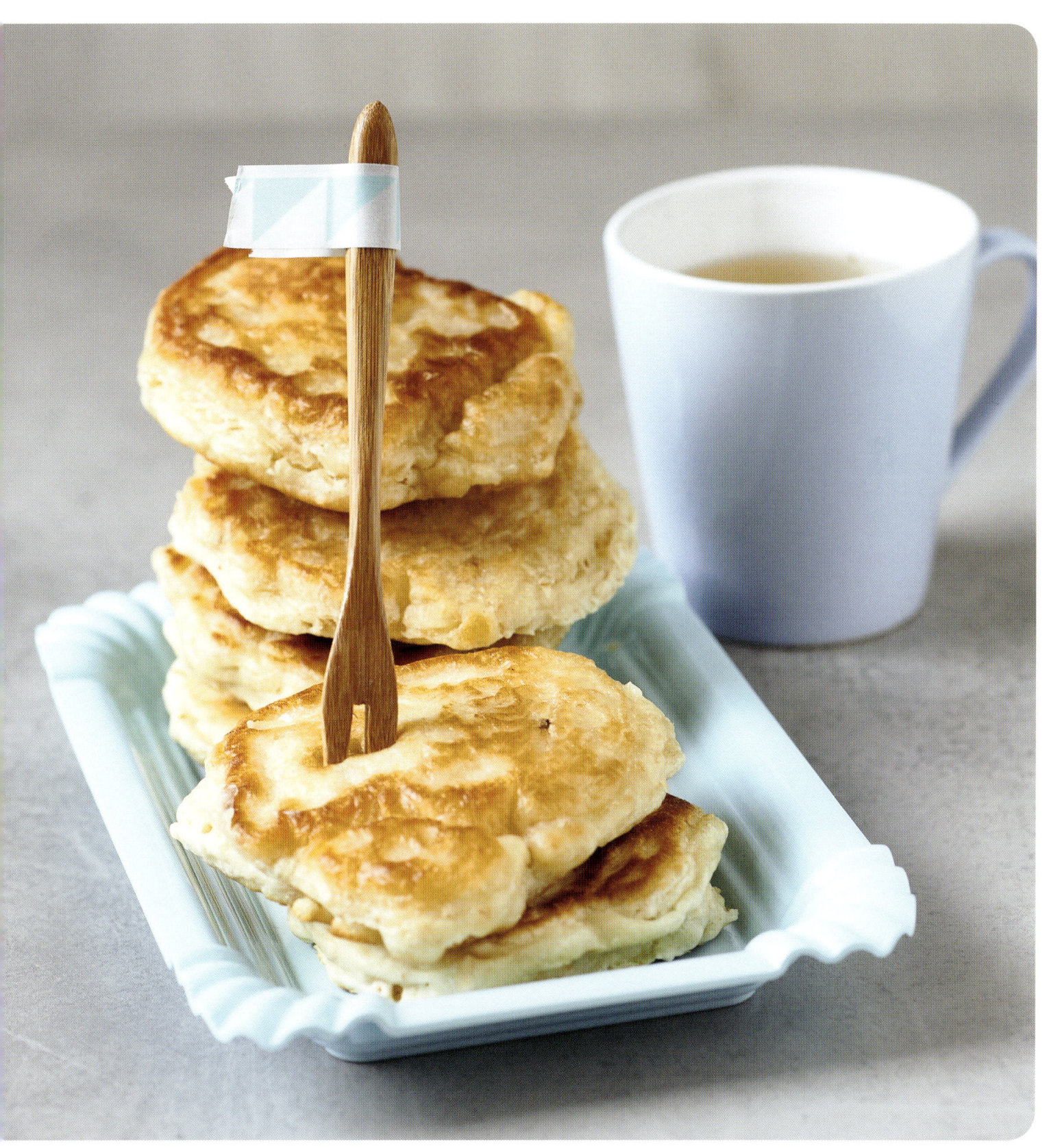

Am besten dünn mit Butter bestrichen!
Tomaten-Fenchel-Brot

25 Scheiben • gelingt leicht
⏱ 15 Min. + 45 Min. Ruhezeit + 45 Min. Backzeit

500 g Weizenvollkornmehl • 1 Päckchen Trockenhefe • 1 EL Zucker • 1½ TL Salz • 3 EL Olivenöl • 350 ml lauwarmes Wasser • 1 EL frisch zerstoßener Fenchelsamen • 1 TL frisch gehackter Rosmarin • 5 EL frisch gehackte glatte Petersilie • 200 g getrocknete Tomaten, in Olivenöl eingelegt

● Das Mehl in eine Schüssel geben und eine Mulde hineindrücken. Die Hefe hineinbröseln und den Zucker darüberstreuen. Das Salz und Öl an den Rand der Schüssel geben. Das lauwarme Wasser in und um die Mulde gießen.

● Mit den Knethaken des Handrührgeräts zu einem glatten Teig verarbeiten. Den Teig mit einem Tuch abgedeckt an einem warmen Ort gehen lassen, bis er sein Volumen fast verdoppelt hat.

● Die Tomaten fein hacken und mit den Gewürzen mischen. Alles unter den gegangenen Teig kneten und dann auf einer bemehlten Arbeitsfläche kräftig durchkneten. Eine Brotkastenform mit Olivenöl auspinseln, mit Mehl bestäuben und den Teig mit einem Tuch abgedeckt etwa 10 Min. ein zweites Mal gehen lassen.

● Den Ofen auf 200 Grad (Umluft 180 Grad) vorheizen, den Brotteig auf mittlerer Schiene etwa 45 Min. backen.

Tipp Das Brot lässt sich auch zu einem Laib geformt auf einem Blech backen. Bestreichen Sie dann die Teigoberfläche mit Wasser, so entsteht eine bessere Kruste.

Nährwerte
145 kcal • 4 g E • 4 g F • 22 g KH • 4 g Ba • 0 mg Chol • 664 mg Ω-6-FS • 56 mg Ω-3-FS

Zum Frühstück oder zwischendurch – einfach köstlich!
Müslistangen

Für 8 Stück • preisgünstig
⏱ 15 Min. + 45 Min. Ruhezeit + 20 Min. Backzeit

3 getrocknete Pflaumen • 3 getrocknete Aprikosen • 200 g Weizenmehl (Type 1050) • 200 g Weizenvollkornmehl • 50 g Haferflocken • 1 Päckchen Trockenhefe • 1 TL Zucker • 2 TL Salz • 300 ml Buttermilch • 4 EL Sonnenblumenkerne • 3 EL Rosinen • Milch zum Bestreichen • Haferflocken zum Bestreuen

● Pflaumen und Aprikosen fein würfeln. Beide Mehlsorten mit den Haferflocken in eine Schüssel geben und in die Mitte eine Mulde drücken. Hefe und Zucker in die Mulde geben. Die Buttermilch leicht erwärmen. Salz und die lauwarme Buttermilch an den Rand gießen. Pflaumen, Aprikosen, Sonnenblumenkerne und Rosinen hinzufügen. Alles mit den Knethaken des Handrührgeräts so lange kneten, bis sich der Teig vom Rand löst.

● Den Hefeteig an einem warmen Ort gehen lassen, bis er sein Volumen verdoppelt hat. Ein weiteres Mal durchkneten und erneut gehen lassen. Den Backofen auf 180 Grad (Umluft 160 Grad, Gas Stufe 3–4) vorheizen.

● Den Teig in 8 gleichgroße Stücke teilen und diese zu Stangen formen. Die Stangen auf ein mit Backpapier ausgelegtes Backblech legen. Die Oberfläche schräg einritzen, mit Milch bestreichen und mit Haferflocken bestreuen. Die Brötchen auf mittlerer Schiene etwa 20 Min. backen.

Nährwerte
260 kcal • 9 g E • 3 g F • 46 g KH 5,7 g Ba • 1 mg Chol • 1340 mg Ω-6-FS • 36 mg Ω-3-FS

❯ Tomaten-Fenchel-Brot

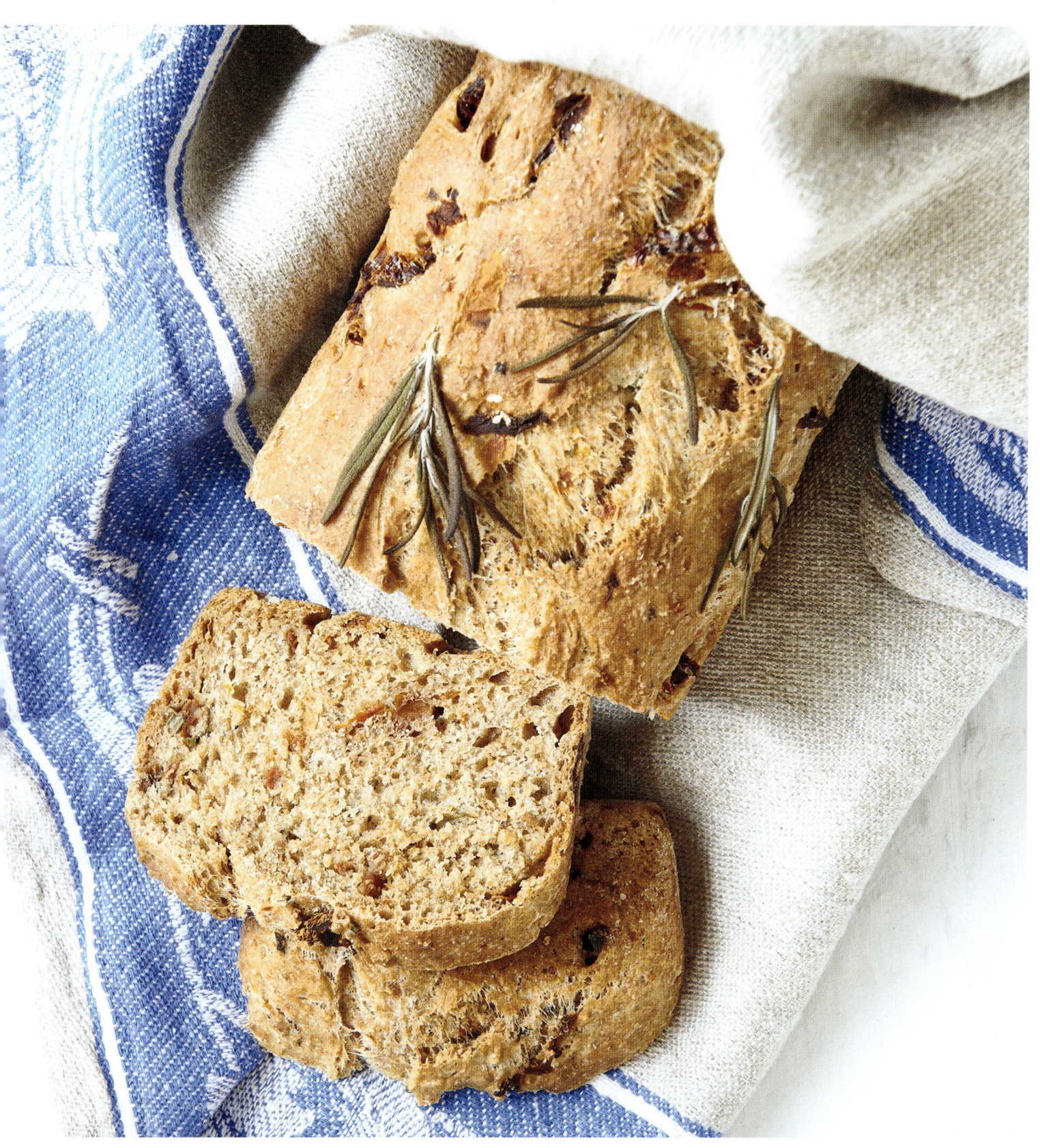

Geräuschvoll genießen!
Knäckebrot

Für 24 Scheiben • gelingt leicht
⏱ 5 Min. + 1 Std. Backzeit

50 g Sonnenblumenkerne • 50 g Sesam • 50 g Leinsamen • 50 g Kürbiskerne • 125 g Dinkelvollkornmehl • 125 g Haferflocken, blütenzart • ½ TL Salz • 2 EL Rapsöl · 500 ml Wasser

● Sonnenblumenkerne, Sesam, Leinsamen und Kürbiskerne in einem tiefen Teller mischen. 50 g der Körnermischung abwiegen und beiseitestellen. Den Backofen auf 175 Grad (Umluft 160 Grad, Gas Stufe 3–4) vorheizen.

● Das Dinkelvollkornmehl, die Haferflocken, das Salz, das Rapsöl in eine Rührschüssel füllen und mit dem Wasser mischen. Mit einem Schneebesen so lange verrühren, bis ein klumpenfreier breiiger Teig entsteht. Zwei Backbleche mit Backpapier auslegen und den Teig dünn auf die beiden Bleche ausstreichen.

● Die beiseitegestellten Saaten auf den Teig gleichmäßig verteilen. Das Knäckebrot im Backofen etwa 1 Stunde backen, nach etwa 15 Min. mit einem Pizzarad jede Teigplatte in 12 Scheiben schneiden. Die Knäckebrotscheiben auf einem Rost auskühlen lassen und dann verpacken. Dunkel und trocken gelagert, sind sie bis zu 3 Monate lang haltbar.

Nährwerte
85 kcal • 4 g E • 5 g F • 8 g KH • 2 g Ba • 0 mg Chol • 1560 mg Ω-6-FS • 510 mg Ω-3-FS

Besonders Kinder stehen auf diese köstlichen Brötchen!
Haferflocken-Milch-Brötchen

Für 12 Stück • preisgünstig
⏱ 15 Min. + 45 Min. Ruhezeit + 20 Min. Backzeit

400 g Weizenmehl (Type 1050) • 100 g Haferflocken • 1 Päckchen Trockenhefe • 1 TL Zucker • 400 ml fettarme Milch • 2 TL Salz

● Mehl und Haferflocken in eine Rührschüssel geben und in die Mitte eine Mulde drücken. Die Hefe und den Zucker in die Mulde füllen. Milch leicht erwärmen. Salz und Milch an den Rand gießen. Mit den Knethaken des Handrührgeräts so lange kneten, bis sich der Teig vom Rand löst.

● Den Hefeteig an einem warmen Ort gehen lassen, bis er sein Volumen verdoppelt hat. Ein weiteres Mal durchkneten und erneut gehen lassen. Den Backofen auf 180 Grad (Umluft 160 Grad, Gas Stufe 3–4) vorheizen.

● Den Teig in 12 gleichgroße Stücke teilen und diese zu Brötchen formen. Die Brötchen auf ein mit Backpapier ausgelegtes Backblech legen. Die Oberfläche kreuzweise einritzen, mit etwas Milch bestreichen und mit Haferflocken bestreuen. Die Brötchen auf mittlerer Schiene in den vorgeheizten Backofen geben und etwa 20 Min. backen.

Nährwerte
130 kcal • 5 g E • 2 g F • 24 g KH • 2, 1 g Ba • 2 mg Chol • 541 mg Ω-6-FS • 20 mg Ω-3-FS

▶ Knäckebrot

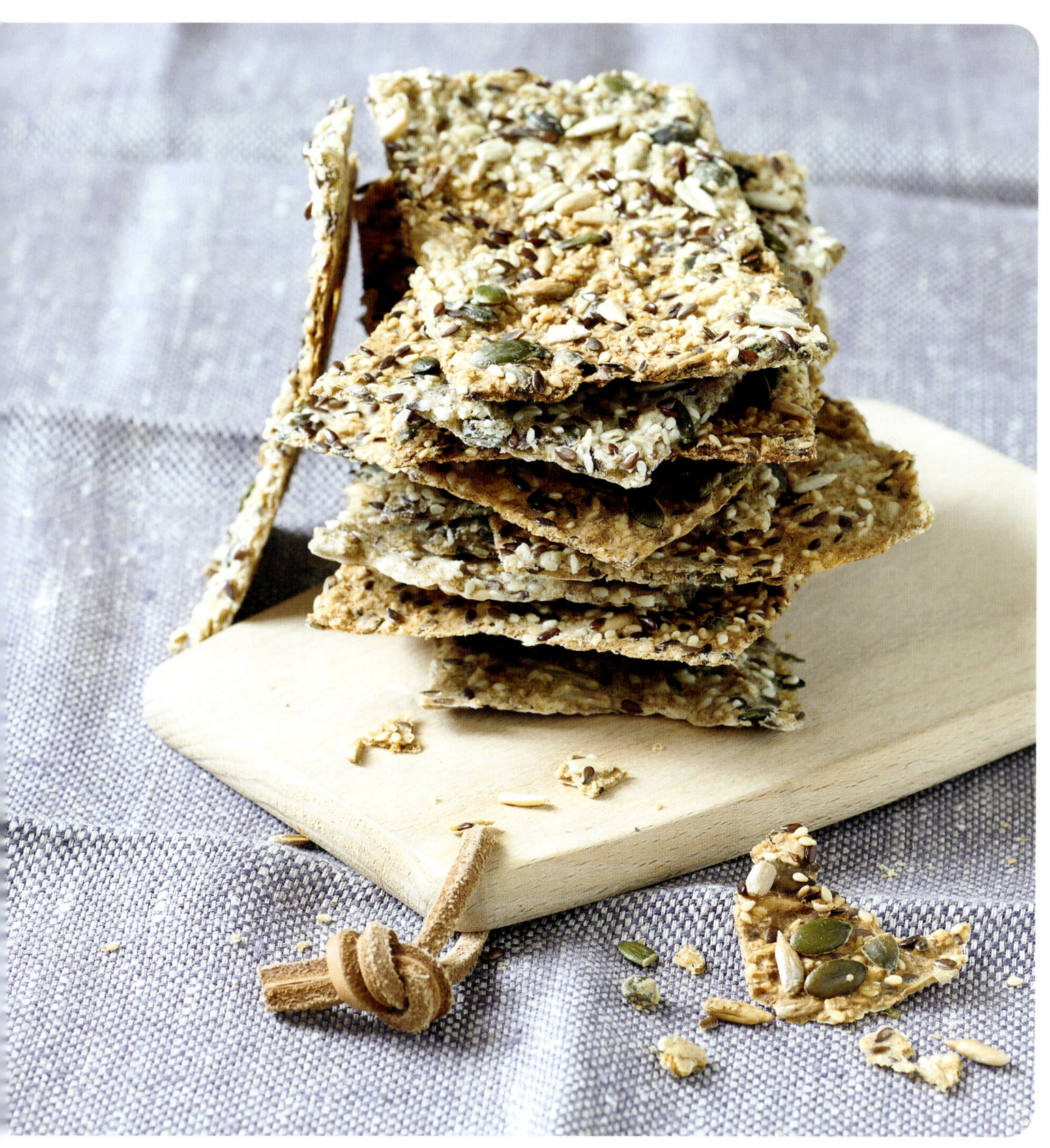

Wake me up!
Grüner-Fenchel-Smoothie

Für 4 Personen • gelingt leicht
◷ 15 Min.

1 Apfel • ½ Papaya • 1 Orange • 1 Fenchelknolle mit Grün • 1 Handvoll Spinat (100 g) • 300 ml Wasser

● Apfel waschen und achteln. Kerngehäuse, Stiel und Blütenansätze entfernen. Papaya entkernen, schälen und in Stücke schneiden. Orange schälen und zerkleinern. Alle Früchte in den Mixer füllen.

● Fenchel waschen, vom Strunk befreien, in Stücke schneiden. Spinat waschen und alles in den Mixer geben. Das Wasser hinzufügen. Auf kleinster Stufe starten, dann alles auf höchster Stufe cremig pürieren.

● Konsistenz und Geschmack prüfen. Nach Belieben etwas Wasser hinzugeben und erneut kurz mixen. Smoothie in Gläser füllen.

Nährwerte
75 kcal • 2 g E • 0 g F • 15 g KH • 4,2 g Ba • 0 mg Chol • 98 mg Ω-6-FS • 72 mg Ω-3-FS

Erholung auf die Schnelle!
Gute-Laune-Drink

Für 2 Gläser • geht schnell
◷ 5 Min.

1 Orange • 1 Banane • 200 ml heller Traubensaft • 50 ml Möhrensaft • ¼ TL Rapsöl

● Die Orange halbieren und den Saft auspressen. Die Banane schälen und zusammen mit dem Orangen-, Trauben- und Möhrensaft pürieren. Das Öl unterrühren. In 2 Gläser füllen und sofort trinken.

Tipp Durch das Bananenmus und Zumischen von Möhrensaft wird die Säure der Orangen und eventuell des Traubensaftes abgemildert.

Nährwerte
157 kcal • 2 g E • 2 g F • 36 g KH • 3 g Ba • 0 mg Chol • 319 mg Ω-6-FS • 150 mg Ω-3-FS

Cholesterinfreier Shake!
Pikanter Power-Drink

Für 2 Personen • gelingt leicht
◷ 10 Min.

½ Bund Schnittlauch • ½ Bund Dill • ½ Avocado • ½ kleine Salatgurke • 300 g Buttermilch • Saft von ½ Zitrone • Salz • Pfeffer, frisch gemahlen

● Schnittlauch den Dill waschen und trocken schwenken. Den Schnittlauch in feine Röllchen schneiden. Den Dill von den Stielen zupfen und klein hacken.

● Den Stein aus der Avocado entfernen. Das Fruchtfleisch aus der Schale herauslösen. Die Salatgurke schälen und in grobe Stücke schneiden. Gurkenstücke und Avocadofruchtfleisch zusammen mit den gehackten Kräutern und der Buttermilch pürieren. Den Drink mit Zitronensaft, Salz und Pfeffer abschmecken. In 2 Gläser füllen und sofort servieren.

Tipp Die Avocadofrucht enthält einen hohen Anteil an Linol- und Linolensäure. Sie ist reich an Kalium, Magnesium, Vitamin E und Carotinen sowie an Folsäure und B_6.

Nährwerte
142 kcal • 7 g E • 11 g F • 11 g KH • 3 g Ba • 2 mg Chol • 816 mg Ω-6-FS • 140 mg Ω-3-FS

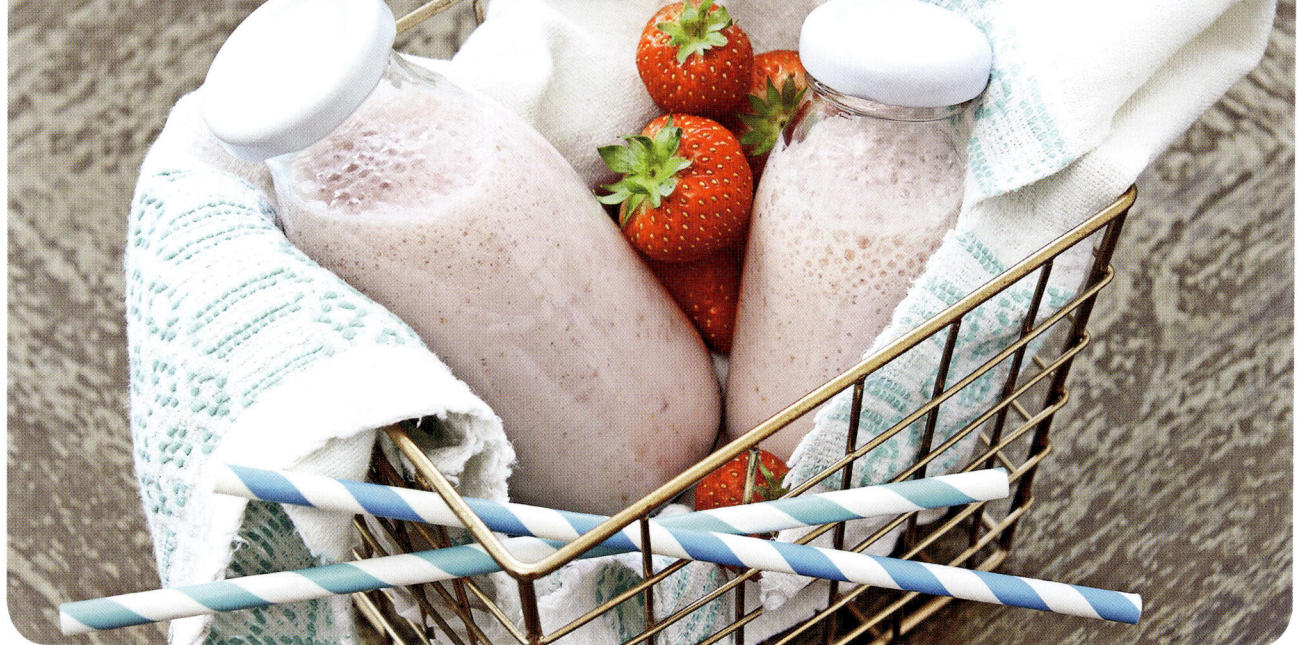

⌃ Ananas-Erdbeer-Drink

Nach diesem Drink lacht die Sonne.
Orangen-Kiwi-Drink

Für 2 Personen • gelingt leicht
⏲ 10 Min.

½ Mango • 2 Kiwis • 3 Orangen • 4 EL Instant-Haferflocken

● Die Mango schälen und das Fruchtfleisch vom Kern herunterschneiden. Eine Kiwi halbieren und 2 dünne Scheiben als Dekoration zurücklegen, den Rest und auch die 2. Kiwi schälen. Mango und Kiwi in einen Mixer geben und pürieren.

● Die Orangen auspressen. Den Orangensaft und die Instant-Haferflocken hinzugeben und auf niedrigster Stufe mixen. Den Drink in 2 Gläser füllen und diese je mit einer Kiwischeibe garnieren.

Nährwerte
151 kcal • 3 g E • 2 g F • 29 g KH • 4,9 g Ba • 0 mg Chol • 375 mg Ω-6-FS • 100 mg Ω-3-FS

Shakes sind eine ideale Alternative für Anti-Frühstücker.
Ananas-Erdbeer-Drink

Für 2 Personen • gelingt leicht
⏲ 10 Min.

150 g Erdbeeren • 100 ml Ananassaft • 1 EL Honig • 250 ml Kefir

● Die Erdbeeren waschen und putzen. Zwei schöne Erdbeeren für die Dekoration beiseitelegen. Die übrigen zusammen mit dem Ananassaft und Honig in einen Mixer geben und pürieren.

● Kefir hinzugießen und alles auf niedrigster Stufe mixen. Den Drink in 2 Gläser füllen und auf den Rand jeweils eine Erdbeere setzen.

Nährwerte
145 kcal • 5 g E • 2 g F • 17 g KH • 2 g Ba • 11 mg Chol • 215 mg Ω-6-FS • 144 mg Ω-3-FS

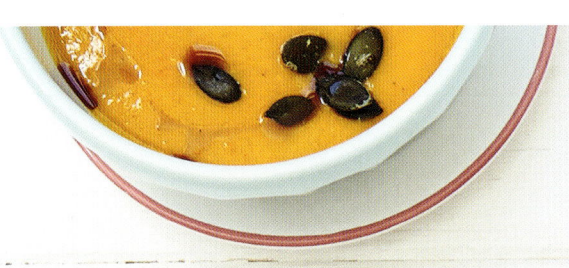
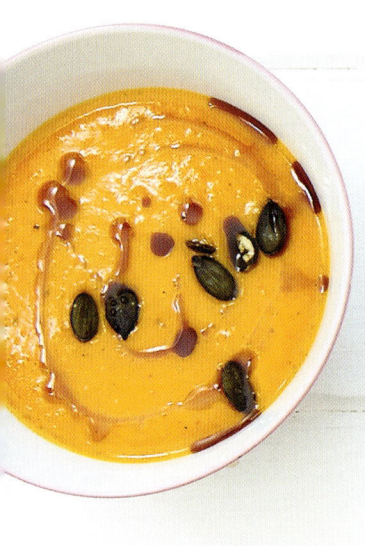

Kleine Gerichte

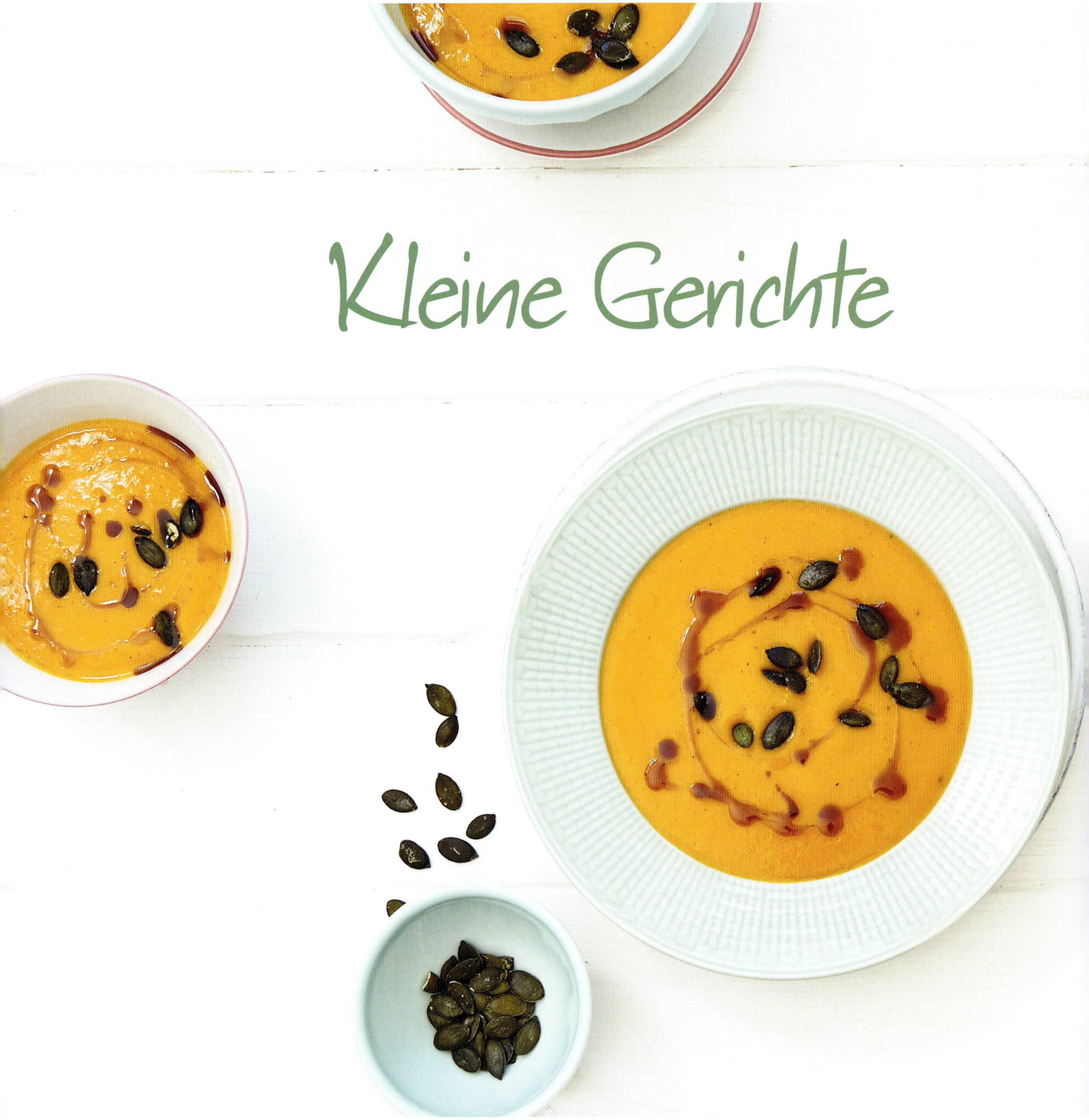

Der Herbstklassiker mit viel Carotin!
Möhren-Butternut-Suppe

Für 4 Personen • preisgünstig
⏲ 30 Min.

500 g Butternut-Kürbis • 250 g Möhren • 1 Zwiebel • 2 cm Ingwer • 2 EL Rapsöl • 750 ml Gemüsebrühe • 4 Zweige Zitronenmelisse • evtl. 4 EL Sahne, fettreduziert • Salz • Pfeffer, frisch gemahlen • 1 TL Zucker

● Den Kürbis waschen, halbieren, die Kerne und das weiche Innere mit einem Löffel herauskratzen. Den Kürbis schälen und das Fruchtfleisch in mundgerechte Stücke schneiden. Möhren waschen, schälen und in Scheiben schneiden.

● Die Zwiebel abziehen und fein hacken. Den Ingwer schälen und ebenfalls fein hacken. Das Öl in einem Topf erhitzen. Zwiebel und Gemüse darin anschwitzen. Die Brühe angießen und etwa 15 Min. köcheln lassen.

● Die Zitronenmelisse waschen, trocken schütteln und grob hacken. Zum Schluss den Ingwer und die Zitronenmelisse zur Suppe geben und mit einem Pürierstab pürieren. Eventuell mit etwas Sahne, Zucker, Salz und Pfeffer abschmecken. Die Suppe auf Suppenschalen verteilen und mit ein paar Blättern Zitronenmelisse oder Kerbel garnieren.

Variante Sie können diese Suppe auch mit 200 ml Kokoscreme zubereiten. Auch das Mitkochen von getrocknetem Zitronengras ist eine interessante asiatische Variation (Zitronengras vor dem Pürieren der Suppe entfernen!).

Nährwerte
146 kcal • 4 g E • 8 g F • 14 g KH • 6,3 g Ba • 0 mg Chol • 968 mg Ω-6-FS • 527 mg Ω-3-FS

An kalten Wintertagen die ideale Suppe.
Scharfe Paprikasuppe

Für 2 Personen • geht schnell
⏲ 30 Min.

1 Zwiebel • 1 Knoblauchzehe • 1 große rote Paprikaschote • 1 EL Rapsöl • 2 mittelgroße Kartoffeln • 500 ml Gemüsebrühe • ¼ TL Paprikapulver, rosenscharf • einige Spritzer roter Tabasco • 2 EL Tomatenmark • Salz • Curry

● Zwiebel und Knoblauch abziehen und in feine Streifen schneiden. Paprikaschote waschen, halbieren, putzen und in ½ bis 1 cm große Würfel schneiden. Kartoffeln schälen und in kleine Würfel schneiden. Zwiebeln im heißen Öl glasig dünsten, Paprika- und Kartoffelwürfel hinzugeben.

● Mit der Gemüsebrühe ablöschen. Mit Paprikapulver, Tabasco und Tomatenmark würzen. Zum Kochen bringen und etwa 15 Min. garen. Die Suppe salzen, auf Teller aufteilen und den Rand der Teller mit etwas Paprikapulver und Currypulver bestäuben.

Nährwerte
209 kcal • 5 g E • 10 g F • 24 g KH • 7,5 g Ba • 0 mg Chol • 1200 mg Ω-6-FS • 538 mg Ω-3-FS

Tomate und Möhre passen perfekt.
Tomatencremesuppe

Für 4 Personen • preisgünstig
⏱ 30 Min.

1 Zwiebel • 4 mittelgroße Möhren • 2 EL Olivenöl • 1 Dose Tomaten (400 g) • ¼ l Gemüsebrühe • 4 Stängel frisches Basilikum • 50 ml süße Sahne oder Sojacreme • 50 ml Weißwein • 1 TL Zucker • Salz • Pfeffer, frisch gemahlen

● Die Zwiebel abziehen und fein hacken. Die Möhren waschen und fein würfeln. Zwiebel- und Möhrenwürfel im heißen Öl andünsten. Die Tomaten und die Brühe dazugeben. Zum Kochen bringen und etwa 15 Min. köcheln lassen.

● Basilikum waschen und fein hacken. Die Suppe mit einem Pürierstab pürieren. Die Sahne unterziehen. Mit Weißwein, Zucker sowie Salz und Pfeffer abschmecken. Mit dem Basilikum garniert servieren.

Nährwerte
163 kcal • 3 g E • 10 g F • 2 g KH • 5 g Ba • 13 mg Chol • 744 mg Ω-6-FS • 102 mg Ω-3-FS

An heißen Sommertagen wunderbar.
Gazpacho

Für 2 Personen • gelingt leicht
⏱ 20 Min. + 1 Std. Ziehzeit

400 g vollreife Tomaten • 1 Zwiebel • 1 Knoblauchzehe • ½ Salatgurke • ½ rote Paprikaschote • ½ grüne Paprikaschote • 1 Scheibe Weißbrot • 3 EL Olivenöl • 2 EL Sherryessig • Salz • Pfeffer, frisch gemahlen

● Die Tomaten kochend heiß überbrühen und enthäuten. Zwiebel und Knoblauch abziehen und sehr fein hacken. Die Gurke schälen. Die Paprikaschoten waschen und putzen. Etwa 1 Esslöffel der Gurke und Paprika sehr fein würfeln, beiseitestellen. Den Rest grob schneiden.

● Das Weißbrot entrinden. Tomaten, Zwiebeln, Knoblauch, Weißbrot, Gurke und Paprika pürieren. Öl und Essig hinzugeben. Das Püree mit kaltem Wasser auf eine Gesamtmenge von ½ Liter auffüllen. Die Gazpacho mit Salz und Pfeffer würzen. Die Suppe mindestens 1 Stunde zugedeckt im Kühlschrank ziehen lassen und vor dem Servieren die Suppe mit dem fein gewürfelten Gemüse bestreuen.

Nährwerte
235 kcal • 5 g E • 16 g F • 17 g KH • 8 g Ba • 0 mg Chol • 1620 mg Ω-6-FS • 205 mg Ω-3-FS

Kulinarisch-sommerliche Vorboten.
Kohlrabisuppe mit Frühlingskräutern

Für 2 Personen • preisgünstig
⏱ 30 Min.

1 große Kohlrabi • 2 Kartoffeln • 400 ml Gemüsebrühe • 2 Frühlingszwiebeln • ¼ Bund Kerbel • ¼ Bund Petersilie • 1 EL Crème fraîche oder Sojacreme • Salz • Pfeffer, frisch gemahlen

● Kohlrabi und Kartoffeln schälen und in Würfel schneiden. Mit der Gemüsebrühe zum Kochen bringen und etwa 15 Min. köcheln. Inzwischen die Frühlingszwiebeln waschen, putzen und in feine Ringe schneiden.

● Kerbel und Petersilie waschen, trocken schütteln und fein hacken. Crème fraîche zum Gemüse geben und pürieren. Frühlingszwiebeln und Kräuter unterrühren. Mit Salz und Pfeffer abschmecken.

Nährwerte
185 kcal • 7 g E • 5 g F • 26 g KH • 6,2 g Ba • 12 mg Chol • 217 mg Ω-6-FS • 149 mg Ω-3-FS

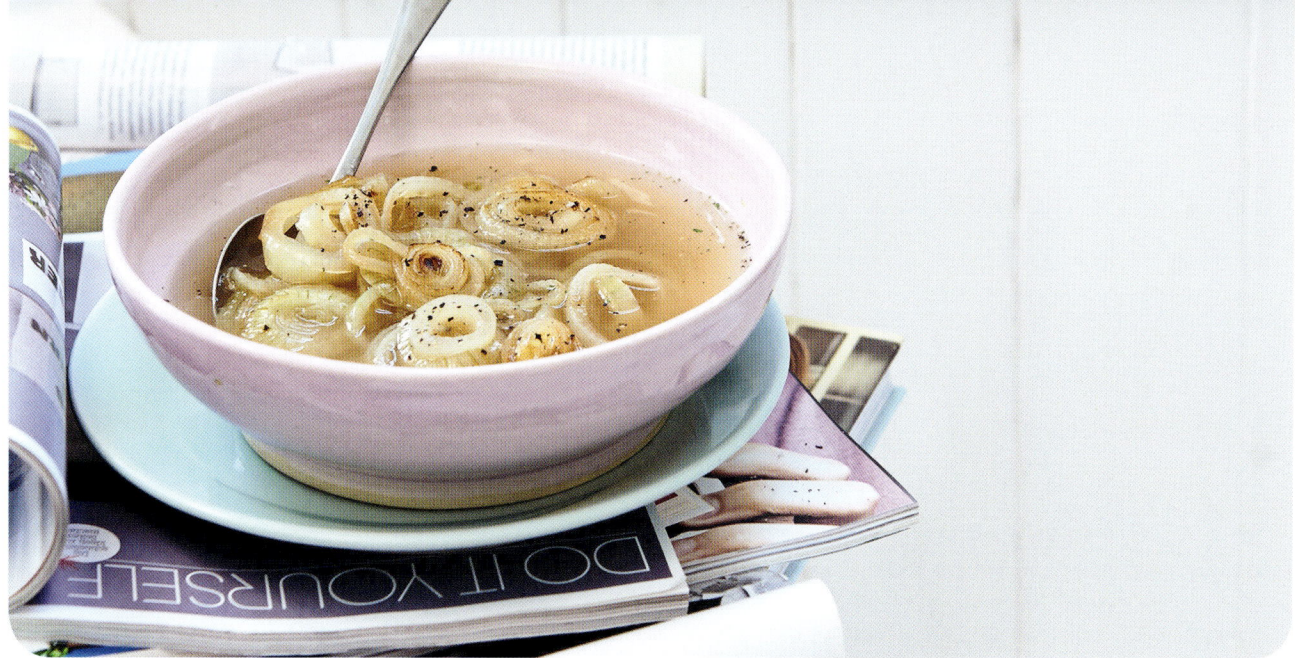

Französisch genießen!
Französische Zwiebelsuppe

Für 6 Personen • preisgünstig
30 Min. + 4 Min. Grillzeit

- 1 EL Butter
- 3 EL Olivenöl
- 3 Gemüsezwiebeln
- 1 EL Mehl
- 1,2 l Fleischbrühe
- 100 ml trockener Weißwein
- Salz, schwarzer Pfeffer
- 6 Scheiben Baguette
- 60 g geriebener Greyerzer

● Butter und Öl in einem großen Topf zerlassen. Die Zwiebeln schälen und in Ringe schneiden. Zum Fett dazugeben und unter ständigem Rühren im offenen Topf goldgelb anbraten.

● Das Mehl dazugeben und umrühren, um es gleichmäßig auf den Zwiebeln zu verteilen. Weitere 5 Min. im offenen Topf garen lassen, dabei ständig weiterrühren. Die Brühe und den Weißwein dazugeben, zum Kochen bringen und bei kleiner Temperatur etwa 15 Min. köcheln. Mit Salz und Pfeffer abschmecken.

● Inzwischen das Brot unter dem Backofengrill oder im Toaster so toasten, dass es fest und hart ist und in der Suppe nicht zerfällt. Einen großen ofenbeständigen Topf mit den Brotscheiben auslegen und die Suppe daraufgießen. Das Brot steigt an die Oberfläche. Mit geriebenem Käse bestreuen und unter dem Backofengrill etwa 4 Min. überbacken.

Tipp Beim Übergrillen sollten Sie dabeibleiben und gut aufpassen, denn es kann schnell anbrennen!

Nährwerte
186 kcal • 6 g E • 11 g F • 14 g KH • 1,4 g Ba • 13 mg Chol • 698 mg Ω-6-FS • 233 mg Ω-3-FS

Kleine Gerichte

Der Gemüseklassiker aus Italien.
Minestrone mit Nudeln

Für 4 Personen • preisgünstig
35 Min.

2 Zwiebeln • 2 Knoblauchzehen • ½ Wirsingkopf • 3 Möhren • 1 EL Olivenöl • Salz • Pfeffer, frisch gemahlen • 800 ml Gemüsebrühe • 100 g Muschelnudeln • 1 kleine Dose weiße Bohnen • 150 g tiefgekühlte grüne Bohnen • 100 g tiefgekühlte Erbsen • 1 kleine Dose stückige Tomaten (400 g) • ½ Bund glatte Petersilie

● Die Zwiebeln und den Knoblauch abziehen und fein hacken. Den Wirsing putzen, waschen und in feine Streifen schneiden. Die Möhren waschen, putzen und in Scheiben schneiden. Zwiebeln und Knoblauch im Olivenöl anschwitzen.

● Wirsing und Möhren hinzugeben, salzen und pfeffern und alles leicht anbraten. Mit der Gemüsebrühe ablöschen und etwa 10 Min. kochen. Die Nudeln hinzufügen und nach 5 Min. weiße Bohnen, grüne Bohnen, Erbsen und Tomaten. Weitere 5 Min. garen. Petersilie waschen, fein hacken und zufügen. Mit Salz und Pfeffer erneut abschmecken.

Nährwerte
284 kcal • 16 g E • 4 g F • 44 g KH • 10,3 g Ba • 0 mg Chol • 710 mg Ω-6-FS • 320 mg Ω-3-FS

Schmeckt immer und lässt sich super abwandeln!
Soup au pistou

Für 4 Personen • gelingt leicht
30 Min.

2 Möhren • 4 kleine Kartoffeln • 300 g Brokkoli • 4 Stangen Staudensellerie • 2 Zucchini • 1 Stange Lauch • 4 Tomaten • 1 Schalotte • 1 Knoblauchzehe • 1 EL Olivenöl • 800 ml Gemüsebrühe • 1 EL Thymianblättchen • 4 TL Pesto • 2 EL Parmesan • Salz • Pfeffer, frisch gemahlen

● Das gesamte Gemüse waschen, putzen und in grobe Würfel schneiden. Schalotte und Knoblauch abziehen und fein hacken. Schalotten im Olivenöl andünsten, Knoblauch, Möhre und Kartoffeln hinzugeben, kurz mit anschwitzen und mit Brühe auffüllen.

● Alles 10 Min. kochen, dann Brokkoli, Staudensellerie und Zucchini hinzugeben. Weitere 5 Min. kochen. Dann Lauch, Tomaten und Kräuter untermischen. 5 Min. kochen und mit Salz und Pfeffer abschmecken. Vor dem Servieren etwas Pesto darüberträufeln und mit Parmesan bestreuen.

Nährwerte
269 kcal • 13 g E • 10 g F • 31 g KH • 11,1 g Ba • 10 mg Chol • 944 mg Ω-6-FS • 327 mg Ω-3-FS

❯❯ Minestrone mit Nudeln

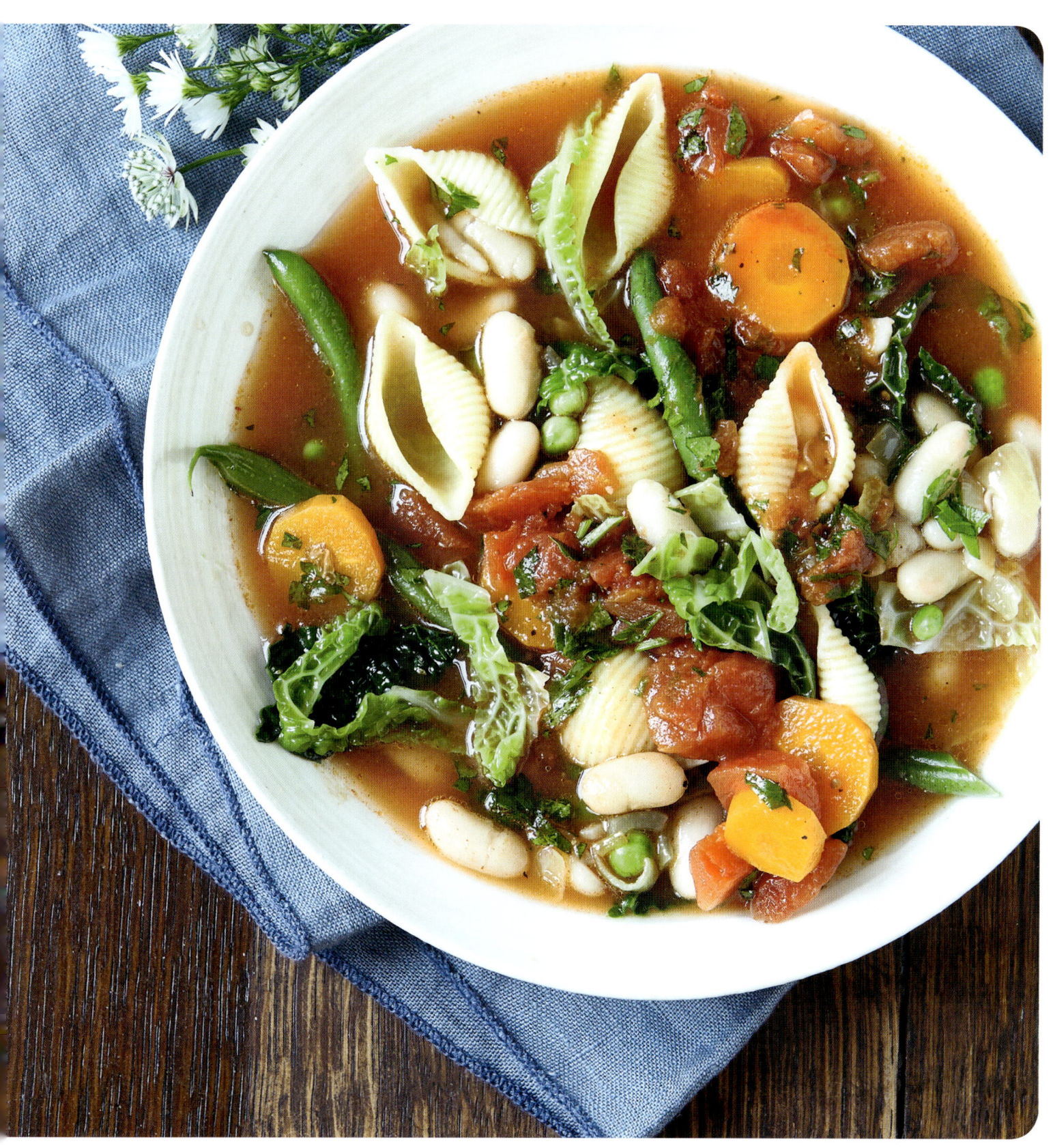

Spargel in rot-grüner Gesellschaft.
Spargel-Tomaten-Salat

Für 4 Personen • gelingt leicht
⊘ 40 Min.

500 g weißer Spargel • Salz • Pfeffer, frisch gemahlen • 1 Msp. Butter • 1 Prise Zucker • 2 Fleischtomaten • ½ Bund glatte Petersilie • 2 EL Weißweinessig • 4 EL Olivenöl • 2 EL Zitronensaft • 2 EL Kapern • 4 EL frisch geriebener Parmesan

● Den Spargel waschen und schälen. Holzige Enden abschneiden. Den Spargel in leicht gesalzenem, mit 1 Prise Zucker und 1 Messerspitze Butter angereichertem Wasser in 15 Min. bissfest garen. Herausnehmen, abtropfen lassen und schräg in etwa 4 cm lange Stücke schneiden. Die Tomate heiß überbrühen, häuten und in feine Würfel schneiden.

● Die Petersilie waschen und zupfen. Aus Essig, Olivenöl und Zitronensaft eine Marinade herstellen. Mit Salz und Pfeffer abschmecken. Spargel, Tomaten und Petersilie vermengen und die Marinade unterheben. Auf Tellern anrichten und mit Parmesan und Kapern bestreuen.

Nährwerte
157 kcal • 5 g E • 12 g F • 6 g KH • 3,6 g Ba • 4 mg Chol • 1080 mg Ω-6-FS • 117 mg Ω-3-FS

Beliebt als Abendbrot.
Kichererbsensalat

Für 4 Personen • gelingt leicht
⊘ 30 Min. + 1 Std. Ziehzeit

je 1 rote und gelbe Paprikaschote • 1 kleine Salatgurke • 1 Zwiebel • 1 Knoblauchzehe • 1 Dose Kichererbsen (Abtropfgewicht: 400 g) • 4 EL Olivenöl • Saft von 1 Limette • Salz • Pfeffer, frisch gemahlen • 1 Prise Kreuzkümmel, gemahlen • etwas Zucker • ½ Bund glatte Petersilie

● Paprika waschen, putzen und in kleine Würfel schneiden. Die Gurke waschen, längs halbieren, mit einem Löffel die Kerne herauskratzen und fein würfeln. Zwiebel und Knoblauch abziehen und sehr fein hacken. Die Kichererbsen abspülen. Mit Paprika und Gurke, Zwiebeln und Knoblauch mischen. Das Öl mit dem Limettensaft verrühren und das Dressing mit Salz, Pfeffer, Kreuzkümmel und Zucker abschmecken.

● Das Dressing unter den Salat heben und 1 Std. ziehen lassen. Die Petersilie waschen und fein hacken. Vor dem Servieren die Petersilie unter den Salat mischen und kräftig abschmecken.

Nährwerte
273 kcal • 9 g E • 14 g F • 28 g KH • 8,6 g Ba • 0 mg Chol • 1990 mg Ω-6-FS • 830 mg Ω-3-FS

Ein Klassiker für den Winter.
Feldsalat mit Roter Bete

Für 2 Personen • geht schnell
⊘ 10 Min.

100 g Feldsalat • 1 Rote-Bete-Knolle (fertig gegart) • 20 g Walnusskerne • 2 EL Walnussöl • 4 EL milder Sherryessig • Salz • Pfeffer, frisch gemahlen • etwas Zucker

● Den Feldsalat gründlich waschen, putzen und trocken schütteln. Die Rote Bete in etwa ½ cm große Würfel schneiden. Walnüsse fein hacken. Walnussöl unter den Sherryessig schlagen. Mit Salz, Pfeffer und Zucker abschmecken.

● Den Feldsalat auf 2 großen Tellern anrichten, die Rote-Bete-Würfel in die Mitte setzen. Den Salat mit dem Dressing beträufeln und mit den Walnüssen bestreuen.

Tipp Rote Bete können Sie fertig gekocht und eingeschweißt im Supermarkt kaufen. Falls Sie sie selbst kochen möchten, waschen Sie die Knolle vorsichtig und kochen Sie sie am besten je nach Größe zwischen 10 und 25 Min. im Dampfdrucktopf.

Nährwerte
193 kcal • 3 g E • 17 g F • 6 g KH • 2,9 g Ba • 0 mg Chol • 954 mg Ω-6-FS • 2300 mg Ω-3-FS

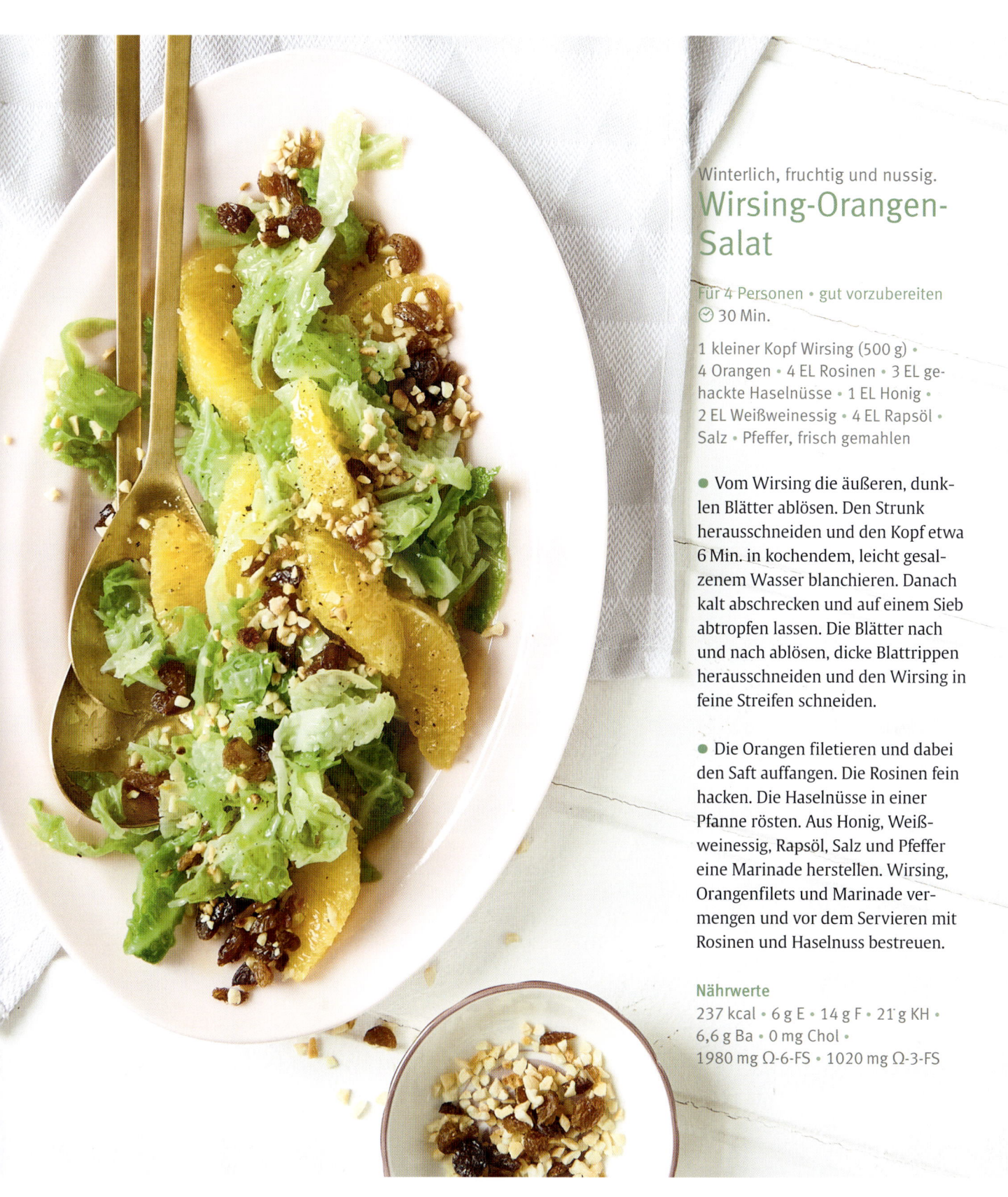

Winterlich, fruchtig und nussig.
Wirsing-Orangen-Salat

Für 4 Personen • gut vorzubereiten
⊘ 30 Min.

1 kleiner Kopf Wirsing (500 g) •
4 Orangen • 4 EL Rosinen • 3 EL gehackte Haselnüsse • 1 EL Honig •
2 EL Weißweinessig • 4 EL Rapsöl •
Salz • Pfeffer, frisch gemahlen

● Vom Wirsing die äußeren, dunklen Blätter ablösen. Den Strunk herausschneiden und den Kopf etwa 6 Min. in kochendem, leicht gesalzenem Wasser blanchieren. Danach kalt abschrecken und auf einem Sieb abtropfen lassen. Die Blätter nach und nach ablösen, dicke Blattrippen herausschneiden und den Wirsing in feine Streifen schneiden.

● Die Orangen filetieren und dabei den Saft auffangen. Die Rosinen fein hacken. Die Haselnüsse in einer Pfanne rösten. Aus Honig, Weißweinessig, Rapsöl, Salz und Pfeffer eine Marinade herstellen. Wirsing, Orangenfilets und Marinade vermengen und vor dem Servieren mit Rosinen und Haselnuss bestreuen.

Nährwerte
237 kcal • 6 g E • 14 g F • 21 g KH •
6,6 g Ba • 0 mg Chol •
1980 mg Ω-6-FS • 1020 mg Ω-3-FS

Ein prima Mittagessen fürs Büro.

Linsensalat mit Hähnchen

Für 4 Personen • gut vorzubereiten
⏲ 45 Min.

1 rote Chilischote • Saft von 1 Orange • 3 EL Aceto balsamico • 3 EL Rapsöl • 1 TL Honig • Salz • Pfeffer • 300 g Hähnchenbrustfilet • 2 EL Sojasauce • 1 EL Curry • 2 EL Olivenöl • 200 g Beluga-Linsen • 400 ml Gemüsebrühe • ½ Bund Frühlingszwiebeln • je 1 rote und gelbe Paprikaschote • ½ Kopf Friséesalat

● Chilischote entkernen, waschen und fein hacken. Orangensaft, Chili, Balsamessig, Öl, Honig, Salz und Pfeffer verrühren. Die Hähnchenbrust in Streifen schneiden, mit Sojasauce und Curry würzen und von allen Seiten braten.

● Die Linsen in der Brühe ca. 30 Min. garen. Frühlingszwiebeln waschen, putzen und in feine Ringe schneiden. Paprika putzen, entkernen, waschen und in Streifen schneiden. Salat waschen, putzen und zupfen. Linsen mit den übrigen Zutaten bis auf den Salat vermengen und zum Schluss den Salat unterheben.

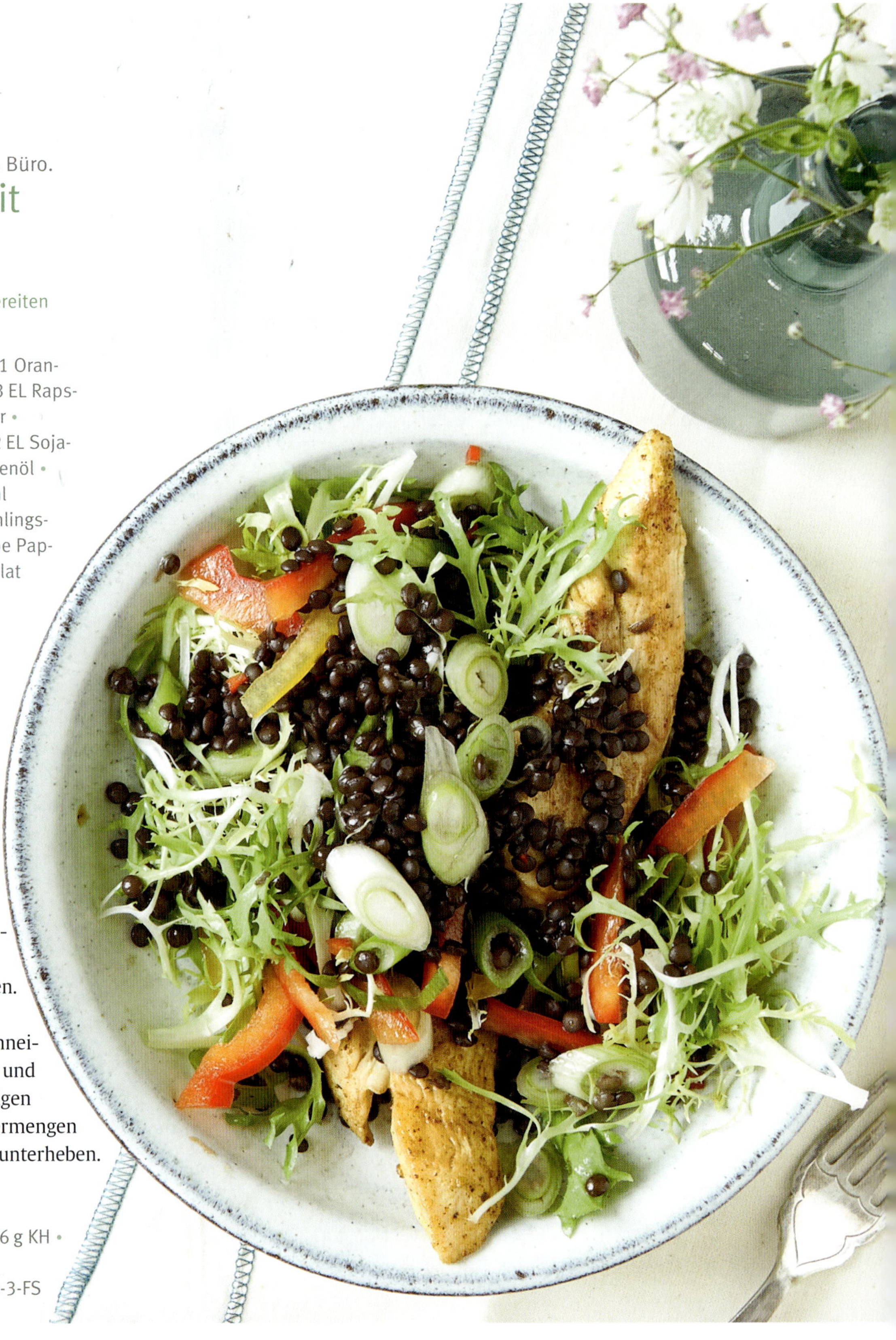

Nährwerte
419 kcal • 31 g E • 16 g F • 36 g KH • 10 g Ba • 4 mg Chol • 2210 mg Ω-6-FS • 838 mg Ω-3-FS

Kleine Gerichte

Prima als Beilagensalat.
Asia-Salat mit Ingwerdressing

Für 4 Personen • gelingt leicht
⊘ 10 Min.

½ Kopf Eisbergsalat • 1 Bund Radieschen • 100 g Mungobohnensprossen • 2 cm Ingwer • 1 Knoblauchzehe • ½ Chilischote • 4 EL Sojasauce • 2 EL süße Chilisauce • 2 EL geröstete Sesamsamen • 2 EL Rapsöl • ½ TL Zucker

● Den Eisbergsalat waschen, putzen und in dünne Streifen schneiden. Die Radieschen waschen, putzen und mit dem Gemüsehobel in feine Scheiben schneiden. Die Mungobohnensprossen abspülen und eventuell kurz in heißem Wasser blanchieren.

● Alle Zutaten auf 4 Tellern anrichten. Für das Dressing den Ingwer schälen und fein hacken. Die Knoblauchzehe abziehen und ebenfalls fein hacken. Die Chilischote entkernen und in ganz feine Streifen schneiden. Diese Zutaten mit Sojasauce, Chilisauce, Sesam und Rapsöl zu einem Dressing aufschlagen. Mit Zucker abschmecken und das Dressing über die Salatzutaten träufeln.

Nährwerte
111 kcal • 4 g E • 8 g F • 5 g KH • 2,4 g Ba • 0 mg Chol • 465 mg Ω-6-FS • 552 mg Ω-3-FS

Der König der Gemüse!
Spargel-Lachs-Salat

Für 2 Personen • gelingt leicht
⊘ 40 Min.

1 EL Kürbiskerne • 250 g grüner Spargel • Salz • Pfeffer, frisch gemahlen • ½ Bund glatte Petersilie • 1 Schalotte • 1 EL Zitronensaft • 2 EL Weißweinessig • 1 EL Traubenkernöl • 1 EL Olivenöl • 100 g junger Spinat • 150 g Räucherlachs

● Kürbiskerne fein hacken und ohne Fett anrösten. Den Spargel waschen, das untere Drittel schälen, in mundgerechte Stücke schneiden und in Salzwasser etwa 12 Min. garen, abtropfen und auskühlen lassen. Die Petersilie waschen, die Schalotte abziehen. Beides sehr fein hacken.

● Zitronensaft, Essig und beide Öle zu einer Marinade verrühren. Salzen und pfeffern. Petersilie und Schalotte unterrühren. Spinat waschen, putzen und trocken schütteln. Lachs in Streifen schneiden. Zutaten mit der Marinade vermischen und die Kürbiskerne darüberstreuen.

Nährwerte
274 kcal • 20 g E • 19 g F • 4 g KH • 3,2 g Ba • 46 mg Chol • 4660 mg Ω-6-FS • 2420 mg Ω-3-FS

Schmeckt immer!
Bruschetta mit Tomaten

Für 4 Personen • gelingt leicht
⊘ 20 Min.

4–6 reife, aber feste Tomaten • ½ Bund Basilikum • Salz • Pfeffer, frisch gemahlen • 2 Knoblauchzehen • 8 Scheiben Ciabatta • 1 EL Olivenöl

● Den Backofen auf 250 Grad (Umluft 225 Grad) vorheizen. Die Tomaten überbrühen, häuten, vierteln, entkernen und in Würfel schneiden. Basilikum waschen, zupfen und in Streifen schneiden. Basilikum zu den Tomaten geben und mit Salz und Pfeffer würzen.

● Die Knoblauchzehen abziehen und halbieren. Das Ciabattabrot in Scheiben schneiden. Auf dem Rost im Backofen von beiden Seiten rösten, mit den halben Knoblauchzehen einreiben. Die Tomaten auf den Brotscheiben verteilen, mit etwas Olivenöl beträufeln, sofort servieren.

Variante Mit gehackten schwarzen Oliven, vermischt mit der oben beschriebenen Tomatenmischung.

Nährwerte
245 kcal • 4 g E • 3 g F • 44 g KH • 3,3 g Ba • 0 mg Chol • 615 mg Ω-6-FS • 58 mg Ω-3-FS

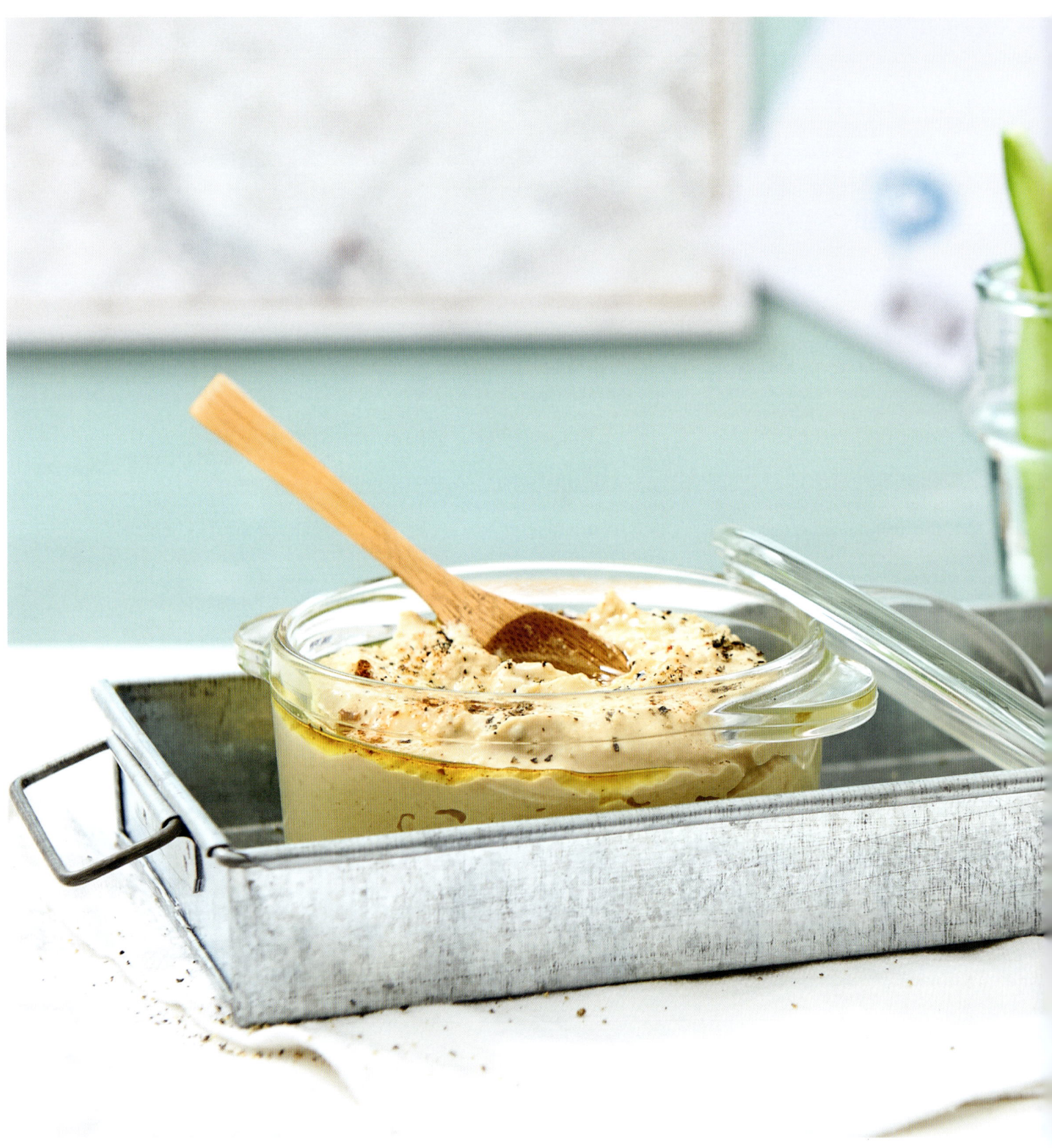

Gourmetsalat, perfekt für Ihre Gäste.

Salade niçoise

Für 4 Personen • gelingt leicht
🕐 20 Min. + 20 Min. Garzeit

800 g fest kochende Kartoffeln • Salz • Pfeffer, frisch gemahlen • 25 g Kapern • 6 Sardellenfilets in Öl • 75 g getrocknete, in Öl eingelegte Tomaten • 5 EL Weißweinessig • 4 EL Olivenöl • 50 ml Gemüsebrühe • ½ Bund Rukola • 3 Stangen Staudensellerie • 1 Bund glatte Petersilie • 200 g junge Spinatblätter • 400 g Fischfilet, z. B. Rotbarsch

● Kartoffeln gründlich waschen und bürsten. In leicht gesalzenem Wasser etwa 20 Min. garen, abschrecken, pellen und in Scheiben schneiden. Für das Dressing die Kapern abtropfen lassen. Die Sardellen waschen und klein hacken. Die Tomaten in kleine Würfel schneiden.

● Essig, 4 EL Öl und die Brühe mit Salz und Pfeffer zu einem Dressing verrühren. Kapern, Tomaten und Sardellen untermischen und die Kartoffelscheiben darin marinieren. Rukola waschen und trocken schütteln.

● Staudensellerie putzen und in sehr feine Scheiben schneiden. Petersilie und Selleriegrün grob hacken. Den Spinat waschen und putzen. Zu lange Stiele kürzen. Spinat, Sellerie und Kräuter unter die Kartoffeln mischen.

● Das Fischfilet in etwa 2 cm dicke Stücke schneiden. Salzen, pfeffern und in 2 EL Öl auf jeder Seite braten. Den Fisch mit dem Rukola locker unter den Kartoffelsalat mischen und noch warm servieren.

Nährwerte
410 kcal • 26 g E • 18 g F • 34 g KH • 5 g Ba • 31 mg Chol • 1590 mg Ω-6-FS • 806 mg Ω-3-FS

◁ Hummus

Orientalisch!

Hummus

Für 8 Personen • gelingt leicht
🕐 15 Min. + 1 Std. Kochen + 12 Std. Einweichen

200 g Kichererbsen (getrocknet) • 4 Knoblauchzehen • 1 Bund Petersilie (glatt) • 1 TL Paprika, edelsüß • ½ TL Salz • 1 Prise Cayennepfeffer • 7 EL Zitronensaft • 150 ml Olivenöl • 4 EL Sesampaste (Tahin) • gemahlener Kreuzkümmel • frisch gemahlener schwarzer Pfeffer

● Die Kichererbsen über Nacht in reichlich Wasser einweichen. Kichererbsen abgießen und mit frischem Wasser bedeckt etwa 1 Std. weich kochen lassen.

● Knoblauch abziehen, nach 30 Min. zu den Kichererbsen geben und mitkochen. Beides in ein Sieb gießen und gut abtropfen lassen.

● Petersilie abspülen, trocken schütteln, die Blätter abzupfen und grob hacken. Etwas gehackte Petersilie zum Bestreuen beiseitelegen. Kichererbsen, Knoblauch, Petersilie, Paprikapulver, Salz, Cayennepfeffer, Zitronensaft, Öl und etwa 150–200 ml Wasser im Mixer oder mit dem Stabmixer zu einer feinen Paste pürieren.

● Die Sesampaste unter das Kichererbsenpüree rühren und mit Salz, Paprika, Zitronensaft und eventuell etwas Kreuzkümmel abschmecken.

● Hummus in eine Schüssel geben und mit der restlichen Petersilie und etwas grobem Pfeffer bestreuen. Etwas Olivenöl darüberträufeln und servieren.

Nährwerte
236 kcal • 3 g E • 22 g F • 7 g KH • 1,8 g Ba • 0 mg Chol • 2730 mg Ω-6-FS • 365 mg Ω-3-FS

Cross-over-Cooking!
Wraps mit Rukola und Lachs

Für 4 Personen • braucht etwas mehr Zeit
⏱ 1 Std. + 30 Min. Ruhezeit

Für die Fladen: 300 g Mehl (Type 405) • 1 TL Salz • 4 EL Olivenöl
Für die Füllung: 125 g Rukola • 150 g Cocktailtomaten • 200 g geräucherter Lachs • 5 EL Basilikumpesto • 150 g fettarmer Joghurt • schwarzer Pfeffer, frisch gemahlen

● Mehl, Salz, Olivenöl und so viel Wasser verkneten, bis eine glatter, fester Teig entsteht. Zu einer Kugel formen und 30 Min. in Klarsichtfolie eingewickelt ruhen lassen. Den Teig in 4 gleichgroße Stücke teilen und auf einer bemehlten Fläche zu Fladen von etwa 20 cm Durchmesser ausrollen.

● Die Fladen nacheinander in einer beschichteten Pfanne ohne Fett von beiden Seiten backen. Die dabei entstehenden Blasen flach drücken. Die Fladen mit etwas Wasser befeuchten und im Backofen warm halten. Rukola waschen, zupfen und trocken schütteln.

● Die Tomaten waschen, vierteln und putzen. Den Lachs in feine Streifen schneiden. Das Pesto mit dem Joghurt zu einem Dip verrühren. Die Fladen mit Lachs, Tomaten und Rukola füllen. Mit Joghurtdip beträufeln und etwas Pfeffer würzen. Wraps aufrollen und auf der einen Seite mit Alufolie oder Butterbrotpapier verschließen.

Nährwerte
536 kcal • 232 g E • 24 g F • 58 g KH • 3,8 g Ba • 34 mg Chol • 2620 mg Ω-6-FS • 1750 mg Ω-3-FS

Erfrischend an heißen Sommertagen.
Tabouleh

Für 4 Personen • preisgünstig
⏱ 30 Min. + 1 Std. Ziehzeit

200 g feiner Bulgur • 400 ml Gemüsebrühe • 1 Bund Frühlingszwiebeln • 1 kg Cocktailtomaten • 2 Bund glatte Petersilie • ½ Bund Minze • Saft von 1 Zitrone • Salz • Pfeffer, frisch gemahlen • 5 EL Olivenöl

● Den Bulgur mit kochender Brühe übergießen und quellen lassen. Die Schüssel dabei verschließen. Die Frühlingszwiebeln waschen, putzen und in hauchdünne Ringe schneiden. Die Tomaten waschen, halbieren und putzen.

● Die Kräuter waschen, trocken schleudern, zupfen und grob hacken. Alles unter den Salat mengen. Den Zitronensaft mit dem Öl verschlagen. Mit Salz und Pfeffer würzen und unter den Salat mischen. Das Tabouleh etwa 1 Stunde ziehen lassen.

Nährwerte
360 kcal • 8 g E • 15 g F • 46 g KH • 10,4 g Ba • 0 mg Chol • 1620 mg Ω-6-FS • 194 mg Ω-3-FS

➤ Tabouleh

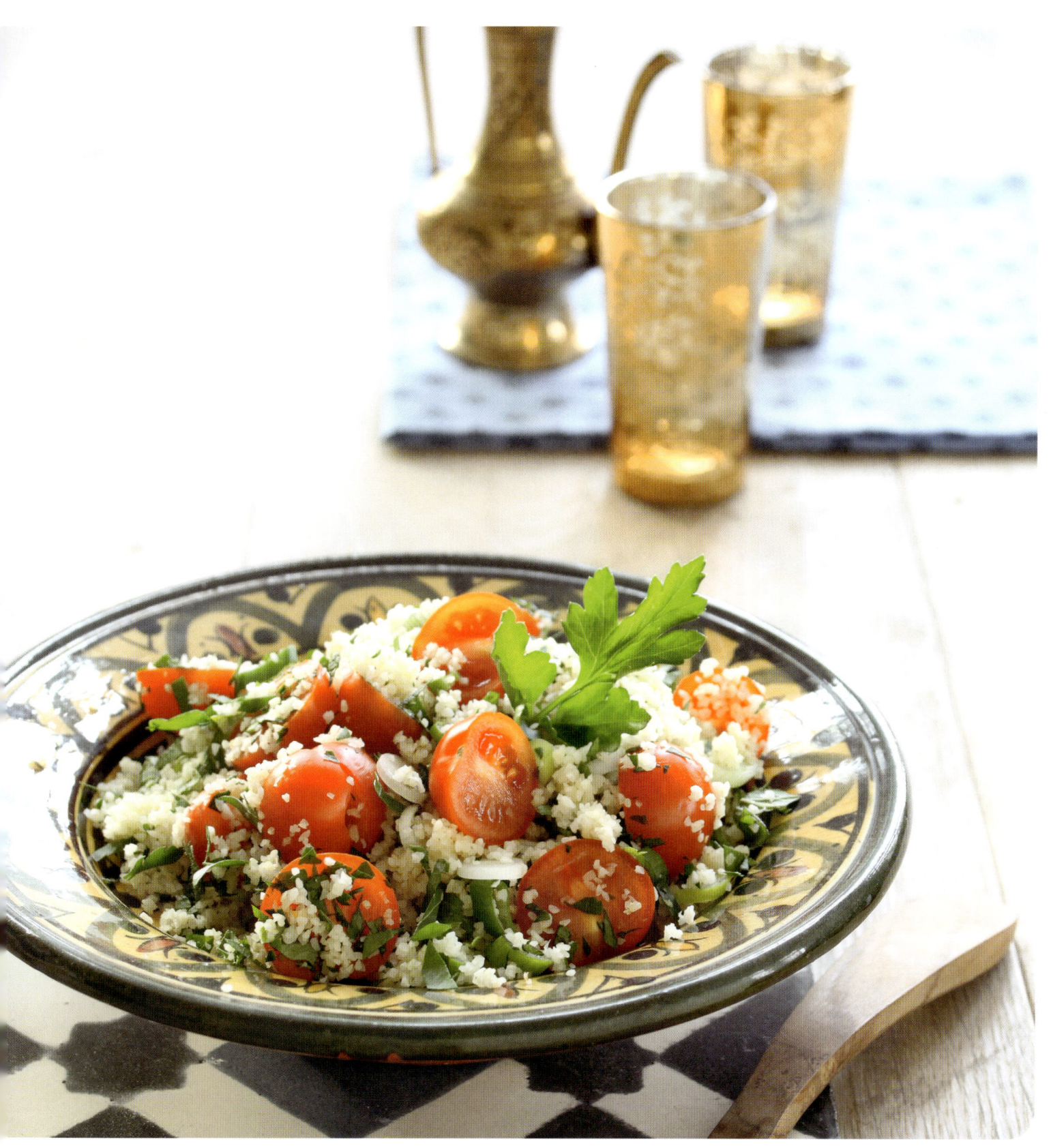

Kartoffelsalat einmal anders.
Kartoffel-Tomaten-Salat mit Pesto

Für 4 Personen • braucht etwas mehr Zeit
⏲ 45 Min. + 1 Std. Ziehzeit

800 g kleine neue Kartoffeln • Salz • Pfeffer, frisch gemahlen • 1 Zwiebel • 1 Knoblauchzehe • 50 g schwarze Oliven, entsteint • 5 EL Aceto balsamico • 2 EL Pesto • 4 EL Olivenöl • 300 g Cocktailtomaten • ½ Bund Basilikum • 100 g fettarmer Joghurt • 50 g Magerquark

● Die Kartoffeln gründlich waschen und bürsten. In leicht gesalzenem Wasser etwa 20 Min. garen. Zwiebel und Knoblauch abziehen und fein hacken. Die Oliven in feine Scheiben schneiden. Aceto balsamico mit 4 EL Wasser, dem Pesto, etwas Salz, Pfeffer und dem Olivenöl zu einer Marinade aufschlagen.

● Die Kartoffeln gut ausdampfen lassen. Noch warm mit den Oliven und der Pestomarinade vermengen. Etwa 1 Stunde ziehen lassen. Die Tomaten waschen, halbieren und putzen. Basilikum waschen, einige schöne Blätter als Deko zurücklegen, den Rest fein hacken. Joghurt und Quark glatt rühren.

● Tomaten und Basilikum unter den Kartoffelsalat mengen. Eventuell nochmals abschmecken. Die Joghurtsauce als Klecks auf dem Salat verteilen. Mit den Basilikumblättchen garniert servieren.

Nährwerte
313 kcal • 8 g E • 14 g F • 36 g KH • 4,3 g Ba • 2 mg Chol • 1360 mg Ω-6-FS • 140 mg Ω-3-FS

Teigfladen aus Mexiko finden auch bei uns ihre Fans.
Mexikanische Tortillas

Für 4 Personen • preisgünstig
⏲ 1 Std. + 30 Min. Ruhezeit

Für die Fladen: 300 g Mehl (Type 405) • 1 TL Salz • 4 EL Olivenöl
Für die Füllung: 250 g Hähnchenbrustfilet • 1 EL Currypulver • 1 kleine grüne Paprikaschote • 100 g Mais (aus der Dose) • 100 g Kidneybohnen (aus der Dose) • 2 EL Olivenöl • 150 g saure Sahne • 4 EL Tomatenketchup • 1 TL Sambal Oelek • Salz • 1 Msp. Cayennepfeffer

● Mehl, Salz, Olivenöl und so viel Wasser verkneten, bis ein glatter, fester Teig entsteht. Zu einer Kugel formen und 30 Min. in Klarsichtfolie eingewickelt ruhen lassen. Den Teig in 4 gleichgroße Stücke teilen und auf einer bemehlten Fläche zu Fladen von etwa 20 cm Durchmesser ausrollen. Die Fladen in einer beschichteten Pfanne ohne Fett von beiden Seiten backen. Die entstehenden Blasen flach drücken. Die Fladen mit etwas Wasser befeuchten und im Backofen warm halten.

● Das Fleisch in Streifen schneiden. Mit etwas Curry bestäuben. Paprika waschen, putzen und in kleine Würfel schneiden. Putenstreifen in etwas Öl anbraten. Paprika, Mais und Kidneybohnen hinzufügen und 10 Min. garen.

● Ketchup, Sambal Oelek und saure Sahne mischen und mit Salz und Cayennepfeffer abschmecken. Die Sauce unter die warme Füllung rühren und abschmecken. Die Tortillas mit der Mischung füllen und aufrollen.

Nährwerte
600 kcal • 27 g E • 24 g F • 69 g KH • 6 g Ba • 18 mg Chol • 1960 mg Ω-6-FS • 298 mg Ω-3-FS

❯ Mexikanische Tortillas

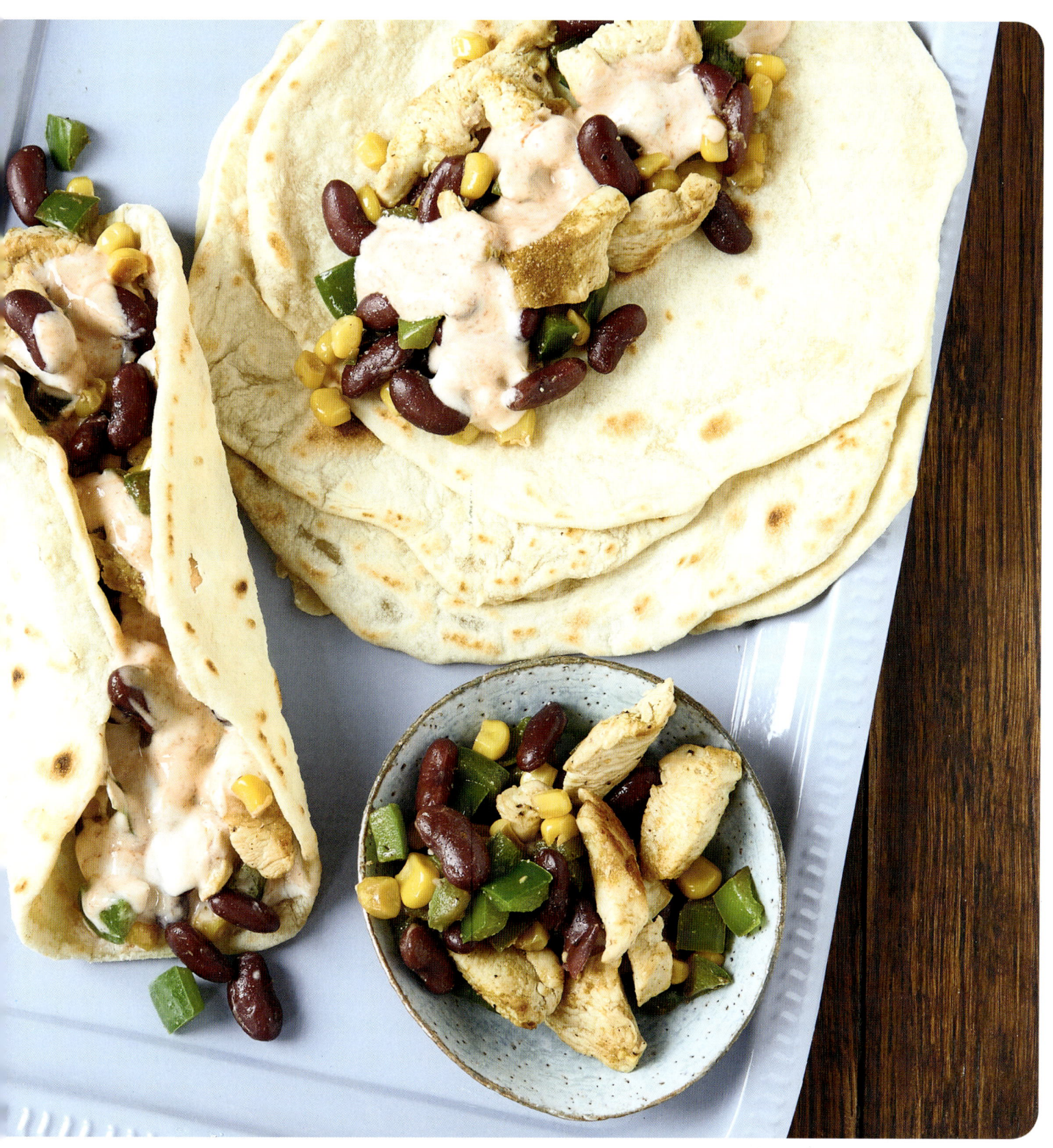

Die gesunde Alternative zu Chips.
Eingelegte Zucchini

Für 4 Personen • gelingt leicht
🕐 25 Min. + 1 Tag Ziehzeit

2 mittelgroße Zucchini • 100 ml Olivenöl • 1 Knoblauchzehe • 4 Stängel glatte Petersilie • Salz • Pfeffer, frisch gemahlen • 1 TL Aceto balsamico

- Die Zucchini waschen, in dünne Scheiben schneiden und in wenig Olivenöl in einer beschichteten Pfanne anbraten. Öl portionsweise zum Braten hinzufügen. Knoblauch abziehen und sehr fein hacken. Die Petersilie waschen und fein hacken.

- Die Zucchinischeiben lagenweise in ein Schraubglas füllen und mit Knoblauch und Petersilie bestreuen. Leicht mit Salz und Pfeffer würzen und mit etwas Essig beträufeln. Glas verschließen und mindestens einen Tag ziehen lassen.

Nährwerte
244 kcal • 2 g E • 25 g F • 3 g KH • 1,1 g Ba • 0 mg Chol • 2130 mg Ω-6-FS • 302 mg Ω-3-FS

Antipasti selbst gemacht.
Marinierte Tomaten

Für 4 Personen • gut vorzubereiten
🕐 25 Min. + 1 Tag Ziehzeit

100 g getrocknete Tomaten • 100 ml Olivenöl • 1 Knoblauchzehe • 4 Stängel Basilikum • Salz • Pfeffer, frisch gemahlen • 1 TL Aceto balsamico

- Die Tomaten lauwarm waschen und in mundgerechte Stücke schneiden. In einen Behälter geben und mit dem Olivenöl begießen. Knoblauch abziehen und fein hacken.

- Basilikum waschen, trocken schütteln und in feine Streifen schneiden. Knoblauch, Basilikum, Salz, Pfeffer und Balsamessig zu den Tomaten geben, gut miteinander vermischen und einen Tag ziehen lassen.

Nährwerte
240 kcal • 1 g E • 25 g F • 3 g KH • 1,4 g Ba • 0 mg Chol • 2180 mg Ω-6-FS • 225 mg Ω-3-FS

Natürlicher Cholesterinsenker.
Gebratene Artischocken

Für 4 Personen • braucht etwas Zeit
🕐 1 Std.

2 unbehandelte Zitronen • 12 kleine Artischocken • 4 Knoblauchzehen • 2 Schalotten • 6 EL Olivenöl • Salz • Pfeffer, frisch gemahlen • 4 Thymianzweige

- 1 Zitrone auspressen und den Saft mit einem halben Liter Wasser in einer Schüssel vermischen. Zitronenwasser beiseitestellen. Die andere Zitrone heiß abwaschen, trocken reiben und achteln. Die Artischocke nach Anleitung (siehe Anleitung rechts) vorbereiten.

- Knoblauch und Schalotten abziehen. Knoblauch in dünne Scheiben und Schalotten in feine Würfel schneiden. Olivenöl in einer beschichteten Pfanne erhitzen. Die Artischocken trocken tupfen und im Öl von allen Seiten ca. 10 Min. goldgelb braten. Knoblauch, Schalotten und Thymian hinzufügen. Mit Salz und Pfeffer würzen. Die Artischocken mit den Zitronenvierteln servieren.

Nährwerte
183 kcal • 2 g E • 16 g F • 8 g KH • 3,9 g Ba • 0 mg Chol • 1430 mg Ω-6-FS • 175 mg Ω-3-FS

❯❯ Gebratene Artischocken

Kleine Gerichte 71

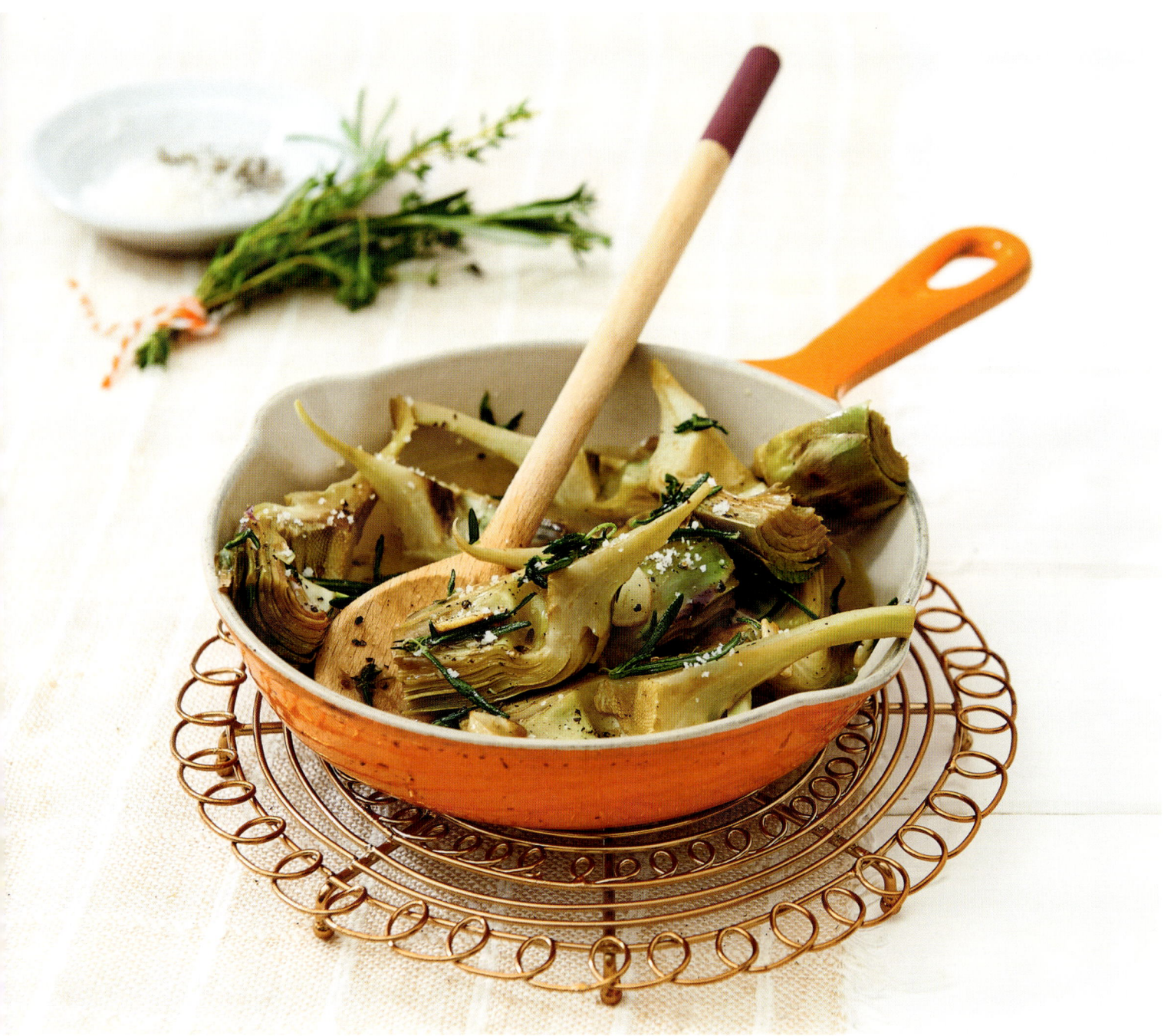

Japan als Trendsetter!
Maki mit Lachs und Gurke

Für 12 Sushi • braucht etwas mehr Zeit
⏱ 1 Std. + 2 Std. Ruhezeit

- 100 g Sushireis
- 2 TL Reisessig
- ½ TL Salz
- 1 TL Sojasauce

- 50 g Räucherlachs
- ¼ Salatgurke
- 2–3 Noriblätter

- 1 TL Wasabi
- eingelegter Ingwer
- Wasabi und Sojasauce

• Den Reis in einem engmaschigen Sieb kalt waschen, bis das Wasser klar bleibt. Den Sushireis in knapp der doppelten Menge Wasser zum Kochen bringen und dann 20 Min. quellen lassen. Darauf achten, dass Wasserdampf entweichen kann.

• Den Reis in eine Schüssel geben und mit einem Holzlöffel Reisessig, Salz und Sojasauce untermengen. Den Reis vor der Weiterverarbeitung 2 Std. abdampfen und vollständig abkühlen lassen.

• Inzwischen nach Anleitung (siehe rechts) die anderen Zutaten vorbereiten. Zu den fertigen Makis etwas süßsauer eingelegten Ingwer und Wasabi reichen. Zum Dippen der Sushiröllchen ein Schälchen Sojasauce bereitstellen.

Nährwerte
40 kcal • 2 g E • 0 g F • 7 g KH • 0,3 g Ba • 2 mg Chol • 591 mg Ω-6-FS • 132 mg Ω-3-FS

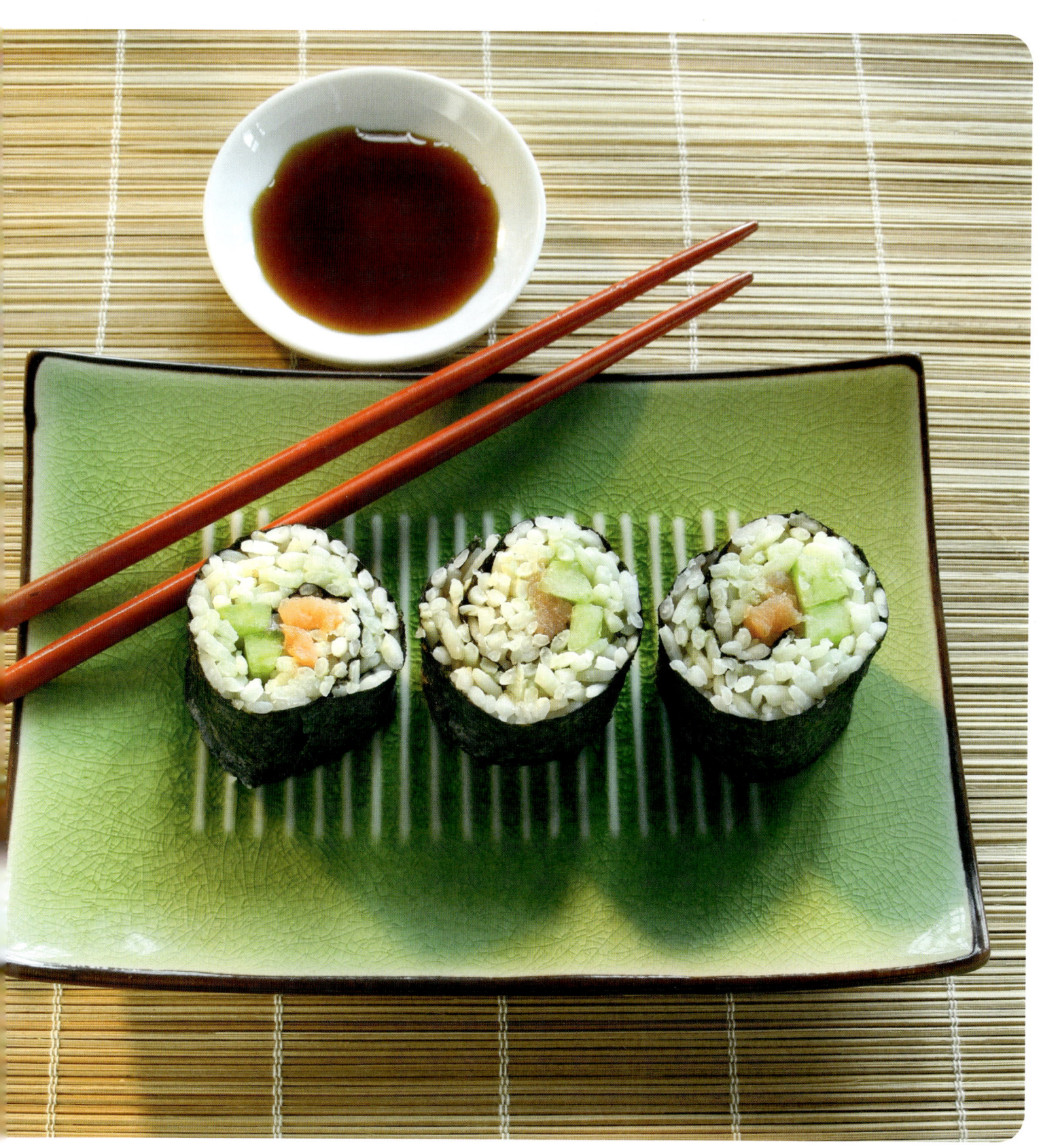

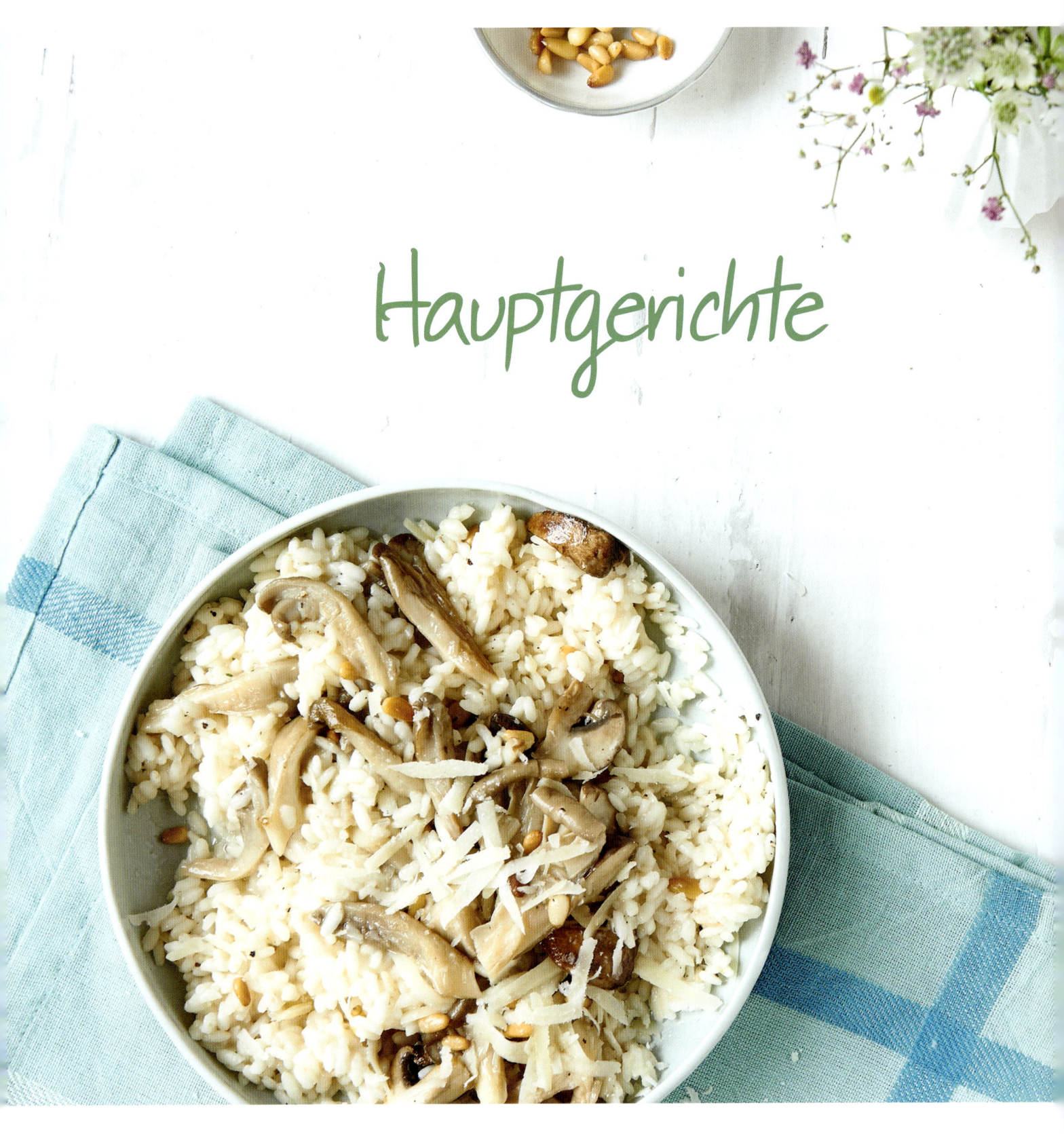

Hauptgerichte

Dieses Risottogericht wird Sie süchtig machen.
Pilzrisotto

Für 2 Personen • gelingt leicht
⏲ 10 Min. + 30 Min. Garzeit

120 g Risottoreis (Arborio) • 2 EL Olivenöl • 250 ml Gemüsebrühe • 250 g kleine Champignons • 100 g Austernpilze • 2 EL Pinienkerne • Salz • Pfeffer, frisch gemahlen • 20 g Parmesan, frisch gerieben

● Öl in einem großen Topf erhitzen und den Risottoreis im Olivenöl andünsten. Die Brühe zum Kochen bringen. Wenn der Reis glasig wird, mit einer Schöpfkelle Gemüsebrühe ablöschen. Auf kleiner Flamme köcheln lassen und so lange rühren, bis der Reis die Flüssigkeit vollständig aufgesogen hat. Nach und nach so viel Brühe zum Reis geben, bis er fast gar ist.

● In der Zwischenzeit die Pilze mit Küchenkrepp abreiben. Champignons vierteln und die Austernpilze in mundgerechte Stücke zerteilen. Die Pinienkerne in einer beschichteten Pfanne ohne Fett anrösten und herausnehmen. Danach 1 EL Öl in einer beschichteten Pfanne erhitzen und die Pilze anbraten. Salzen und pfeffern. Pilze und Pinienkerne unter das Risotto heben. Mit Parmesan bestreut servieren.

Variante Risotto schmeckt auch mit anderen Gemüsesorten herrlich. Gut geeignet sind Brokkoli, Lauch, Frühlingszwiebeln oder Erbsen.

Nährwerte
461 kcal • 18 g E • 21 g F •
51 g KH • 8,3 g Ba • 13 mg Chol •
3550 mg Ω-6-FS • 378 mg Ω-3 FS

Kulinarische Grüße aus Norditalien!
Risotto mit grünem Spargel

Für 4 Personen • braucht etwas mehr Zeit
⏲ 10 Min. + 30 Min. Garzeit

500 g grüner Spargel • Salz • Pfeffer, frisch gemahlen • 1 Zwiebel • 60 g Parmesan • 4 Stängel Basilikum • 2 EL Olivenöl • 300 g Risottoreis (Arborio) • 800 ml Gemüsebrühe

● Spargel waschen, trockene Enden wegschneiden und das untere Drittel der Stangen schälen. In 3 bis 4 cm lange Stücke schneiden. Diese in leicht gesalzenem Wasser etwa 10 Min. garen, mit der Schaumkelle herausnehmen und gut abtropfen lassen. Die Zwiebel abziehen und sehr fein hacken. Den Parmesan entrinden, einige dünne Späne abschneiden. Den restlichen Parmesan reiben.

● Basilikum waschen und die Blätter in feine Streifen schneiden. Öl in einem großen Topf erhitzen. Risottoreis und die Zwiebelwürfel andünsten. Die Brühe zum Kochen bringen. Wenn der Reis glasig wird, mit einer Schöpfkelle Gemüsebrühe ablöschen. Auf kleiner Flamme köcheln lassen und so lange rühren, bis der Reis die Flüssigkeit vollständig aufgesogen hat.

● Nach und nach so viel Brühe zum Reis geben, bis er fast gar ist. Den Spargel vorsichtig untermischen und bei schwacher Hitze 5 Min. köcheln lassen. Je nach gewünschter Konsistenz etwas Flüssigkeit nachgießen. Mit Salz abschmecken. Den geriebenen Parmesan unter das Risotto rühren und vor dem Servieren mit den Käsespänen, frisch gemahlenem Pfeffer und dem Basilikum garnieren.

Nährwerte
437 kcal • 14 g E • 14 g F • 64 g KH • 5,1 g Ba • 20 mg Chol •
903 mg Ω-6-FS • 120 mg Ω-3-FS

Auch ohne Fleisch schmeckt dieser griechische Auflauf.
Vegetarische Moussaka

Für 3 Personen • gut vorzubereiten
⏱ 40 Min. + 45 Min. Backzeit

150 g feine Sojaschnetzel • 2 mittelgroße Auberginen • Salz • Pfeffer, frisch gemahlen • 60 ml Olivenöl • 400 g Kartoffeln • 1 Zwiebel • 1 Dose Tomaten (400 g) • 2 EL Tomatenmark • 2 EL trockener Weißwein • ¼ TL Zimt, gemahlen • 1 EL glatte Petersilie, fein gehackt • 2 TL Minze • 125 ml fettarme Milch • 1 EL heller Saucenbinder • 50 g Bergkäse

- Die Sojaschnetzel mit 450 ml heißem Wasser übergießen und 5 Min. quellen lassen. Auberginen waschen, putzen, in ½ cm dicke Scheiben schneiden und leicht salzen. Die Auberginen in wenig Öl anbraten.

- Die Kartoffeln waschen und in leicht gesalzenem Wasser gar kochen, abkühlen lassen, pellen und in dünne Scheiben schneiden. Zwiebel abziehen und fein hacken. Zwiebeln in einem EL Öl glasig dünsten, die Sojasplitter dazugeben und krümelig anbraten. Mit Salz und Pfeffer würzen.

- Tomaten samt Saft dazugeben. Die Tomaten zerdrücken. Salzen und pfeffern. Mit Tomatenmark, Wein, Zimt, Petersilie und Minze abschmecken. Den Backofen auf 220 Grad (Umluft 200 Grad) vorheizen.

- Eine Auflaufform mit Öl einfetten. Die Zutaten abwechselnd einschichten, dabei jede Schicht pfeffern. Mit einer Schicht Auberginenscheiben abschließen. Die Milch aufkochen, mit dem Saucenbinder binden, salzen und pfeffern. Die Sauce über die Moussaka gießen, mit Käse betreuen und auf mittlerer Schiene etwa 45 Min. backen.

Nährwerte
577 kcal • 30 g E • 27 g F • 51 g KH • 11 g Ba • 12,7 mg Chol • 271 mg Ω-6-FS • 320 mg Ω-3-FS

Mexikanische Küche besteht vor allem aus Bohnen!
Vegetarisches Chili

Für 3 Personen • geht schnell
⏱ 30 Min.

200 g Sojaschnetzel • 2 Zwiebeln • 2 Knoblauchzehen • 1 gelbe Paprikaschote • 1 grüne Paprikaschote • 1 Dose Tomaten (400 g) • 1 Dose Kidneybohnen • 2 EL Rapsöl • Salz • Pfeffer, frisch gemahlen • 1 TL Paprikapulver, edelsüß • 2 EL Tomatenmark • 1 TL Kreuzkümmel, gemahlen • 1 Prise Zucker • 4–6 Spritzer Tabasco

- Die Sojaschnetzel mit etwa 600 ml heißem Wasser übergießen und 5 Min. quellen lassen. Zwiebel und Knoblauch abziehen und fein hacken. Paprikaschoten waschen, putzen und in mundgerechte Stücke schneiden. Die Tomaten abgießen, den Saft dabei auffangen und die Tomaten in mundgerechte Stücke schneiden.

- Die Kidneybohnen abtropfen lassen. Zwiebeln und Knoblauch im heißen Öl glasig dünsten. Soja und Paprika hinzufügen und anbraten. Mit Salz, Pfeffer, Paprika und Tomatenmark würzen. Mit den Tomaten und ihrem Saft ablöschen.

- Die Kidneybohnen hinzufügen. Kräftig mit Kreuzkümmel würzen. Das Chili zum Kochen bringen und etwa 20 Min. bei geringer Hitze köcheln lassen. Zum Schluss mit einer Prise Zucker und etwas Tabasco würzen.

Nährwerte
341 kcal • 28 g E • 9 g F • 37 g KH • 17,6 g Ba • 0 mg Chol • 855 mg Ω-6-FS • 719 mg Ω-3-FS

❯ Vegetarische Moussaka

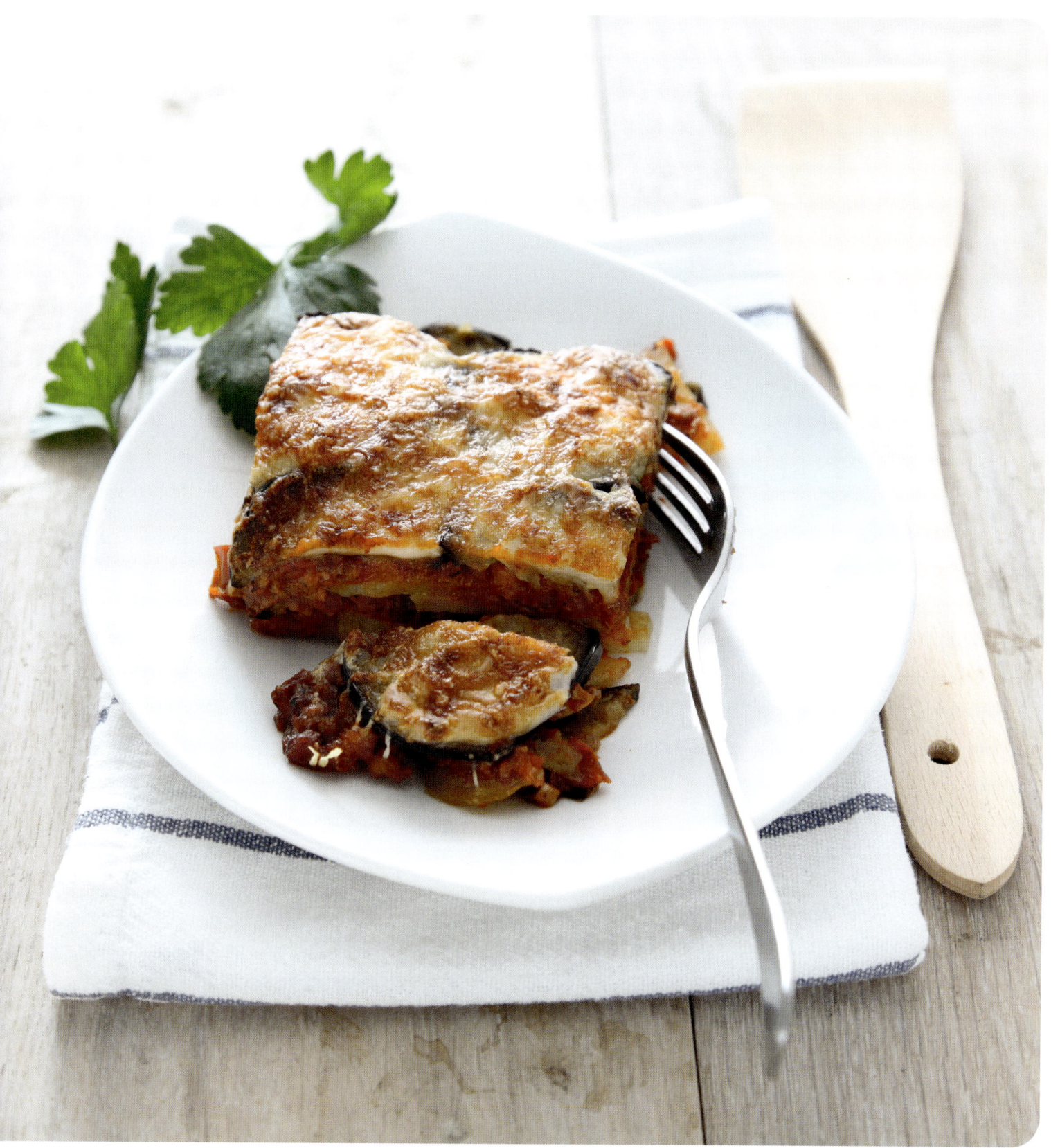

Lecker! Am besten mit Ciabatta.

Neapolitanische Gemüsepfanne

Für 2 Personen • preisgünstig
🕐 20 Min. + 15 Min. Garzeit

1 Stange Staudensellerie • 1 große Aubergine (ca. 350 g) • 1 große Gemüsezwiebel (ca. 250 g) • 1 Knoblauchzehe • 2 Fleischtomaten • 125 g Mozzarella • 2 EL Olivenöl • Salz • Pfeffer, frisch gemahlen • 50 g schwarze und grüne Oliven • 75 ml Weißwein • 1 Bund Basilikum • 25 g Kapern

- Staudensellerie putzen, waschen und in Würfel schneiden. Die Aubergine putzen, waschen und würfeln. Zwiebel und Knoblauch abziehen. Knoblauch fein hacken, Zwiebel grob würfeln. Die Tomaten heiß überbrühen und enthäuten. Tomaten entkernen und würfeln. Den Mozzarella klein schneiden.

- Das Olivenöl in einem großen Topf erhitzen. Sellerie-, Auberginen-, Zwiebel- und Knoblauchwürfel dazugeben und im heißen Öl etwa 5 Min. anbraten. Das Gemüse mit Salz und Pfeffer würzen.

- Die Tomaten- und Mozzarellawürfel sowie die Oliven hinzufügen und den Wein angießen. Das Gemüse bei mittlerer Hitze zugedeckt nochmals etwa 5 Min. garen, bis der Käse geschmolzen ist. Dann vom Herd nehmen.

- Inzwischen das Basilikum waschen. Die Blätter von den Stielen zupfen. Einige Blätter zum Garnieren beiseitestellen, die restlichen Blätter klein schneiden. Die zerkleinerten Blätter zusammen mit den Kapern unter das Gemüse heben und mit den restlichen Basilikumblättern garnieren.

Nährwerte
430 kcal • 18 g E • 27 g F • 20 g KH • 9,3 g Ba • 0 mg Chol • 1810 mg Ω-6-FS • 300 mg Ω-3-FS

Holen Sie sich den Frühling in die Küche!

Kohlrabi-Zuckerschoten-Auflauf

Für 2 Personen • gelingt leicht
🕐 30 Min. + 35 Min. Backzeit

400 g Kartoffeln • 250 g Kohlrabi • 200 g Zuckerschoten • etwas Salz • Fett für die Form • ½ Bund Kerbel • ½ Bund glatte Petersilie • 125 g Joghurt, 1,5 % Fett • 80 g Sahne 30 % Fett • 2 TL Sahnemeerrettich • weißer Pfeffer • 50 g Emmentaler

- Kartoffeln und Kohlrabi waschen und schälen. Beides in etwa ½ cm große Würfel schneiden. Die Zuckerschoten waschen, putzen, entfädeln und danach schräg halbieren.

- Salzwasser in einem Topf zum Kochen bringen. Die Kartoffel- und die Kohlrabiwürfel darin etwa 10 Min. garen. Nach 5 Min. Garzeit die Zuckerschoten dazugeben. Das Ganze danach in ein Sieb gießen und abtropfen lassen.

- Den Ofen auf 200 Grad (Umluft 180 Grad) vorheizen. Eine Auflaufform einfetten und die Kartoffeln und das Gemüse hineingeben. Den Kerbel und die Petersilie waschen und fein hacken.

- Joghurt, Sahne und Meerrettich mit einem Schneebesen verquirlen. Diese Mischung mit Salz und Pfeffer kräftig abschmecken. Die Kräuter unterheben und das Ganze auf den Auflauf gießen. Den Käse fein reiben und auf dem Auflauf verteilen. Diesen anschließend im heißen Ofen auf der mittleren Schiene etwa 35 Min. backen.

Nährwerte
493 kcal • 21 g E • 22 g F • 52 g KH • 10,4 g Ba • 57 mg Chol • 546 mg Ω-6-FS • 266 mg Ω-3-FS

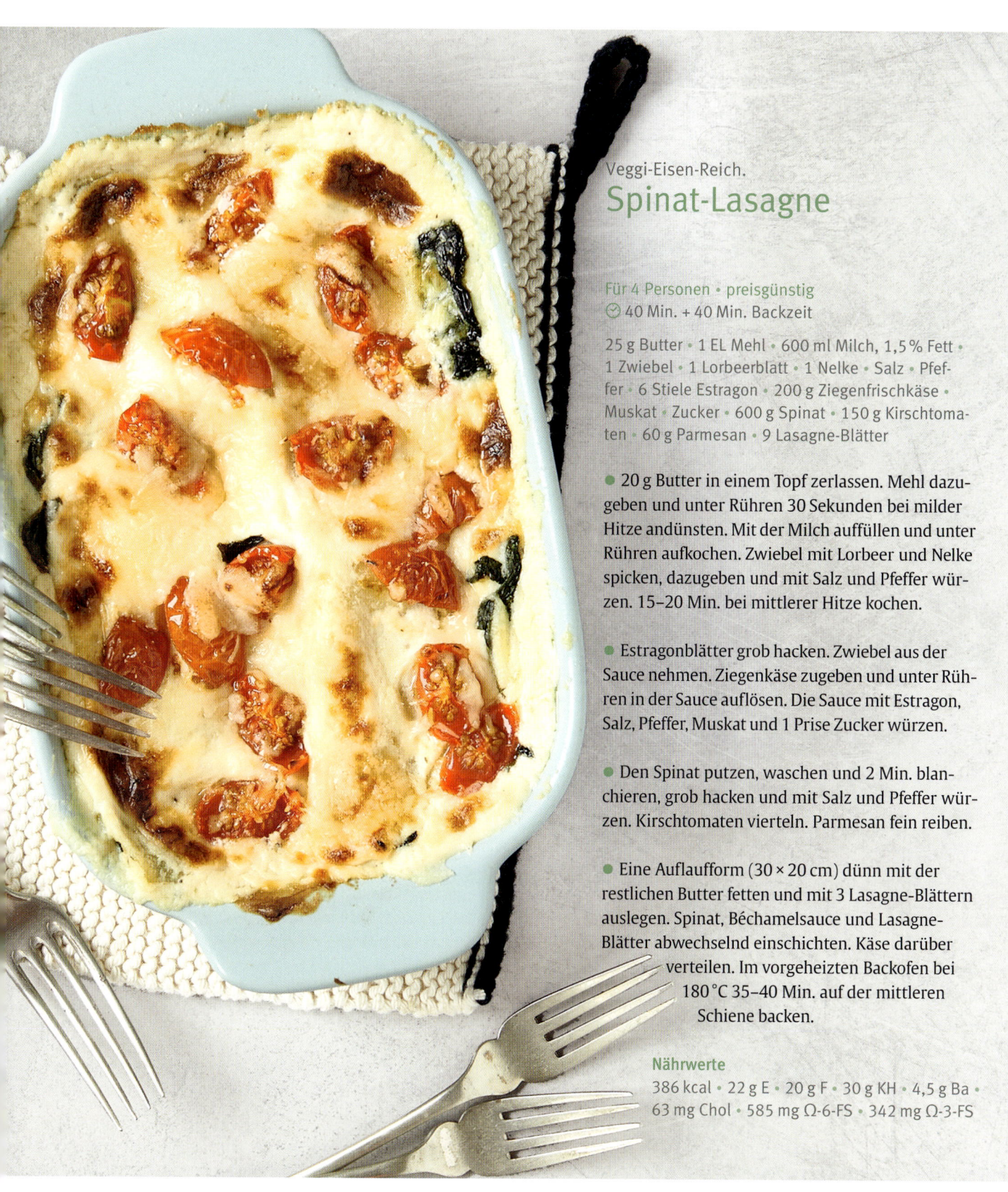

Veggi-Eisen-Reich.
Spinat-Lasagne

Für 4 Personen • preisgünstig
⏱ 40 Min. + 40 Min. Backzeit

25 g Butter • 1 EL Mehl • 600 ml Milch, 1,5 % Fett • 1 Zwiebel • 1 Lorbeerblatt • 1 Nelke • Salz • Pfeffer • 6 Stiele Estragon • 200 g Ziegenfrischkäse • Muskat • Zucker • 600 g Spinat • 150 g Kirschtomaten • 60 g Parmesan • 9 Lasagne-Blätter

● 20 g Butter in einem Topf zerlassen. Mehl dazugeben und unter Rühren 30 Sekunden bei milder Hitze andünsten. Mit der Milch auffüllen und unter Rühren aufkochen. Zwiebel mit Lorbeer und Nelke spicken, dazugeben und mit Salz und Pfeffer würzen. 15–20 Min. bei mittlerer Hitze kochen.

● Estragonblätter grob hacken. Zwiebel aus der Sauce nehmen. Ziegenkäse zugeben und unter Rühren in der Sauce auflösen. Die Sauce mit Estragon, Salz, Pfeffer, Muskat und 1 Prise Zucker würzen.

● Den Spinat putzen, waschen und 2 Min. blanchieren, grob hacken und mit Salz und Pfeffer würzen. Kirschtomaten vierteln. Parmesan fein reiben.

● Eine Auflaufform (30 × 20 cm) dünn mit der restlichen Butter fetten und mit 3 Lasagne-Blättern auslegen. Spinat, Béchamelsauce und Lasagne-Blätter abwechselnd einschichten. Käse darüber verteilen. Im vorgeheizten Backofen bei 180 °C 35–40 Min. auf der mittleren Schiene backen.

Nährwerte
386 kcal • 22 g E • 20 g F • 30 g KH • 4,5 g Ba • 63 mg Chol • 585 mg Ω-6-FS • 342 mg Ω-3-FS

Ein Eintopf, der auch an kalten Sommertagen schmeckt.

Wirsingeintopf mit Käsegnocchi

Für 4 Personen • braucht etwas mehr Zeit
⊙ 45 Min. + 45 Min. Garzeit

300 g Kartoffeln • 1 Eigelb • 4–6 EL Mehl (Type 550) • 3 EL Parmesan • Salz • Pfeffer, frisch gemahlen • Muskatnuss, frisch gerieben • ½ Kopf Wirsingkohl • 500 g Möhren • 250 g Knollensellerie • 1¼ l Gemüsebrühe • 1 Dose Pizzatomaten (400 g) • 2 Stängel Basilikum

● Für die Gnocchi die Kartoffeln in Salzwasser gar kochen. Auskühlen lassen, pellen und durch eine Kartoffelpresse drücken, mit Eigelb, Mehl, Parmesan und 1 Prise Salz, Pfeffer und Muskat zu einem geschmeidigen Teig verkneten.

● Den Teig halbieren, zu einer 1 cm dicken Rolle formen, in 3 cm lange Stücke schneiden und flach drücken. Die Gnocchi portionsweise ziehen lassen, bis sie an die Oberfläche aufsteigen. Herausnehmen und abtropfen lassen.

● Die äußeren Blätter vom Wirsingkopf lösen, den Kopf vierteln. Den Strunk herausschneiden. Den Kopf in etwa 1 cm breite Streifen schneiden. Möhren und Sellerie waschen, putzen und in etwa ½ cm dicke und 2 cm lange Stifte schneiden. Gemüsebrühe zum Kochen bringen, die Möhren- und Selleriestücke dazugeben. 10 Min. kochen lassen.

● Die Tomaten und den Wirsing dazugeben. Mit Salz und Pfeffer abschmecken und weitere 10 Min. köcheln lassen. Basilikum in dünne Streifen schneiden. Gnocchi in den Eintopf geben und mit Basilikum garniert servieren.

Nährwerte
326 kcal • 15 g E • 10 g F • 41 g KH • 15,6 g Ba • 79 mg Chol • 1000 mg Ω-6-FS • 293 mg Ω-3-FS

Portugals Küche hat ebenfalls Reis zu bieten!

Arroz mit Hähnchen

Für 4 Personen • gelingt leicht
⊙ 25 Min. + 25 Min. Garzeit

1 küchenfertiges Hähnchen (etwa 1 kg) • Salz • Pfeffer, frisch gemahlen • ½ TL Paprikapulver, edelsüß • 2 Zwiebeln • 2 Knoblauchzehen • 1 rote Chilischote • 1 rote Paprikaschote • 4 EL Olivenöl • 200 g Parboiled Reis • 100 ml Weißwein, z. B. Vinho verde • 400 ml Geflügelbrühe • 50 g geräucherter Schinken • 150 g tiefgekühlte Erbsen • 30 g entsteinte schwarze Oliven • 3 EL glatte Petersilie

● Das Hähnchen unter fließendem, kaltem Wasser außen und innen waschen und gut abtrocknen. Das Hähnchen in 8 Stücke teilen, mit Salz, Pfeffer und Paprika würzen. Die Zwiebeln und den Knoblauch abziehen und fein hacken. Die Chilischote und Paprikaschote waschen, putzen, die Kerne entfernen. Die Chilischote fein hacken, die Paprika in etwa ½ cm große Würfel schneiden.

● Das Öl in einem großen Topf oder Bräter erhitzen, die Hähnchenteile darin rundum kräftig anbraten. Zwiebel- und Knoblauchwürfel kurz mitdünsten. Paprika- und Chiliwürfel sowie den Reis hinzufügen. Mit dem Weißwein und der heißen Geflügelbrühe ablöschen. Einmal aufkochen lassen und alles 15 Min. köcheln lassen. Inzwischen den Schinken in dünne Streifen schneiden. Die Erbsen zum Arroz geben und alles Weitere 5 Min. garen. Zum Schluss die Oliven und die Schinkenstreifen unter den Reis mischen und erwärmen. Mit Petersilie bestreut servieren.

Nährwerte
851 kcal • 66 g E • 42 g F • 47 g KH • 3,7 g Ba • 285 mg Chol • 8620 mg Ω-6-FS • 930 mg Ω-3-FS

❯ Arroz mit Hähnchen

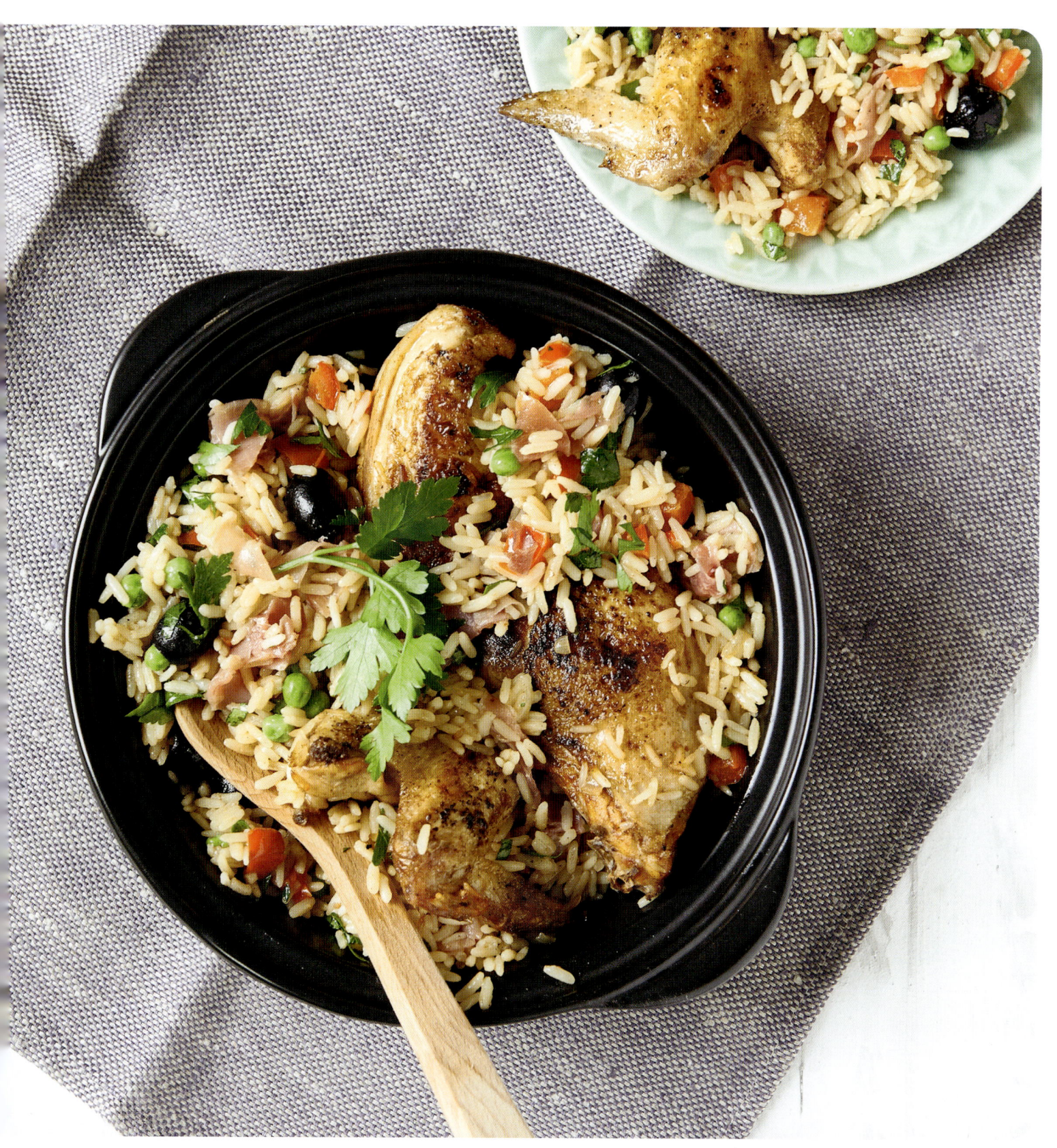

Viel besser als Chicken Wings!
Hähnchenkeulen aus dem Römertopf

Für 4 Personen • gelingt leicht
◷ 30 Min. + 1 Std. Garzeit

1 Zwiebel • je 1 rote, gelbe und grüne Paprikaschote • 1 mittelgroße Zucchini • 1 Bund Majoran • 150 ml Gemüsebrühe • 250 g passierte Tomaten • Salz • Pfeffer, frisch gemahlen • 4 Hähnchenkeulen (à 250 g) • Paprikapulver, edelsüß • 1 Bund Frühlingszwiebeln • 1 Dose Mais • 100 ml Sahne, 30 % Fett

● Die Zwiebel abziehen und fein würfeln. Paprika waschen, putzen und in etwa 2 cm große Stücke schneiden. Zucchini waschen, putzen, längs halbieren und in Streifen schneiden. Majoran waschen, einige Zweige als Dekoration beiseitelegen, den Rest hacken. Diese Zutaten mit der Gemüsebrühe und den passierten Tomaten in einem gewässerten Römertopf mischen. Salzen und pfeffern.

● Hähnchenkeulen mit Salz, Pfeffer und Paprika einreiben und auf das Gemüse legen. Römertopf verschließen, auf mittlerer Schiene in den kalten Backofen schieben und etwa 1 Stunde bei 200 Grad garen. Frühlingszwiebeln waschen, putzen und schräg in etwa 2 cm lange Stücke schneiden. Mais abtropfen lassen. Nach 1 Stunde Garzeit die Hähnchenkeulen aus dem Römertopf nehmen. Frühlingszwiebeln und Mais unter das Gemüse mischen.

● Hähnchenkeulen wieder auf das Gemüse legen und etwa 15 Min. ohne Deckel garen. Zum Schluss die Sahne unter das Gemüse rühren und nochmals mild abschmecken. Mit dem restlichen Majoran dekoriert servieren.

Nährwerte
710 kcal • 54 g E • 39 g F • 35 g KH • 11 g Ba • 240 mg Chol • 7130 mg Ω-6-FS • 820 mg Ω-3-FS

Rote Linsen haben den Vorteil, dass sie schnell gar sind!
Arabischer Linseneintopf mit Hähnchen

Für 4 Personen • preisgünstig
◷ 5 Min. + 30 Min. Garzeit

2 Frühlingszwiebeln • 1 Chilischote • 400 g Tomaten • 1 Zwiebel • 1 Knoblauchzehe • 2 cm Ingwer • 500 g Hähnchenschenkel, in den Gelenken halbiert • Salz • Pfeffer, frisch gemahlen • 2 EL Rapsöl • ½ TL Kreuzkümmel, gemahlen • 1 EL Kurkuma • 200 g rote Linsen • 800 ml Gemüsebrühe • 2 EL Petersilie, fein gehackt

● Die Frühlingszwiebeln waschen, putzen und in Ringe schneiden. Chilischote entkernen. Die Tomaten waschen, putzen und fein würfeln. Zwiebel und Knoblauch abziehen und fein hacken. Ingwer schälen und fein hacken.

● Hähnchenschenkel mit Salz und Pfeffer einreiben. Das Öl in einem Topf erhitzen und die Hähnchenschenkel von allen Seiten anbraten und anschließend herausnehmen. Zwiebel, Knoblauch, Ingwer, Kreuzkümmel und Kurkuma zum Bratfett geben und andünsten.

● Hähnchenschenkel, Tomaten, Linsen, Frühlingszwiebeln und Chilischoten in den Topf geben. Die Gemüsebrühe hinzufügen und alles zugedeckt bei schwacher Hitze etwa 30 Min. garen. Mit Salz, Pfeffer und Petersilie abschmecken.

Nährwerte
489 kcal • 37 g E • 23 g F • 32 g KH • 10 g Ba • 117 mg Chol • 4240 mg Ω-6-FS • 856 mg Ω-3-FS

❯ Hähnchenkeulen aus dem Römertopf

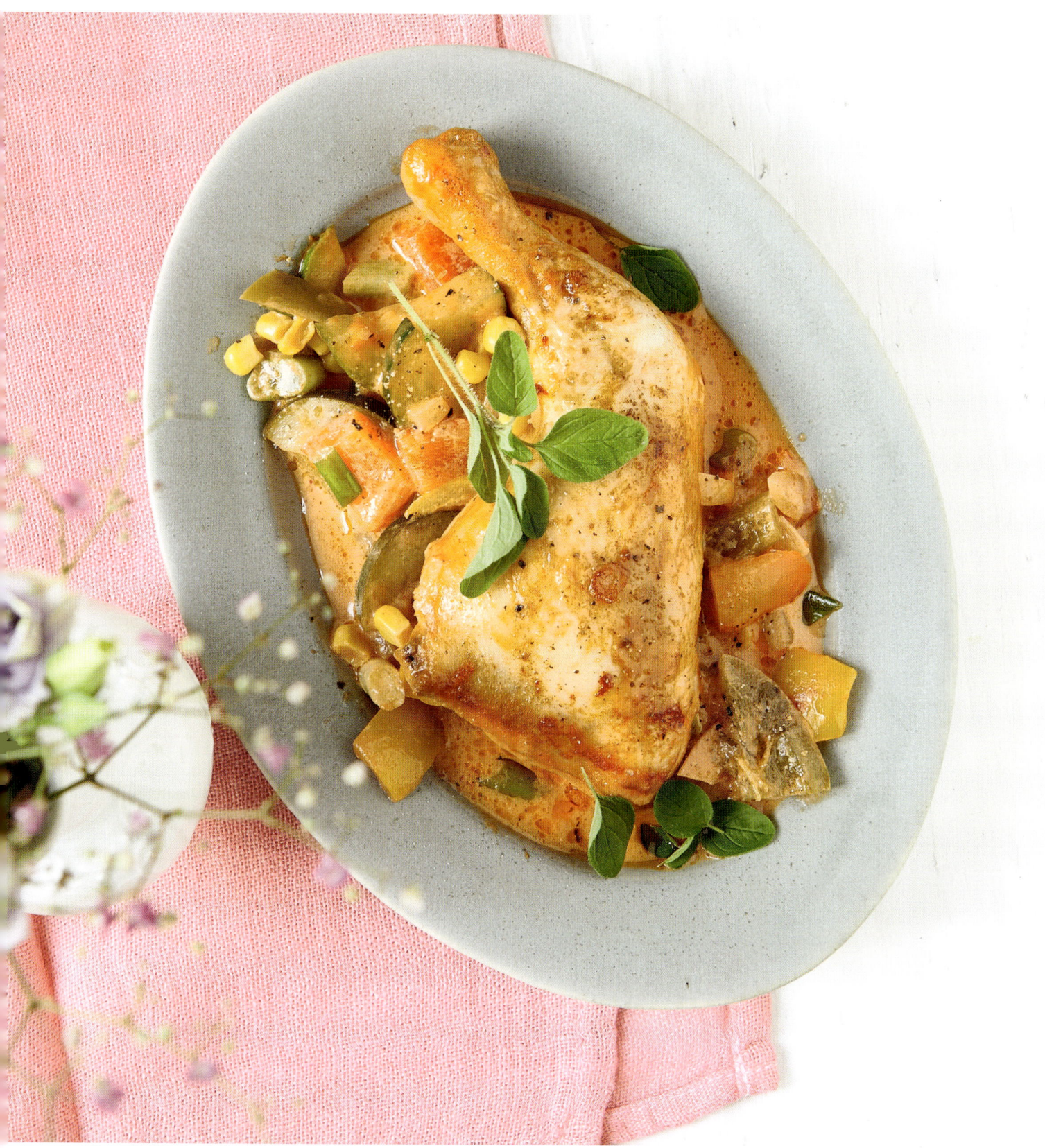

Mit einer köstlichen Sauce!
Kardamom-Mandel-Hähnchen

Für 2 Personen • gelingt leicht
⏱ 25 Min. + 15 Min. Garzeit

300 g Hähnchenbrustfilet • 1 Zucchini • 1 unbehandelte Zitrone • 1 Stück Ingwer (etwa 1 cm) • 1 Stängel Koriander • 1 EL Olivenöl • 1 EL Tomatenmark • 100 ml Hühnerbrühe • 50 g Mandelstifte • ¼ TL Kardamom, gemahlen • ½ TL Fenchelsamen • 1 Msp. Nelkenpfeffer • 1 Msp. Cayennepfeffer • Salz • Pfeffer

● Das Hähnchenbrustfilet in 3 cm große Würfel schneiden. Zucchini waschen, putzen und in Scheiben schneiden. Die Zitrone heiß abwaschen, die Schale abreiben und den Saft auspressen. Ingwer schälen und sehr fein würfeln. Koriander waschen und hacken.

● Hähnchen in heißem Öl von allen Seiten goldbraun anbraten. Das Tomatenmark zum Fleisch geben und mit anschwitzen. Die restlichen Zutaten und Gewürze außer dem Koriander hinzufügen und etwa 10 Min. dünsten. Mehrmals umrühren, salzen und pfeffern.

Nährwerte
403 kcal • 47 g Eiweiß • 21 g F • 6 g KH • 4,3 g Ba • 100 mg Chol • 3700 mg Ω-6-FS • 194 mg Ω-3-FS

Eine feine Kombination.
Hähnchenbrust mit Fenchel

Für 2 Personen • gut vorzubereiten
⏱ 30 Min. + 30 Min. Marinierzeit

2 Zweige Thymian • Saft von ½ Zitrone • Salz • Pfeffer • 2 Hähnchenbrustfilets (à 150 g) • 1 Fenchelknolle • 2 EL Rapsöl • 1 EL Koriander, gehackt • 1 Msp. Koriander, gemahlen

● Thymianblättchen abzupfen. Aus Zitronensaft, Thymian, Salz und Pfeffer eine Marinade rühren und die Hähnchenbrüste darin etwa 30 Min. einlegen. Fenchel putzen, halbieren, den Strunk entfernen und die Knolle in Streifen schneiden. Das Fenchelgrün fein hacken und beiseitelegen. Die Hähnchenbrüste im heißen Öl goldbraun anbraten, salzen und in geschlossener Pfanne fertig garen.

● Fenchel im restlichen Öl und 2 Esslöffeln Wasser andünsten. Zugedeckt etwa 5 Min. dünsten. Salzen, pfeffern, mit Koriander würzen und Fenchel- sowie Koriandergrün dazugeben. Alles zugedeckt warm halten. Das Fenchelgemüse zusammen mit den Hähnchenbrüsten auf zwei Tellern anrichten.

Nährwerte
261 kcal • 37 g E • 11 g F • 3 g KH • 1,5 g Ba • 93 mg Chol • 1820 mg Ω-6-FS • 908 mg Ω-3-FS

Lecker zu Spaghetti!
Puten-Saltimbocca

Für 2 Personen • gelingt leicht
⏱ 15 Min. + 15 Min. Garzeit

4 Putenschnitzel (à 80 g, vom Metzger sehr dünn geklopft) • Salz • Pfeffer, frisch gemahlen • 4 dünne Scheiben Parmaschinken • 4 große Salbeiblätter • 2 große Möhren • 1 EL Olivenöl • 250 g passierte Tomaten • 2 EL Sahne, 30 % Fett • ½ TL Zucker

● Die Putenschnitzel pfeffern. Jedes Schnitzelchen mit einem Blatt Salbei und einer Scheibe Schinken belegen und mit Zahnstochern befestigen. Die Möhren schälen und fein würfeln. Saltimbocca in heißem Öl von allen Seiten hellbraun anbraten und herausnehmen. Die Möhren im Bratensatz andünsten und die Tomaten dazugeben.

● Die Hitze verringern, die Schnitzelchen in die Sauce legen und darin zugedeckt etwa 10 Min. garen. Das Fleisch anschließend aus der Sauce nehmen und diese mit Sahne, Salz, Zucker und Pfeffer abschmecken.

Nährwerte
229 kcal • 13 g E • 14 g F • 12 g KH • 4,7 g Ba • 120 mg Chol • 1830 mg Ω-6-FS • 370 mg Ω-3-FS

➤ Puten-Saltimbocca

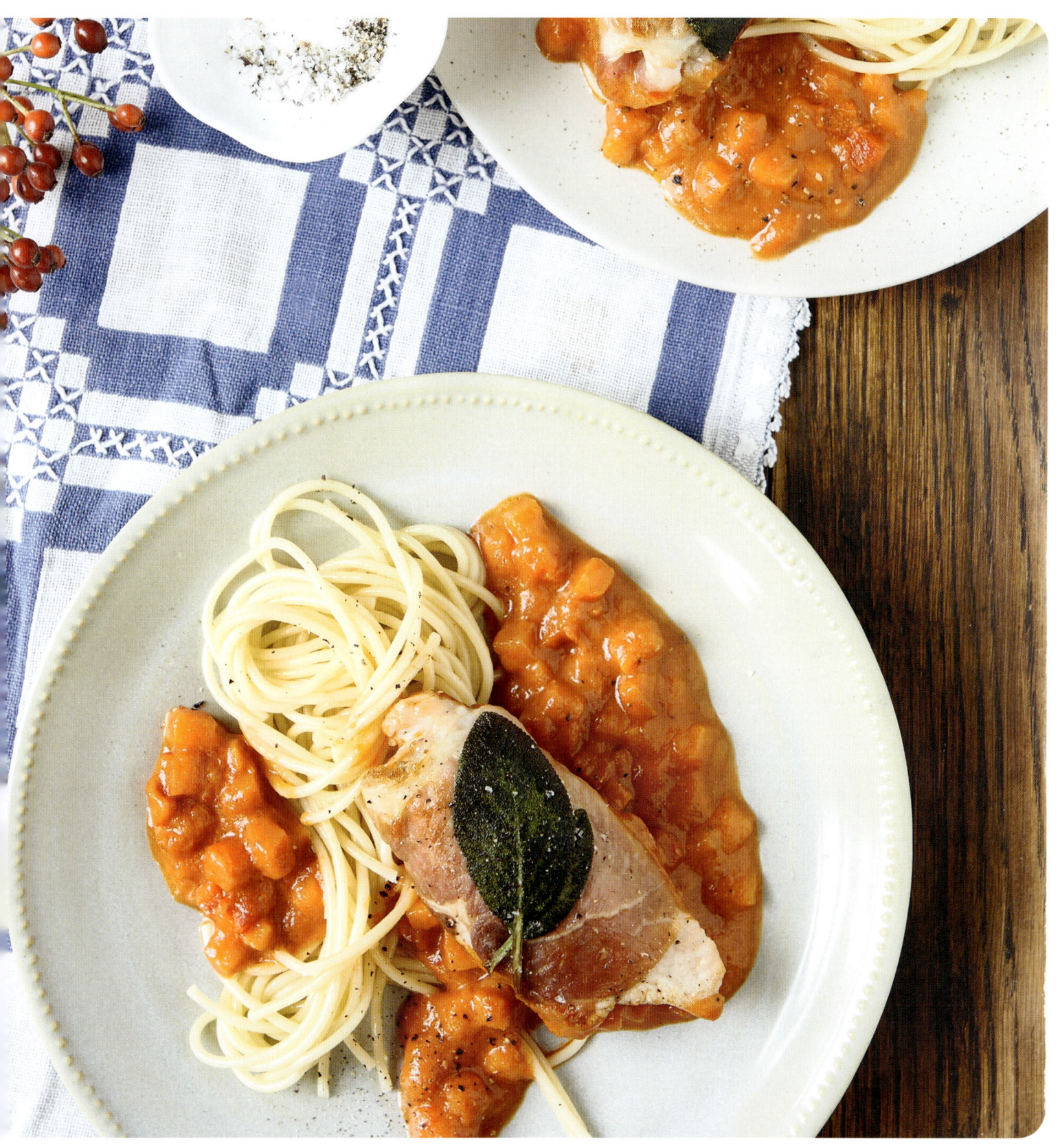

Hauptgerichte

Curry passt prima zu Mango.
Grünes Curry mit Mango

Für 2 Personen • geht schnell
⏱ 10 Min. + 10 Min. Garzeit

300 g Putenbrustfilet • 1 Zwiebel • 2 Möhren • 1 Stange Staudensellerie • 1 Mango • 2 EL Rapsöl • 1 TL Kurkuma • 1 EL grüne Currypaste • 200 ml Hühnerbrühe • frischer Koriander

● Das Fleisch würfeln. Zwiebel und Möhren schälen. Zwiebel abziehen, fein hacken und die Möhren klein würfeln. Staudensellerie putzen, waschen und in Stücke schneiden. Die Mango schälen, entkernen und würfeln. 1 EL Öl im Wok erhitzen und darin Kurkuma und Currypaste 1 Min. anrösten. Das Fleisch zugeben und 2 bis 3 Min. unter Rühren braten. Herausnehmen und warm halten.

● Das restliche Öl im Wok erhitzen und die Zwiebel und Möhren andünsten. Die Brühe angießen und einmal aufkochen lassen. Sellerie- und Mangostücke untermischen und alles etwa 5 Min. schmoren. Das Fleisch wieder hinzufügen. Koriander klein schneiden und vor dem Servieren über das Curry streuen.

Nährwerte
478 kcal • 45 g E • 20 g F • 29 KH • 6,9 g Ba • 80 mg Chol • 2880 mg Ω-6-FS • 1560 mg Ω-3-FS

Statt Meerrettichsauce ein Dip.
Tafelspitz mit Kräutersauce

Für 4 Personen • braucht etwas Zeit
⏱ 2½ Std.

1 Bund Suppengrün • 750 g Tafelspitz • 2 Lorbeerblätter • 2 Wacholderbeeren • 2 Gewürznelken • 1 EL Salz • 1 Bund Kräuter (z. B. Kerbel, Sauerampfer, Petersilie, Schnittlauch) • 150 g fettarmer Joghurt • 150 g Sahne, 30 % Fett • Salz • Pfeffer, frisch gemahlen

● Suppengrün klein schneiden und in 1 l Wasser zum Kochen bringen. Gewürze und Salz hinzufügen. Tafelspitz hineinlegen – das Fleisch muss mit Flüssigkeit bedeckt sein – falls nicht, noch etwas nachgießen. Bei schwacher Hitze 2 Std. köcheln lassen. Den Schaum abschöpfen.

● Die Kräuter waschen und fein hacken. Joghurt und Kräuter mischen. Sahne anschlagen und unterheben. Mit Salz und Pfeffer abschmecken. Das Rindfleisch in der Brühe etwas abkühlen lassen, herausnehmen und dünn in Scheiben schneiden. Mit der Kräutersauce servieren.

Nährwerte
377 kcal • 40 g E • 23 g F • 3 g KH • 0 g Ba • 140 mg Chol • 671 mg Ω-6-FS • 212 mg Ω-3-FS

Herrlich saftig in Milch geschmort.
Putenschmorbraten

Für 8 Personen • braucht etwas Zeit
⏱ 10 Min. + 1½ Std. Garzeit

1,5 kg Putenrollbraten (Oberkeule) • Salz • Pfeffer • 3 Knoblauchzehen • 3 EL Olivenöl • 1 l fettarme Milch • 1 Lorbeerblatt • je 3 Zweige Thymian und Rosmarin • einige Stängel Petersilie • 1 TL Speisestärke

● Das Fleisch salzen und pfeffern. Den Knoblauch abziehen und halbieren. Das Fleisch in einem Bräter in Olivenöl kräftig anbraten, herausnehmen. Das Fett abgießen. Die Milch erhitzen. Braten zurück in den Bräter geben und mit der Milch übergießen. Lorbeerblatt, Knoblauch und die Kräuter hinzufügen. Zugedeckt bei schwacher Hitze 1½ Std. sanft garen, dabei öfter mit der Milch begießen und nach der Hälfte der Garzeit umdrehen.

● Den Bratenfond durch ein Sieb gießen und sämig einköcheln lassen. Stärke mit Wasser anrühren, zum Bratfond geben, aufkochen lassen und vor dem Servieren abschmecken.

Nährwerte
397 kcal • 50 g E • 8 g F • 7 g KH • 0 g Ba • 87 mg Chol • 784 mg Ω-6-FS • 190 mg Ω-3-FS

❯ Grünes Curry mit Mango

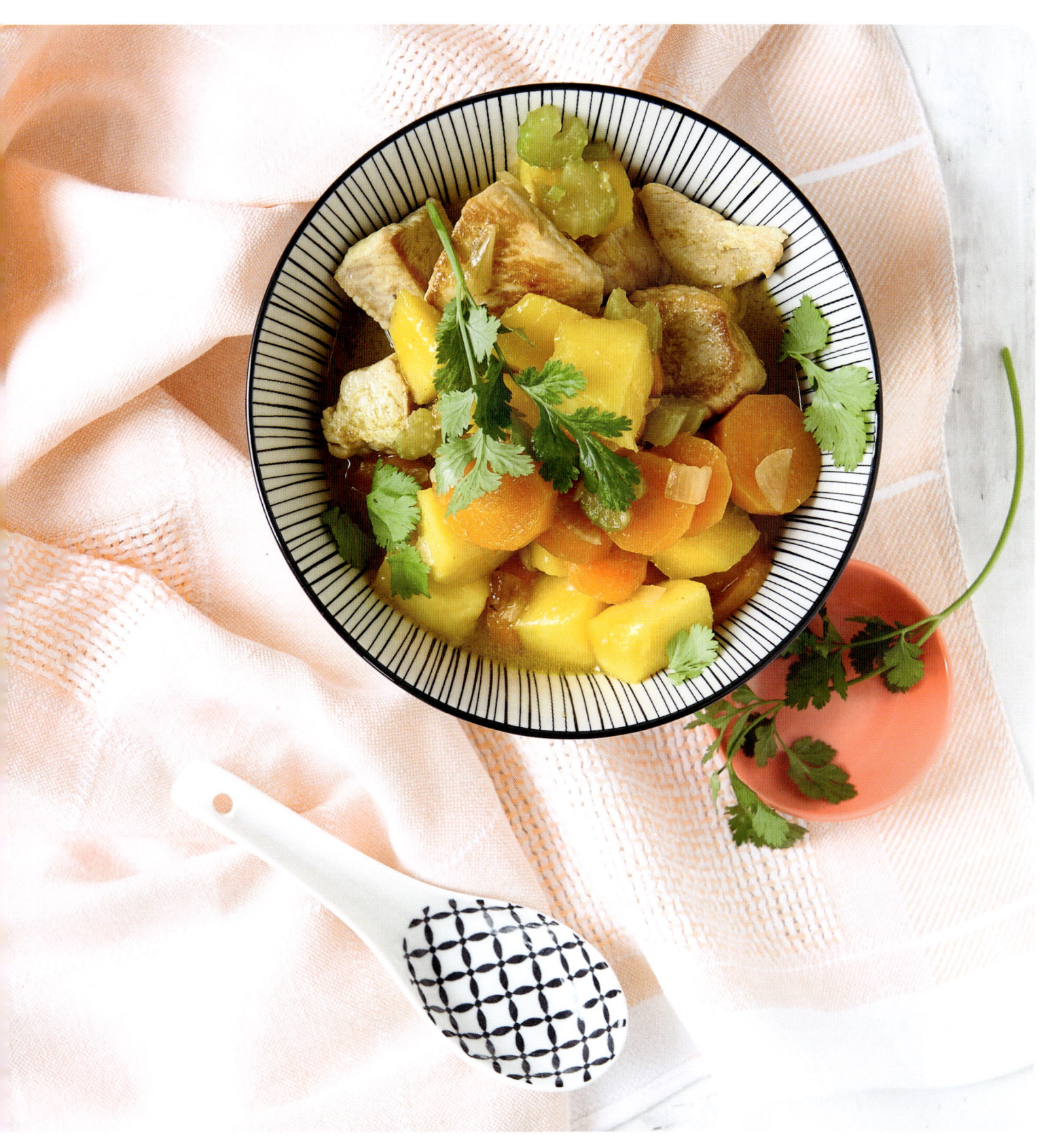

Rosenkohl und Kokosmilch – für Experimentierfreudige.

Kokos-Curry mit Rosenkohl

Für 4 Personen • preisgünstig
25 Min. + 25 Min. Garzeit

400 g Kartoffeln (vorwiegend fest kochend) • 300 g Rindfleisch aus der Hüfte • 1 Stange Staudensellerie • 1 rote Paprikaschote • 400 g Rosenkohl • 2 Zwiebeln • 1 Knoblauchzehe • 2 EL Olivenöl • 400 ml Kokosmilch • 200 ml Gemüsebrühe • Salz • Pfeffer • 1 TL Currypulver • 1 Msp. Cayenne-pfeffer • 2 EL Limettensaft • Zucker • 2 EL Petersilie

● Die Kartoffeln schälen und in Spalten schneiden. Das Rindfleisch in kleine Stücke schneiden. Sellerie und Paprika waschen, putzen und in Würfel schneiden. Rosenkohl waschen, putzen, den Strunk abschneiden und die Unterseite mit einem Messer kreuzweise einschneiden. Rosenkohl in leicht gesalzenem Wasser bissfest dünsten.

● Zwiebeln und Knoblauch abziehen und fein würfeln. Das Olivenöl erhitzen und Zwiebeln und Knoblauch darin kurz andünsten. Fleisch hinzufügen und anbraten. Kartoffeln zugeben, Kokosmilch und Brühe angießen. Mit Salz, Pfeffer, Currypulver und Cayennepfeffer würzen.

● Das Ragout etwa 10 Min. köcheln lassen. Restliches Gemüse hinzufügen und weitere 10 Min. bei kleiner Hitze köcheln lassen. Rosenkohl zum Schluss unterheben. Mit Salz, Pfeffer, Limettensaft und Zucker abschmecken. Die Petersilie waschen, zupfen und hacken. Das Curry mit Petersilie bestreut servieren.

Das passt dazu Basmatireis

Nährwerte
304 kcal • 23 g E • 11 g F • 26 g KH • 8,4 g Ba • 46 mg Chol • 831 mg Ω-6-FS • 306 mg Ω-3-FS

Im Wok zu kochen ist gesund und lecker!

Teriyaki-Rinderfilet mit Zuckerschoten

Für 2 Personen • geht schnell
20 Min. + 10 Min. Marinierzeit

300 g Rinderfilet • 2 cm frischer Ingwer • 6 EL Teriyakisauce • 100 g Zuckerschoten • 200 g Tomaten • 1 kleine Zwiebel • 1 Frühlingszwiebel • 1 TL Speisestärke • 2 EL Rapsöl • Salz • Pfeffer, frisch gemahlen

● Das Rinderfilet in sehr feine Scheiben schneiden. Ingwer schälen, fein hacken und mit der Teriyakisauce verrühren, über das Fleisch gießen und zugedeckt etwa 10 Min. ziehen lassen. Zuckerschoten putzen und schräg eventuell halbieren. Tomaten waschen, achteln und entkernen.

● Zwiebel abziehen und in Ringe schneiden. Frühlingszwiebel putzen und in Ringe schneiden. Das Fleisch aus der Marinade nehmen und die Marinade mit der Speisestärke verrühren. 1 EL Öl in den heißen Wok geben und das Fleisch portionsweise 2 bis 3 Min. anbraten. Herausnehmen und warm stellen.

● Im restlichen Öl die Zwiebelringe und die Frühlingszwiebel anbraten, Zuckerschoten hinzufügen und etwa 3 Min. braten, bis sie leuchtend grün sind. Die Marinade einrühren und kurz aufkochen lassen, bis die Sauce eindickt. Das Fleisch samt Fleischsaft und die Tomaten zugeben, etwa 1 bis 2 Min. erhitzen, mit Salz und Pfeffer abschmecken und mit dem Grün der Frühlingszwiebeln bestreuen.

Nährwerte
369 kcal • 38 g E • 18 g F • 13 g KH • 5,8 g Ba • 77 mg Chol • 2710 mg Ω-6-FS • 1050 mg Ω-3-FS

➔ Teriyaki-Rinderfilet mit Zuckerschoten

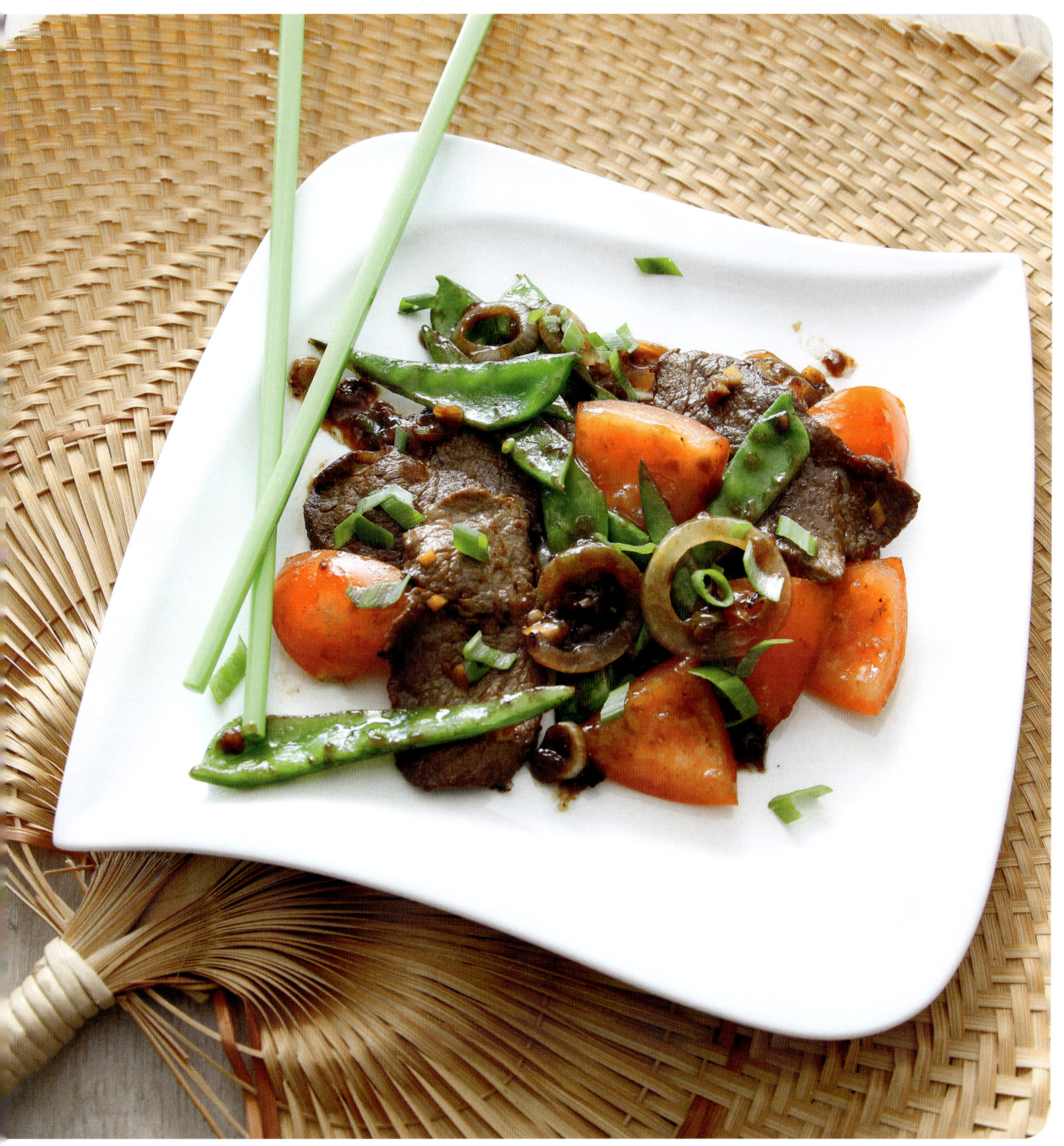

Schmorgericht für Fans der mediterranen Küche.
Andalusischer Kalbstopf

2 Personen • gut vorzubereiten
⊙ 15 Min. + 35 Min. Garzeit

2 Knoblauchzehen • 2 Möhren • 1 Fenchelknolle • 1 Stange Staudensellerie • 1 Zucchini • 200 g Kartoffeln • 200 g Kalbschnitzel • 1 EL Olivenöl • Salz • Pfeffer, frisch gemahlen • 150 ml Kalbsfond • 125 ml passierte Tomaten • 4 Zweige Thymian • ¼ TL Paprikapulver, edelsüß • 2 EL grüne Oliven

● Knoblauch abziehen und fein hacken. Möhren putzen und schälen. Das restliche Gemüse waschen, putzen und alles in mundgerechte Stücke schneiden. Die Kartoffeln schälen und in etwa 1 cm große Würfel schneiden.

● Das Fleisch in etwa 1 cm große Würfel schneiden. Das Fleisch von allen Seiten in heißem Öl scharf anbraten. Mit Salz und Pfeffer würzen. Knoblauch, Gemüse und Kartoffeln hinzugeben und unter Rühren etwa 3 Min. braten.

● Den Kalbsfond und die passierten Tomaten angießen, die Thymianzweige darauflegen und zugedeckt etwa 20 Min. köcheln lassen. Anschließend Thymian herausnehmen und das Gericht mit Salz, Pfeffer und Paprika abschmecken. Die Oliven entsteinen. Dazu mit dem Messerrücken andrücken, den Stein herausnehmen und anschließend in Scheiben schneiden. Die Oliven unterrühren.

Das passt dazu Lecker zu italienischem Weißbrot.

Variante Anstatt Fenchel können Sie auch Aubergine und rote Paprika verwenden.

Nährwerte
348 kcal • 34 g E • 9 g F • 31 g KH • 8,9 g Ba • 87 mg Chol • 995 mg Ω-6-FS • 238 mg Ω-3-FS

Fein-würzig!
Süß-scharfes Rinderfilet aus dem Wok

Für 2 Personen • gelingt leicht
⊙ 40 Min.

250 g Rinderfilet • 1 EL Sojasauce • 2 EL trockener Sherry • 2 EL Hoi-Sin-Sauce (aus dem Asialaden) • je 1 rote und gelbe Paprikaschote • 150 g kleine Champignons • 1 Zwiebel • 2 cm frischer Ingwer • 1 Knoblauchzehe • 60 ml Gemüsebrühe • 1 EL Austernsauce • 1 TL Sesamöl • 1 EL Weißweinessig • 1 TL süße Chilisauce • 1 EL Speisestärke • 2 EL Rapsöl

● Das Fleisch fein schneiden. Sojasauce mit je 1 EL Sherry und Hoi-Sin-Sauce verrühren, das Fleisch darin marinieren. Paprika waschen, in Streifen schneiden. Champignons putzen und halbieren. Zwiebel abziehen, würfeln, Ingwer und Knoblauch fein hacken. Die Brühe mit restlichem Sherry, Hoi-Sin- und Austernsauce, Sesamöl, Essig, Chilisauce und Speisestärke verrühren.

● Das Fleisch 3 Min. unter Rühren im Wok in 1 EL Öl anbraten. Herausnehmen. Ingwer, Zwiebeln und Knoblauch im restlichen Öl anbraten. Paprika zugeben. Pilze zufügen, Sauce angießen und 2 Min. köcheln lassen. Das Rinderfilet unterrühren und kurz heiß werden lassen.

Nährwerte
392 kcal • 33 g E • 19 g F • 18 g KH • 8,2 g Ba • 65 mg Chol • 3420 mg Ω-6-FS • 1100 mg Ω-3-FS

❯ Andalusischer Kalbstopf

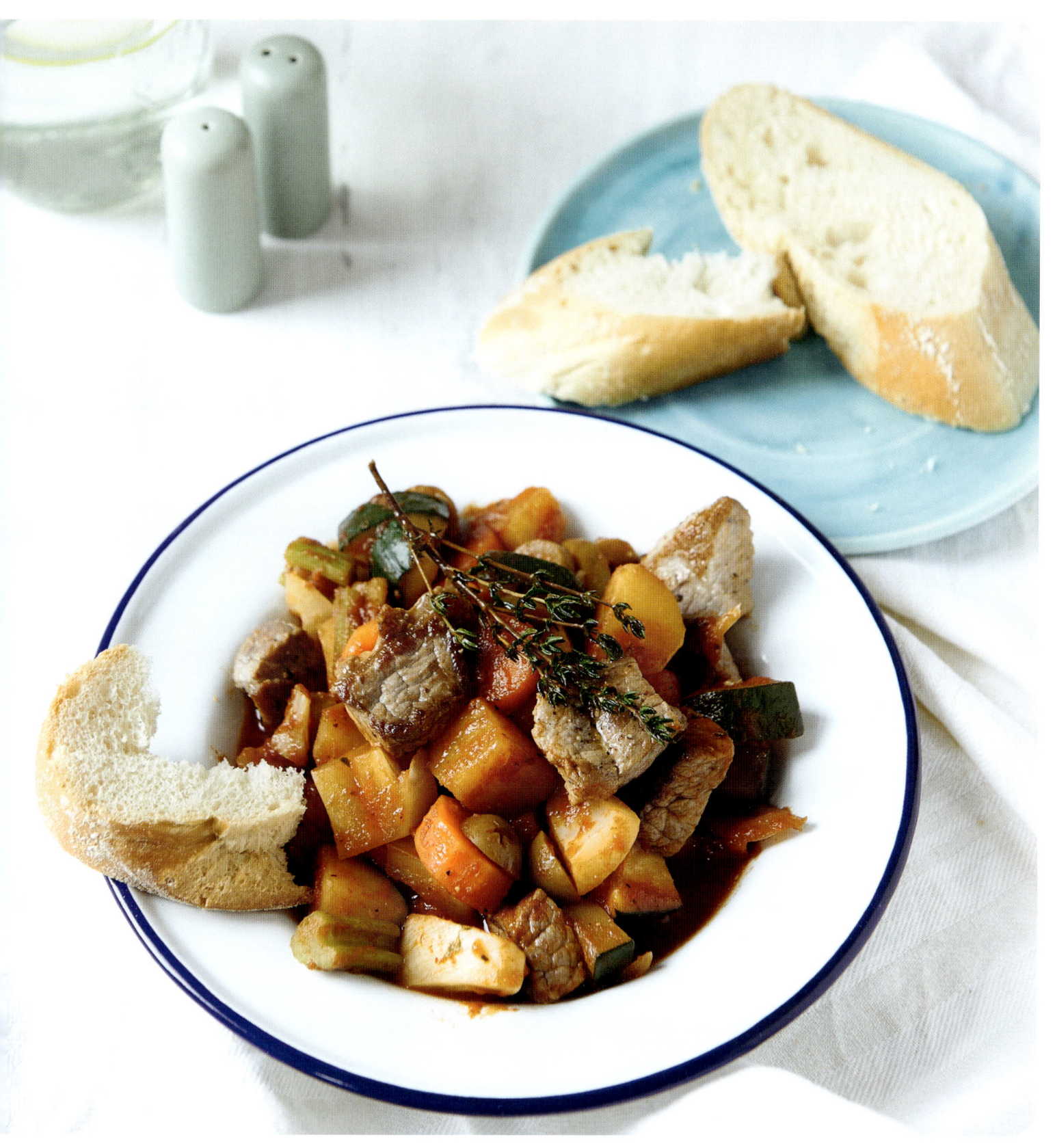

Hauptgerichte

Italienische Fischfilets
Suchtgefahr!

Für 2 Personen • gelingt leicht
◷ 10 Min. + 10 Min. Garzeit

2 Seelachsfilets (à 125 g) • 1 EL Zitronensaft • Salz • Pfeffer • 1 EL Mehl • 1 Zwiebel • 1 Knoblauchzehe • 100 g Champignons • 2 Fleischtomaten • 20 g schwarze Oliven, entsteint • 6 Stängel Basilikum • 2 EL Olivenöl • 20 g Parmesan, frisch gerieben

• Den Fisch waschen und trocken tupfen. Mit Zitronensaft säuern und salzen. Mit Mehl bestäuben. Zwiebel und Knoblauch abziehen und fein hacken. Champignons feinblättrig schneiden. Die Tomaten heiß überbrühen, häuten und würfeln. Basilikum waschen und in dünne Scheiben schneiden. Die Oliven fein hacken. Alle Zutaten miteinander vermischen und 1 EL Olivenöl untermengen. Salzen und pfeffern.

• Den Backofen auf 200 Grad vorheizen. Den Fisch von beiden Seiten in 1 EL Öl anbraten und in eine Form legen. Das Gemüse auf dem Fisch verteilen. Den Parmesan darüberstreuen und etwa 10 Min. überbacken.

Nährwerte
337 kcal • 32 g E • 18 g F • 11 g KH • 4,6 g Ba • 83 mg Chol • 1450 mg Ω-6-FS • 1090 mg Ω-3-FS

Seelachs auf Asia-Gemüse
Raffiniert asiatisch.

Für 2 Personen • geht schnell
◷ 10 Min. + 20 Min. Garzeit

200 g Seelachsfilet • 2 EL Zitronensaft • Salz • 2 cm Ingwer • 200 g Möhren • ½ Bund Frühlingszwiebeln • 200 g Mungobohnensprossen • 1 EL Rapsöl • 2 TL Sesamsamen • ¼ EL chinesische Fünf-Gewürze-Mischung • 2 EL Koriander • 1 EL Sojasauce

• Den Fisch waschen und trocken tupfen. Zitronensaft säuern und salzen. Ingwer schälen und fein hacken. Die Möhren schälen und in dünne Stifte schneiden. Frühlingszwiebeln waschen, putzen und schräg in 2 cm lange Stücke schneiden. Die Sprossen waschen. Möhren, Frühlingszwiebeln und Sojasprossen tropfnass in eine Pfanne mit Öl geben. Sesam unterrühren. Ingwer, etwas Salz und die Fünf-Gewürze-Mischung hineingeben. Auf kleiner Flamme bei geschlossenem Deckel 10 Min. dünsten.

• Das Fischfilet auf das Gemüse setzen und 5 bis 10 Min. dämpfen. Den Fisch mit der Sojasauce beträufeln. Mit Koriander bestreuen.

Nährwerte
286 kcal • 26 g E • 11 g F • 19 g KH • 8 g Ba • 60 mg Chol • 2270 mg Ω-6-FS • 1270 mg Ω-3-FS

Gratinierte Scholle
Ein leckeres Fischgericht!

Für 2 Personen • gelingt leicht
◷ 10 Min. + 20 Min. Garzeit

250 g Schollenfilets • 2 EL Zitronensaft • grobes Salz • 350 g Fleischtomaten • 2 EL Olivenöl • 1 TL italienische Kräutermischung • 2 TL Worcestersauce • Pfeffer, frisch gemahlen • 2 EL Parmesan, frisch gerieben

• Die Schollenfilets waschen und trocken tupfen. Säuern und salzen. Die Tomaten kochend heiß überbrühen, häuten und in Scheiben schneiden. Eine Auflaufform mit etwas Olivenöl einpinseln. Fisch und Tomatenscheiben dachziegelartig in die Form schichten.

• Aus Olivenöl, Kräutern, Worcestersauce, Pfeffer und Salz eine Marinade herstellen und damit den Auflauf beträufeln. Auf mittlerer Schiene in den kalten Backofen schieben und bei 200 Grad (Umluft 180 Grad) etwa 20 Min. gratinieren. 5 Min. vor Ende der Backzeit mit dem Parmesan bestreuen.

Nährwerte
277 kcal • 26 g E • 16 g F • 6 g KH • 2,5 g Ba • 87 mg Chol • 1250 mg Ω-6-FS • 823 mg Ω-3-FS

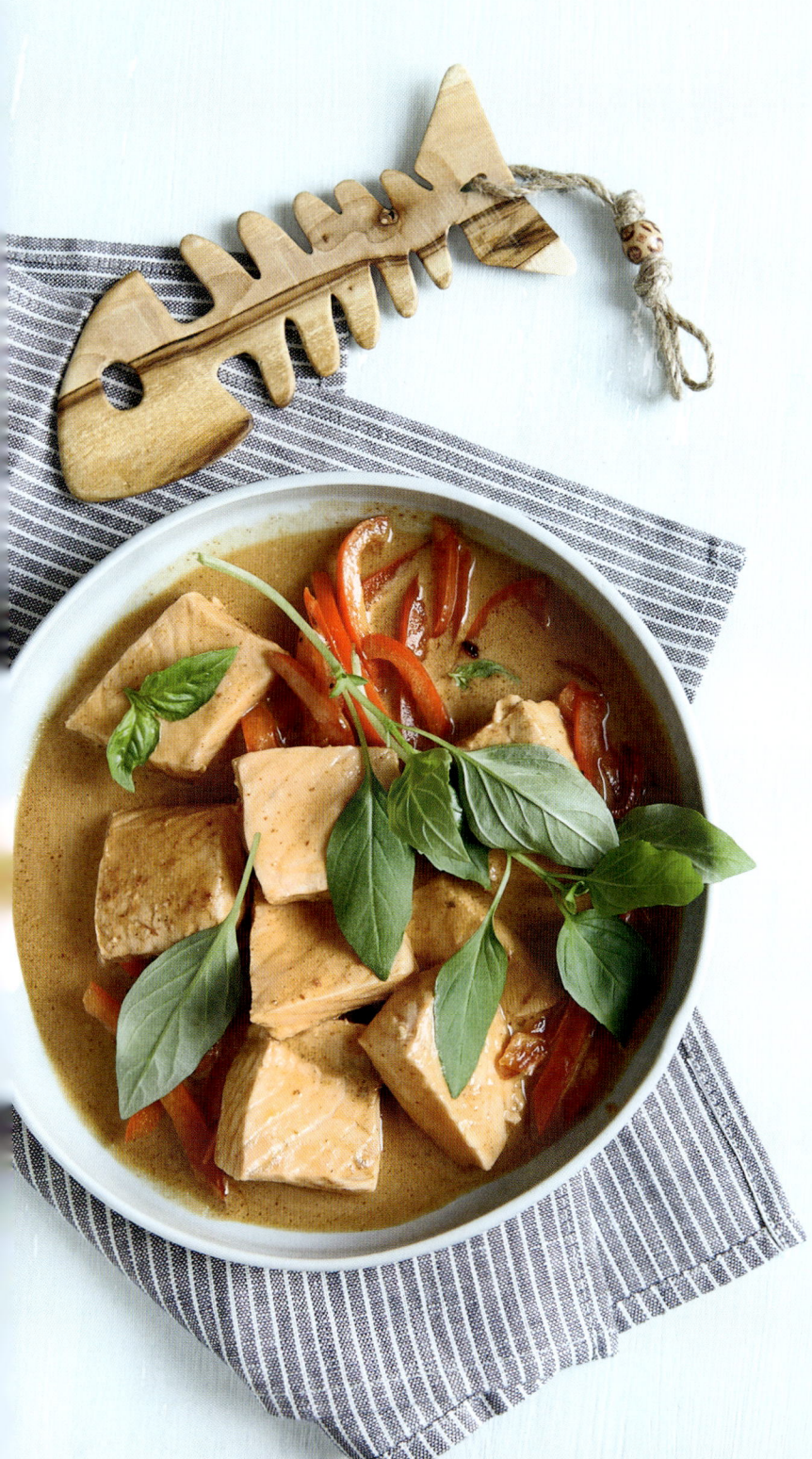

Exotisch! Am besten mit Basmatireis.
Lachsfilet in roter Kokossauce

Für 4 Personen • gelingt leicht
⏱ 25 Min.

500 g Lachsfilet • 1 rote Paprikaschote • 30 Blätter Basilikum, thailändisch • 200 ml Kokosmilch • 1 EL rote Currypaste • 3 TL brauner Zucker • 2 EL Fischsauce • 3 Stängel Zitronengras

- Fisch kalt abbrausen und in Würfel schneiden. Paprika waschen, putzen und in sehr dünne Streifen oder Würfel schneiden.

- Basilikumblätter waschen und trocken tupfen. Kokosmilch in Wok oder tiefer Pfanne/Topf erhitzen.

- Dann Currypaste, Zucker und Fischsauce einrühren. Paprika und halbierte Zitronengrasstängel dazugeben, 5 Min. köcheln lassen, dann den Fisch zufügen und bei niedriger Temperatur gar ziehen lassen. Zum Schluss noch die Zitronengrasblätter entfernen und die Basilikumblätter dazu geben.

Das passt dazu Basmatireis

Nährwerte
363 kcal • 27 g E • 25 g F • 7 g KH • 1,9 g Ba • 73 mg Chol • 1580 mg Ω-6-FS • 3620 mg Ω-3-FS

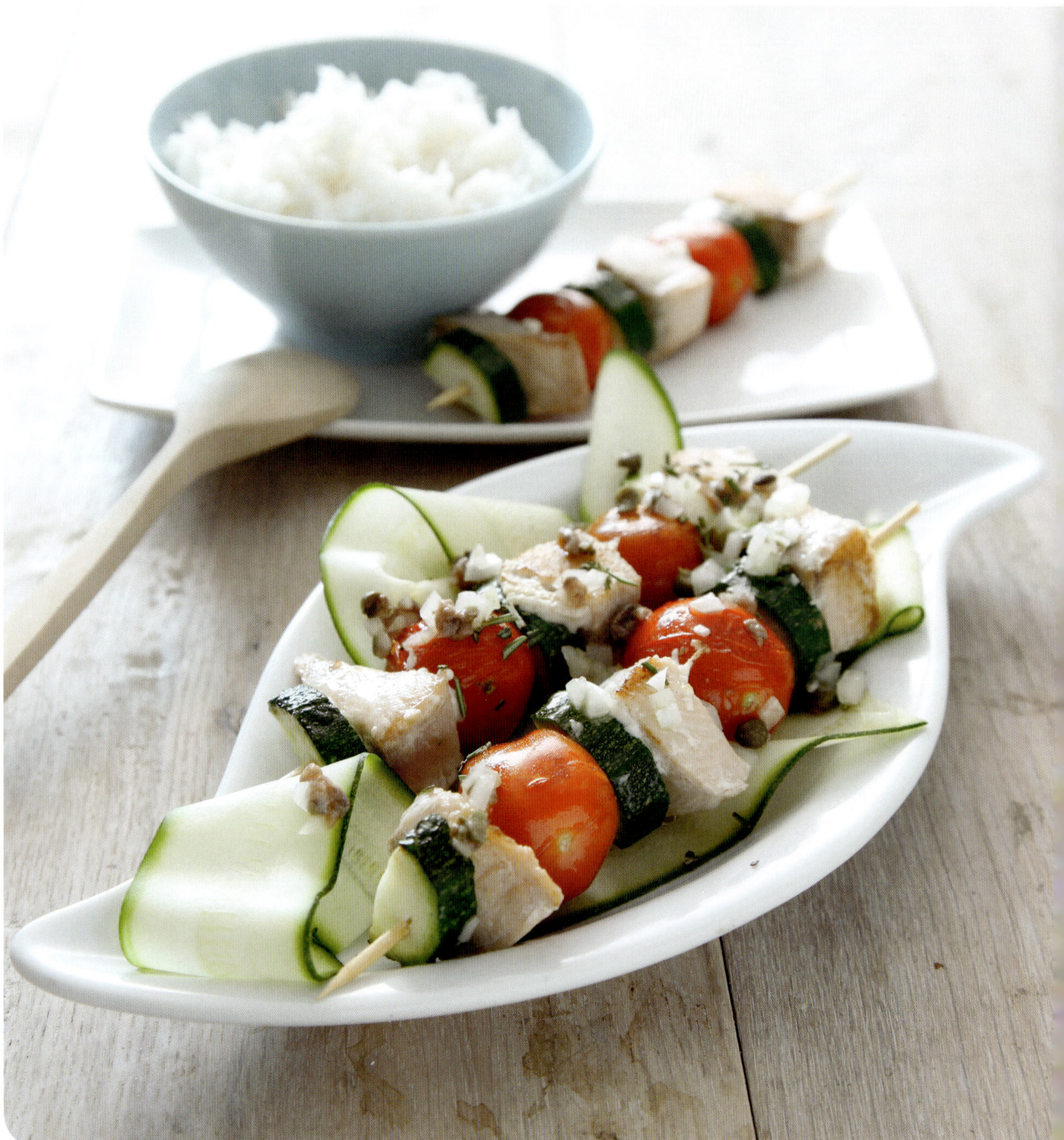

Lässt sich im Backofen oder auf dem Grill zubereiten.
Lachspäckchen

Für 4 Personen • geht schnell
15 Min. + 20 Min. Garzeit

4 Lachsfilets à 125 g • Salz • Pfeffer, frisch gemahlen • 2 unbehandelte Limetten • 8 Blätter frisches Basilikum • 2 Knoblauchzehen • 1 EL Olivenöl

● Die Lachsfilets unter fließendem Wasser waschen und mit Küchenkrepp trocken tupfen. Den Lachs anschließend auf ein großes Stück Backpapier legen. Salzen und pfeffern. Die Limetten heiß abwaschen, trocken reiben und in hauchdünne Scheiben schneiden. Die Basilikumblätter waschen und trocken schwenken. Den Knoblauch abziehen und in hauchdünne Scheiben schneiden.

● Die Lachsfilets mit Knoblauch- und Limettenscheiben sowie je 2 Blättern Basilikum belegen. Einige Tropfen Olivenöl darüberträufeln und das Ganze zu einem Päckchen verpacken. Die äußeren Enden mit Küchengarn schließen. Im vorgeheizten Backofen bei 200 Grad Umluft (Ober-/Unterhitze 220 Grad) etwa 20 Min. garen.

Variante Anstatt mit Basilikum schmeckt das Lachspäckchen auch asiatisch – mit in Streifen geschnittenen Kaffir-Limettenblättern oder Zitronengras und fein geschnittenen Chilischoten.

Nährwerte
263 kcal • 25 g E • 17 g F • 1 g KH • 0,3 g Ba • 73 mg Chol • 1510 mg Ω-6-FS • 3080 mg Ω-3-FS

◂ Lachs-Gemüse-Spieße

Wie bei den Piraten – Fisch und Gemüse aufgespießt!
Lachs-Gemüse-Spieße

Für 2 Personen • gelingt leicht
20 Min. + 25 Min. Garzeit

90 g Basmatireis • Salz • Pfeffer, frisch gemahlen • 250 g Lachsfilet • 1 Zucchini • 2 Zwiebeln • 1 Knoblauchzehe • 2–3 Sardellenfilets • 1 TL Kapern • 1 EL Zitronensaft • 2 EL trockener Sherry • 50 ml Gemüsebrühe • 12 Cocktailtomaten • 2 EL Olivenöl • 1 Zweig Rosmarin • 1 Zweig Thymian

● Den Reis laut Packungsanweisung in leicht gesalzenem Wasser 12 bis 15 Min. garen. Lachs waschen, trocken tupfen und in 18 Würfel schneiden. Zucchini waschen, putzen und ein Drittel in etwa 1 cm dicke Scheiben schneiden und diese halbieren. Den Rest der Zucchini längs in dünne Scheiben hobeln.

● Zwiebeln und Knoblauch abziehen und fein hacken. Die Sardellen und Kapern ebenfalls fein hacken. Diese 4 Zutaten miteinander vermischen. Mit Zitronensaft, Sherry und Gemüsebrühe verrühren und mit Salz und Pfeffer abschmecken. Die Tomaten waschen.

● Lachs, Zucchinischeiben und Tomaten abwechselnd auf 6 Holzspieße stecken. Salzen und pfeffern. Die Fischspieße in heißem Öl von allen Seiten etwa 10 Min. braten. Die Rosmarinnadeln und Thymianblättchen von den Stielen zupfen, fein hacken und über die Spieße streuen. Die Zucchinischeiben auf 2 Tellern verteilen. Die Fischspieße daraufsetzen und mit der Vinaigrette beträufeln. Den Reis dazu reichen.

Nährwerte
547 kcal • 34 g E • 26 g F • 41 g KH • 4,1 g Ba • 74 mg Chol • 2680 mg Ω-6-FS • 3780 mg Ω-3-FS

Hauptgerichte

Eine herrliche Kombination!
Matjes mit Rote-Bete-Birnen

Für 2 Personen • preisgünstig
⊘ 10 Min. + 20 Min. Garzeit

400 g kleine Frühkartoffeln • 1 kleine Birne • 150 g gegarte Rote Bete • 1 EL Olivenöl • Salz • Pfeffer, frisch gemahlen • 1 EL Zitronensaft • Zucker • 1 cm Ingwer • 2 Frühlingszwiebeln • 4 Matjesfilets (à 50 g) • 100 g Sahne, fettreduziert • 40 g Magerquark • 1 EL Walnussöl

● Die Kartoffeln waschen und in Salzwasser garen. Die Birne schälen. Birne und Rote Bete in 1 cm große Würfel schneiden. Beides für etwa 2 Min. in heißem Olivenöl schwenken. Mit Salz, Zitronensaft und etwas Zucker abschmecken. Ingwer schälen und fein reiben.

● Frühlingszwiebeln waschen, putzen und fein schneiden. Sahne, Quark und das Walnussöl verrühren. Ingwer und Zwiebeln unterheben und mit Salz und Pfeffer abschmecken. Das Rote-Bete-Birnen-Ragout auf Tellern anrichten. Jeweils 2 Matjesfilets darüberlegen, Ingwer-Quark-Creme und Kartoffeln dazu reichen.

Nährwerte
661 kcal • 26 g E • 38 g F • 52 g KH • 6,6 g Ba • 144 mg Chol • 3920 mg Ω-6-FS • 4400 mg Ω-3-FS

Lecker, die Würze des Estragons.
Schollenröllchen mit Estragonsauce

Für 2 Personen • gelingt leicht
⊘ 10 Min. + 10 Min. Garzeit

½ Bund Estragon • 4 Schollenfilets (à 60 g) • Salz • Pfeffer, frisch gemahlen • 1 EL milder Senf • 100 ml Fischfond • 100 g Sahne, fettreduziert • 1 EL heller Saucenbinder

● Estragon waschen und fein hacken. Fischfilets waschen und trocken tupfen. Mit der Haut nach oben auf ein Brett legen. Salzen und pfeffern. Mit dem Senf bestreichen und mit Estragon bestreuen. Die Filets zusammenrollen und mit je einem Holzzahnstocher feststecken. Den Fischfond aufkochen lassen. Die Schollenröllchen auf einen für den Topf passenden Dämpfeinsatz setzen und etwa 5 Min. dämpfen.

● Schollenröllchen anschließend warm halten und den Sud zusammen mit der Sahne erhitzen. Den Saucenbinder einrühren und aufkochen. Zum Schluss mit dem restlichen Estragon, Salz und Pfeffer abschmecken. Je zwei Schollenröllchen mit der Estragonsauce anrichten.

Nährwerte
208 kcal • 26 g E • 8 g F • 7 g KH • 0,5 g Ba • 104 mg Chol • 209 mg Ω-6-FS • 805 mg Ω-3-FS

Reich an Omega-3-Fettsäuren!
Schwedischer Heringsstipp

Für 2 Personen • gut vorzubereiten
⊘ 10 Min. + 1 Std. Ziehzeit

250 g küchenfertiger Matjes • 2 Gewürzgurken • 1 säuerlicher Apfel (z. B. Boskop) • 150 g Dickmilch, 1,5 % Fett • 2 EL Sahne • 1 EL süßer Senf • Salz • Pfeffer, frisch gemahlen

● Den Matjes in mundgerechte Stücke schneiden und in eine Schüssel geben. Kleine Gewürzgurken in Scheiben schneiden, größere Gewürzgurken würfeln und mit dem Hering mischen. Den Apfel schälen, achteln, das Kerngehäuse entfernen und Apfel in feine Würfel schneiden und mit den anderen Zutaten mischen.

● Aus Dickmilch, Sahne und Senf eine Salatsauce rühren. Mit frisch gemahlenem Pfeffer und Salz würzen. Die Senf-Sahne-Sauce mit Matjes, Apfel und Gurken mischen und gut durchziehen lassen.

Das passt dazu Schmeckt gut mit jungen Pellkartoffeln.

Nährwerte
448 kcal • 24 g E • 33 g F • 15 g KH • 1,6 g Ba • 175 mg Chol • 866 mg Ω-6-FS • 4650 mg Ω-3-FS

❯ Schwedischer Heringsstipp

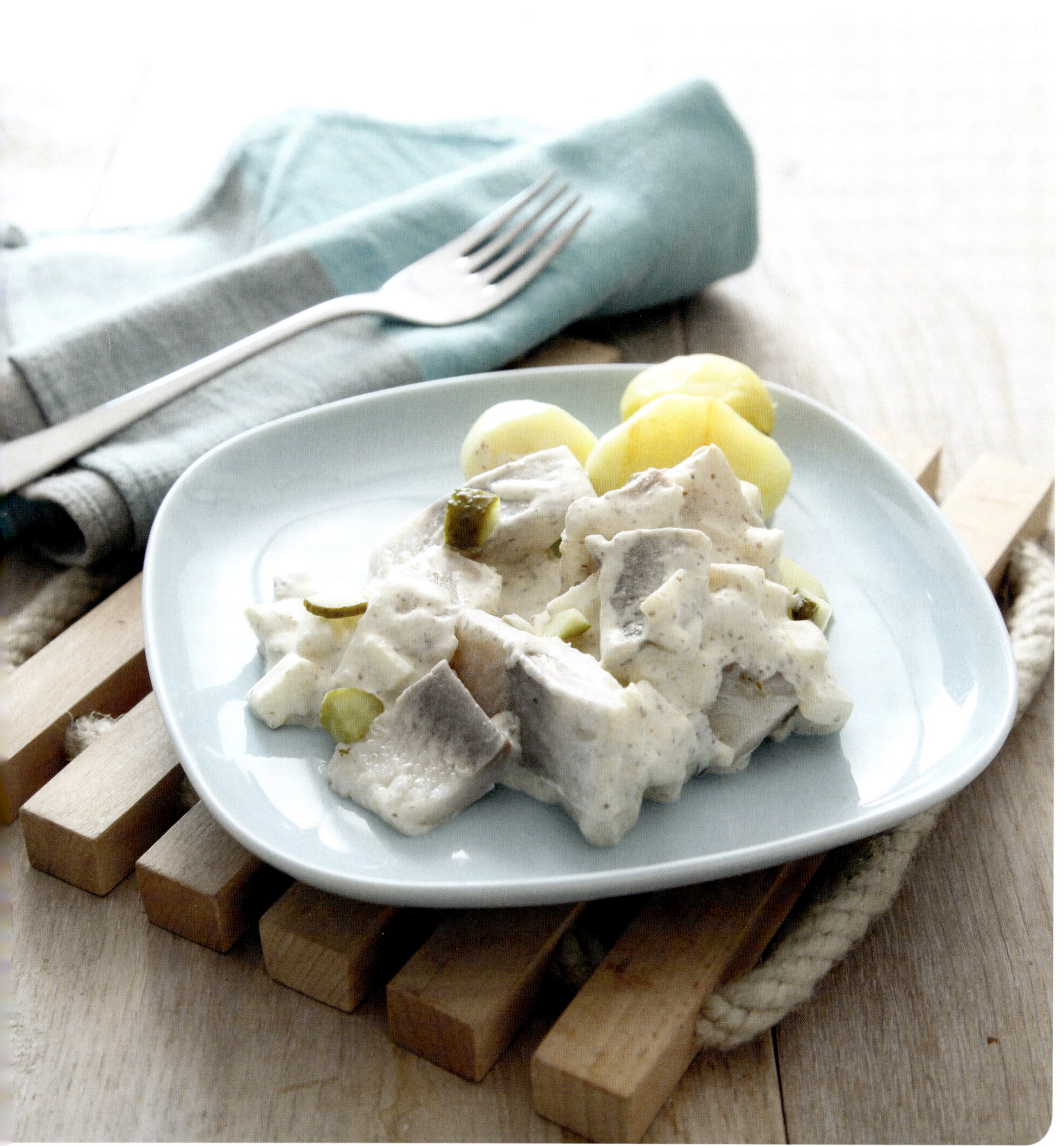

Gesunder Gaumenschmaus unter der goldgelber Kruste.

Lachs-Tomaten-Gratin

Für 2 Personen • gut vorzubereiten
30 Min. + 15 Min. Backzeit

2 Tomaten • 1 gelbe Paprika • 1 Zwiebel • 1 Knoblauchzehe • 1 EL Olivenöl • 40 g schwarze Oliven, entsteint • 200 g passierte Tomaten • 1 TL italienische Kräuter, getrocknet • Salz • Pfeffer, frisch gemahlen • 300 g Lachsfilet • 1 EL Zitronensaft • ½ Baguette • 50 g Gouda, gerieben

● Die Tomaten waschen, vierteln und entkernen. Das Fruchtfleisch in Würfel schneiden. Paprika putzen, waschen, entkernen und würfeln. Zwiebel und Knoblauch abziehen, fein hacken und im heißen Öl andünsten.

● Paprikawürfel und Oliven hinzufügen. Die passierten Tomaten und Kräuter hinzugeben und alles etwa 10 Min. köcheln lassen. Die Tomatenwürfel unterheben und alles mit Salz und Pfeffer abschmecken.

● Den Backofen auf 200 Grad vorheizen. Lachs waschen, trocken tupfen und schräg in Scheiben schneiden. Mit Zitronensaft beträufeln, mit Salz und Pfeffer würzen. Das Baguette in etwa 2 cm dicke Scheiben schneiden und im Backofen goldgelb rösten.

● Eine Auflaufform einfetten. Den Boden mit den Baguettescheiben auslegen. Das Gemüse auf die Brotscheiben verteilen. Den Lachs darüberlegen und mit Käse bestreuen. Das Gratin etwa 15 Min. auf mittlerer Schiene backen.

Nährwerte
611 kcal • 43 g E • 31 g Fett • 38 g KH • 7,4 g Ba • 104 mg Chol • 2730 mg Ω-6-FS • 4490 mg Ω-3-FS

Ganz feines Fingerfood.

Seeteufel-Spießchen

Für 4 Personen • gelingt leicht
30 Min.

1 Knoblauchzehe • 1 Zwiebel • 2 EL Olivenöl • 1 kleine Dose gehackte Tomaten • Salz • 1 EL Zucker • 2 EL Thymian, gehackt • 600 g Seeteufelfilet • 2 EL Tomatenmark • 4 EL fein gehackte schwarze Oliven • 20 g Parmesan • 2 EL Kapern • 2 EL glatte Petersilie, gehackt

● Knoblauch und Zwiebel abziehen und fein hacken. Knoblauch und Zwiebel im Öl glasig dünsten. Tomaten hinzugeben und mit Salz, Zucker und Thymian würzen und einkochen. Den Backofengrill auf 200 Grad (Umluft 180 Grad) vorheizen.

● Fisch waschen, trocken tupfen, in mundgerechte Stücke schneiden und auf Holzspieße stecken. Die Sauce mit Tomatenmark und den Oliven verrühren. Die Spieße hineinlegen und darin etwa 10 Min. gar ziehen lassen, dabei wenden. Mit Parmesan betreuen und unter dem Backofengrill 5 Min. gratinieren. Kapern und Petersilie zur Sauce geben.

Nährwerte
202 kcal • 25 g E • 8 g F • 6 g KH • 1,9 g Ba • 42 mg Chol • 657 mg Ω-6-FS • 474 mg Ω-3-FS

▸ Seeteufel-Spießchen

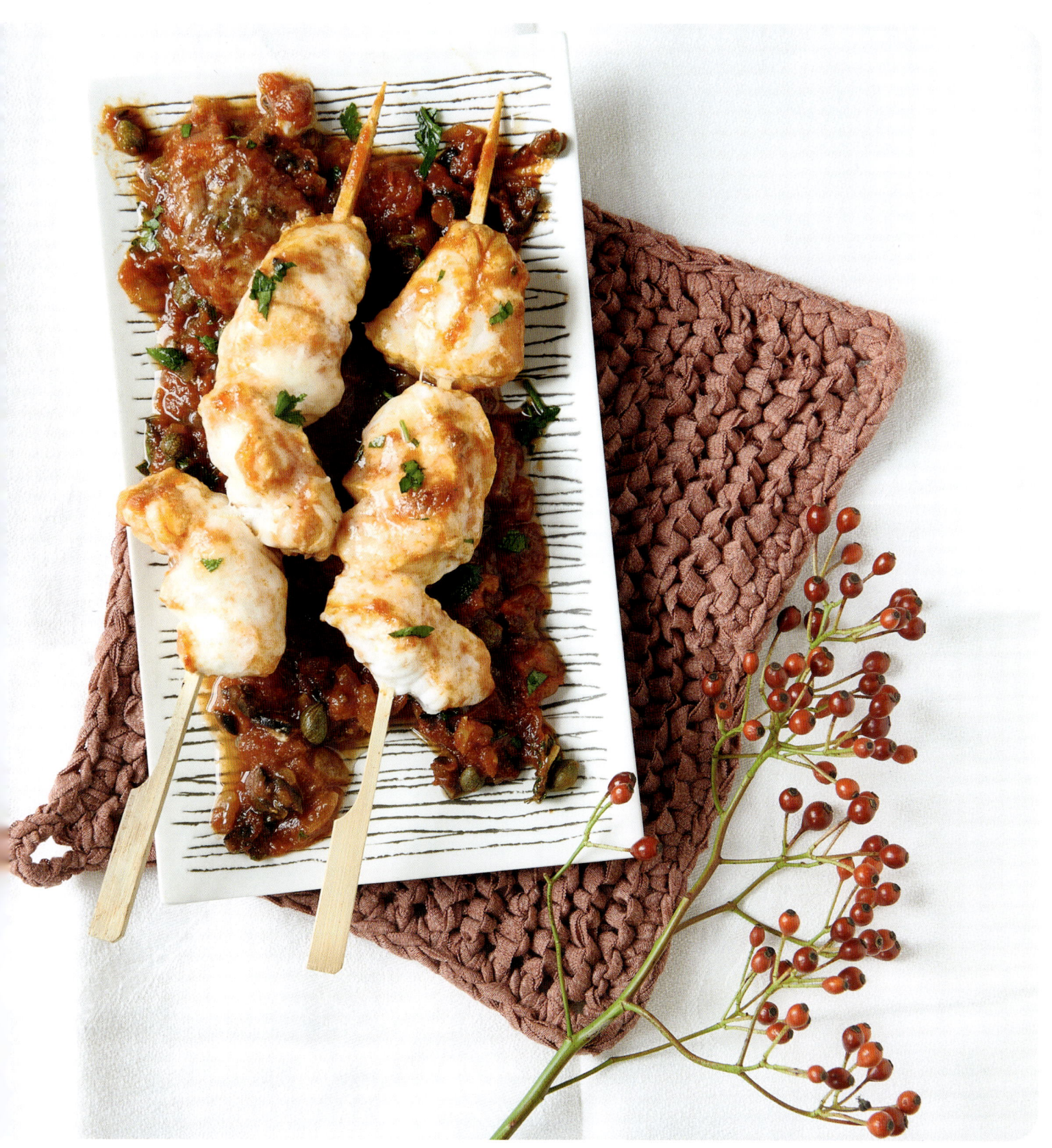

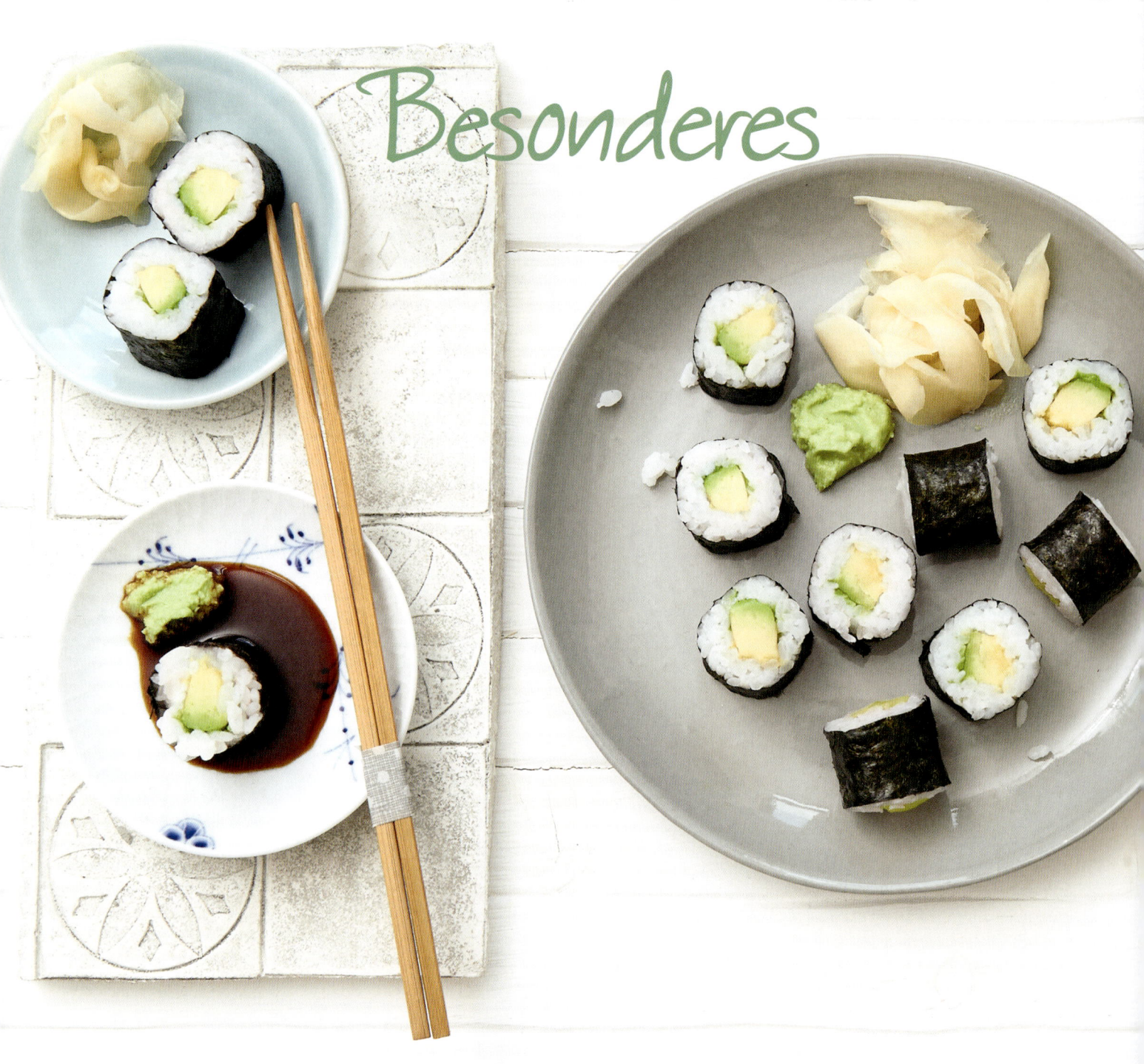

Besonderes

Vegetarische Sushiröllchen.
Avocado Maki

Für 8 Stück • braucht etwas mehr Zeit
⏱ 2 Std.

80 g Sushireis • 1 EL Reisessig • 1 EL Zucker • ½ TL Salz •
1 TL Wasabipulver • 1 reife Avocado • 2 TL Zitronensaft •
2 Noriblätter • Sojasauce • eingelegter Ingwer

● Den Reis in einem Sieb unter fließendem kaltem Wasser abspülen. Den Reis 1 Std. abtropfen lassen. Reis mit 150 ml Wasser aufkochen, bei starker Hitze 2 Min. kochen, dann zugedeckt bei kleinster Hitze 10 Min. quellen lassen. Den Deckel abnehmen, Reis mit einem Küchentuch bedecken, 10 Min. abkühlen lassen.

● Reisessig, Zucker und Salz aufkochen und abkühlen lassen. Reis in eine Schüssel füllen, den Würzessig darüberträufeln und mit einem Holzspatel vermengen. Reis vollständig abkühlen lassen. Wasabipulver mit 1½ TL Wasser verrühren. Avocado entkernen, schälen und in schmale Streifen schneiden. Mit Zitronensaft beträufeln.

● Ein Noriblatt der Länge nach mit einer Schere durchschneiden und mit der glänzenden Seite nach unten auf eine Bambus-Rollmatte legen, sodass der Rand vorn mit der Matte abschließt.

● Das Noriblatt dünn mit etwas Wasabi bestreichen und ca. ½ cm hoch den Reis daraufstreichen. Einen 1 cm breiten Rand freilassen, Avocado auf dem Reis verteilen und mithilfe der Matte fest aufrollen. In Stücke schneiden und mit Sojasoße, Wasabi und Ingwer servieren.

Nährwerte
76 kcal • 1 g E • 3 g F • 10 g KH • 1,3 g Ba • 0 mg Chol •
35 mg Ω-3-FS • 462 mg Ω-3-FS

Variante ohne Algen.
Lachs Nigiri

Für 8 Stück • braucht etwas mehr Zeit
⏱ 2 Std.

80 g Sushireis • 1 EL Reisessig • 1 EL Zucker • ½ TL Salz •
80 g ganz frisches Lachsfilet oder Räucherlachs •
1 TL Wasabipulver • Sojasauce • eingelegter Ingwer

● Reis in einem Sieb unter fließendem kaltem Wasser abspülen. Reis 1 Std. abtropfen lassen. Reis mit 150 ml Wasser aufkochen, bei starker Hitze 2 Min. kochen, dann zugedeckt bei kleinster Hitze 10 Min. quellen lassen. Deckel abnehmen, Reis mit einem Küchentuch bedecken und 10 Min. abkühlen lassen. Reisessig, Zucker und Salz aufkochen und abkühlen lassen. Reis in eine Schüssel füllen, den Würzessig darüberträufeln und mit einem Holzspatel vermengen. Reis vollständig abkühlen lassen.

● Lachsfilet in Alufolie wickeln und für ca. 1 Std. in das Gefrierfach legen, damit es sich gut schneiden lässt. Wasabipulver mit 1½ TL Wasser verrühren. Lachs schräg zur Faser in 8 dünne und gleichmäßige Stücke (ca. 3 × 5 cm) schneiden. Auf Küchenkrepp auftauen lassen, dann auf einer Seite hauchdünn mit Wasabi bestreichen.

● Mit angefeuchteten Händen jeweils 1 EL Sushireis länglich formen. Fischstücke mit der bestrichenen Seite nach oben in die linke Handfläche legen. Darauf ein Reisklößchen setzen und sanft andrücken. Sushi umdrehen, von oben mit den Fingern halbrund nachformen. Mit Sojasauce, Wasabi und Ingwer servieren.

Nährwerte
59 kcal • 3 g E • 1 g F • 9 g KH • 0 g Ba • 6 mg Chol •
127 mg Ω-6-FS • 288 mg Ω-3-FS

Iberische Urlaubsgrüße!
Paella

Für 6 Personen • gelingt leicht
⏲ 60 Min.

1 Zwiebel • 2 Knoblauchzehen • 1 rote Paprika, gehackt • 2 Hähnchenbrustfilets • 4 EL Olivenöl • 350 g Langkornreis • 1,25 l Hühnerbrühe • 100 ml Weißwein • 1 Prise Safran • Salz • schwarzer Pfeffer aus der Mühle • 2 Tintenfische (Pulpa) • 2 Tomaten • 100 g tiefgefrorene junge Erbsen • 12 große Garnelen, geschält • 500 g Miesmuscheln, gesäubert • 4 EL gehackte Petersilie • 8 Zitronenschnitze

● Zwiebel und Knoblauch abziehen und fein hacken. Paprika waschen, putzen und fein würfeln. Hähnchenbrustfilets in mundgerechte Stücke schneiden. Das Öl in einer Paellapfanne erhitzen. Zwiebeln, Paprika und Knoblauch anbraten. Hähnchenfleisch hinzugeben und salzen, pfeffern und von allen Seiten anbraten. Den Reis zugeben und weitere 2–3 Min. glasig dünsten. Die Hälfte der Brühe und den Safran zugeben und verrühren. Mit Salz und Pfeffer würzen. 15 Min. köcheln lassen.

● So lange köcheln lassen und Brühe sowie Wein hinzufügen, bis der Reis gar ist. Tintenfisch in schmale Ringe schneiden. Tomaten überbrühen und häuten. Dann in Spalten schneiden. Tintenfischringe, Tomatenspalten und Erbsen untermischen. Etwa 2 Min. köcheln lassen. Muscheln und Garnelen obenaufsetzen, mit Deckel oder ansonsten Alufolie abdecken und 3–5 Min. garen.

● Paella mit Petersilie bestreuen, mit den Zitronenschnitzen garnieren und in der Pfanne garnieren.

Nährwerte
512 kcal • 46 g E • 11 g F • 55 g KH • 2,8 g Ba • 283 mg Chol • 1050 mg Ω-6-FS • 734 mg Ω-3-FS

Herbstliche Gaumenfreude.
Schweinefilet unter Pilz-Nuss-Kruste

Für 4 Personen • braucht etwas mehr Zeit
⏲ 20 Min. + 40 Min. Garzeit

400 g Schweinefilet • Salz • schwarzer Pfeffer aus der Mühle • 2 EL Olivenöl • 2 Zweige Rosmarin • 2 Zweige Thymian • 150 g Champignons • 50 g Pfifferlinge • 2 Schalotten • Cayennepfeffer • 2 Eier • 40 g gehackte Haselnüsse

● Das Fleisch kalt abspülen, trocken tupfen und mit Salz und Pfeffer würzen. Olivenöl in einer Pfanne erhitzen. Das Filet rundherum darin anbraten. Vom Rosmarin und Thymian die Blätter zupfen, fein hacken und mit in die Pfanne geben. Ein Backblech mit Alufolie auslegen. Das Fleisch aus der Pfanne nehmen und auf dem Backblech auskühlen lassen.

● Pilze mit Küchenkrepp abreiben, in kleine Würfel schneiden und in Butter anbraten. Die Schalotten abziehen und würfeln. Die Schalotten dazugeben und glasig andünsten. Mit Cayennepfeffer, Salz und Pfeffer würzen. Den Backofen auf 180 °C vorwärmen.

● Die Pfanne vom Herd nehmen. Die Eier trennen. Haselnüsse und das Eigelb unter die abgekühlten Pilze rühren. Eiweiß aufschlagen und unterheben. Die Masse gleichmäßig auf dem Filetstück verteilen. Das Filet auf der mittleren Schiene etwa 30 Min. garen.

Das passt dazu Schupfnudeln

Nährwerte
270 kcal • 29 g E • 16 g F • 2 g KH • 2,1 g Ba • 174 mg Chol • 1670 mg Ω-3-FS • 189 mg Ω-3-FS

❯ Paella

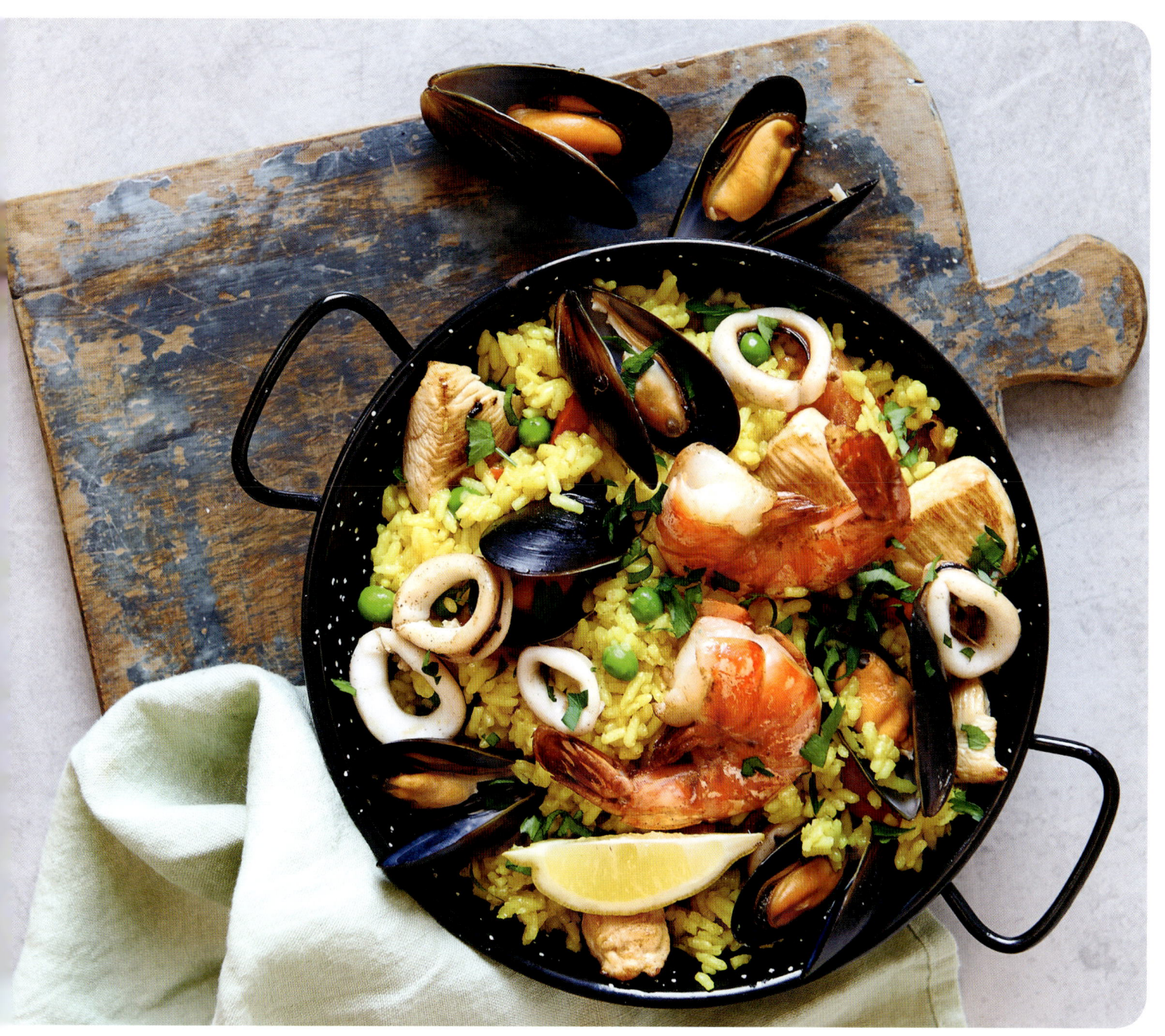

Statt Sonntagsbraten.
Ossobuco alla Milanese

Für 4 Personen • braucht etwas mehr Zeit
⊘ 30 Min. + 2 Std. Garzeit

4 Kalbshaxen in Scheiben • 4 EL Mehl • 4 EL Olivenöl • 2 Möhren • 2 Stangen Staudensellerie • 2 Zwiebeln • 500 ml Gemüsebrühe (Instant) • 3 EL Tomatenmark • 2 Knoblauchzehen • 1 Bund Petersilie • abgeriebene Schale von 1 Zitrone • Salz • schwarzer Pfeffer aus der Mühle

● Die Kalbshaxen waschen, trocken tupfen, in Mehl wenden und in einem gusseisernen Topf von beiden Seiten in heißem Öl scharf anbraten, dann herausnehmen. Möhren und Sellerie schälen bzw. putzen und fein würfeln. Zwiebeln abziehen und fein würfeln. Gemüse im Topf anbraten und nach 5 Min. mit etwas Brühe ablöschen.

● Knoblauch abziehen, fein würfeln und die Hälfte dazugeben. Mit der Hälfte der Brühe ablöschen und das Tomatenmark zugeben. Fleisch nebeneinander in die Sauce legen und restliche Brühe aufgießen. Bei geschlossenem Deckel etwa 1½–2 Std. schmoren lassen. Zwischendurch die Scheiben wenden.

● Die Sauce kräftig mit Salz und Pfeffer abschmecken. Petersilie waschen, trocken tupfen, die Blätter von den Stielen zupfen und fein hacken, Zitronenschale und restlichen Knoblauch mischen und die fertig gegarten Kalbshaxen mit der Mischung bestreuen.

Das passt dazu Bandnudeln und ein grüner Salat.

Nährwerte
422 kcal • 42 g E • 22 g F • 15 g KH • 4,4 g Ba • 131 mg Chol • 1580 mg Ω-6-FS • 240 mg Ω-3-FS

Für Fischfreunde ein Genuss.
Dorade im Salzmantel

Für 2 Portionen • braucht etwas mehr Zeit
⊘ 15 Min. + 30 Min. Garzeit + 10 Min. Ruhezeit

1 Dorade, ausgenommen (ca. 500 g) • etwas Salz • etwas Pfeffer • 2 Zweige Rosmarin • 4 Zweige Thymian • 1 Zitrone (unbehandelt) • 1 kg grobes Meersalz • 2 Eiweiß

● Den Backofen auf 250 °C vorheizen. Ein Backblech mit Backpapier belegen. Den Fisch mit kaltem Wasser innen und außen abbrausen und mit Küchenkrepp trocken tupfen. Die Innenseite mit etwas Salz und Pfeffer würzen.

● Die Zitrone waschen, 2 große Scheiben abschneiden und mit dem Rosmarin und Thymian in den Fisch legen. Den Fisch wieder zusammenklappen.

● Die Eiweiße steif schlagen und mit dem groben Meersalz in einer Schüssel gleichmäßig vermengen. Ein Teil der Masse 2 cm hoch auf das Backblech geben. Die Dorade mittig darauflegen. Den Fisch mit dem restlichen Salzteig dicht bedecken. Rundherum andrücken.

● Auf die mittlere Schiene in den Backofen schieben und 30 Min. backen. Energie abschalten, die Backofentür einen Spalt öffnen und 10 Min. ruhen lassen. Die Salzkruste aufklopfen und den Fisch freilegen. Die Haut und Gräten entfernen und die Fischfilets auf 2 vorgewärmten Tellern servieren.

Das passt dazu Kartoffelbrei und Spinatgemüse.

Nährwerte
198 kcal • 40 g E • 4 g F • 0 g KH • 0 g Ba • 144 mg Chol • 244 mg Ω-6-FS • 1080 mg Ω-3-FS

➤ Dorade im Salzmantel

Besonderes 105

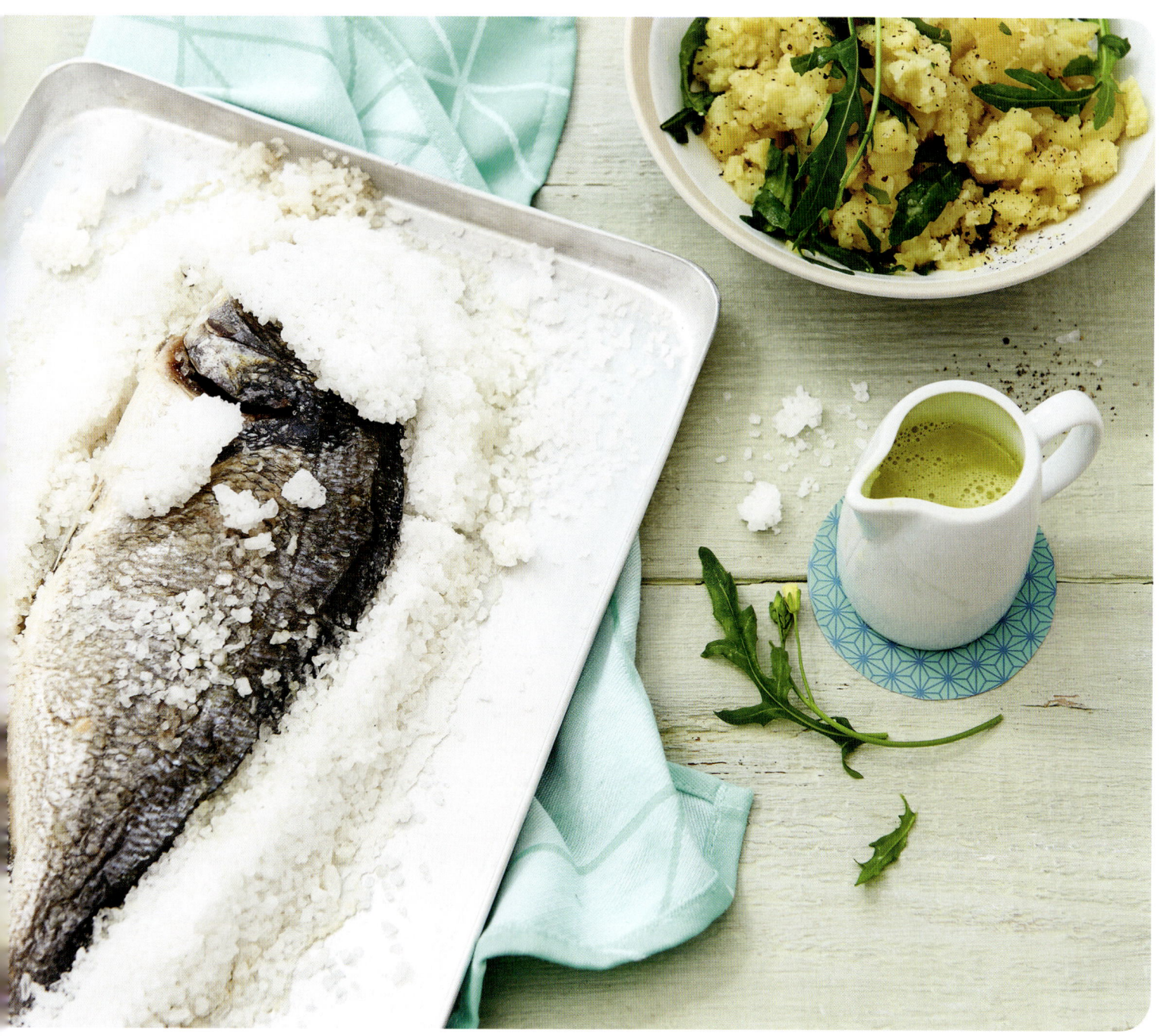

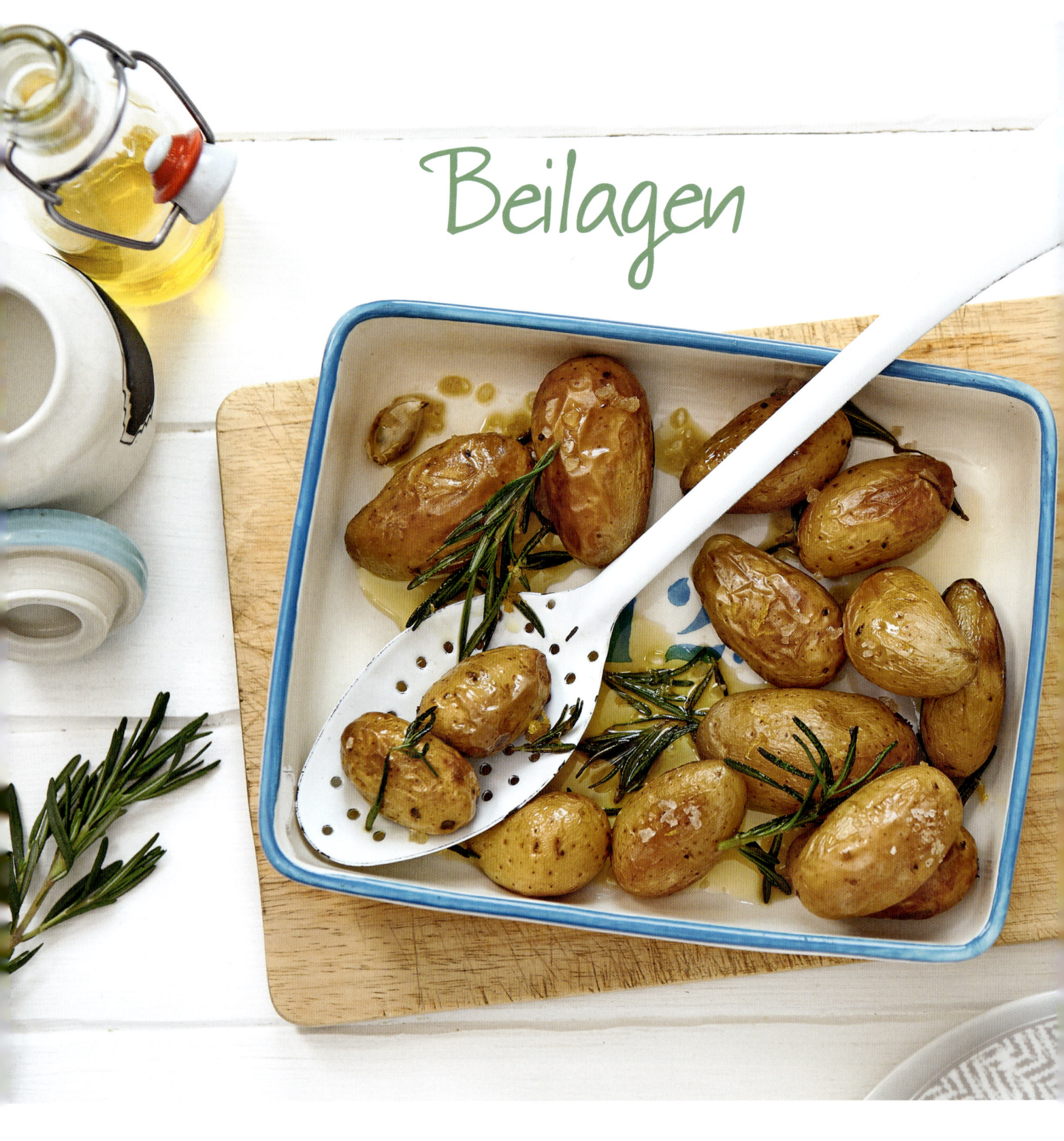

Beilagen

Ideal zu Kurzgebratenem.
Rosmarinkartoffeln

Für 4 Personen • gelingt leicht
⊙ 10 Min. + 40 Min. Garzeit

800 g kleine Kartoffeln • 2 Zweige frischer Rosmarin • 4–5 Zweige Thymian • 2–4 Knoblauchzehen • 4 EL Olivenöl • grobes Salz

● Den Backofen auf 200 Grad (Umluft 180 Grad) vorheizen. Die Kartoffeln unter fließendem Wasser gründlich abbürsten und trocken reiben. Rosmarin waschen und die Nadeln abzupfen. Thymian waschen und die Blättchen von den Stielen zupfen.

● Kartoffeln, ungeschälte Knoblauchzehen und die Kräuter miteinander vermengen und in eine ofenfeste Form füllen. Alles mit Olivenöl beträufeln, mit grobem Salz bestreuen und im vorgeheizten Ofen etwa 40 Min. backen, bis die Kartoffeln gar sind.

Variante Halbieren Sie die Kartoffeln und würzen Sie diese mit einer Mischung aus 1–2 EL frisch geriebenem Parmesan, 1 TL Thymian und 1 TL edelsüßem Paprikapulver sowie 1 Messerspitze Chilipulver.

Tipp Die Knoblauchzehen werden beim Backen in ihrer Schale ganz weich und schmecken lecker mit etwas frischem Weißbrot.

Nährwerte
237 kcal • 4 g E • 10 g F • 32 g KH • 2,5 g Ba • 0 mg Chol • 845 mg Ω-6-FS • 90 mg Ω-3-FS

Wie bei Oma zu Hause.
Kartoffelpüree

Für 4 Personen • gelingt leicht
⊙ 25 Min.

800 g Kartoffeln • Salz • 250 ml Milch, 1,5 % Fett • 2 EL Butter • 1 Msp. Muskat

● Die Kartoffeln waschen und schälen. Kartoffeln in gleichgroße Stücke schneiden, damit sie gleichzeitig gar werden. Die Kartoffeln in einen Topf geben und so viel Wasser hinzufügen, dass sie gerade bedeckt sind. Das Salz hinzufügen. Zugedeckt aufkochen lassen. Dann die Temperatur auf mittlere Hitze zurückdrehen und etwa 20 Min. je nach Sorten und Größe kochen und abgießen.

● Die Kartoffeln noch heiß mit dem Kartoffelstampfer zerdrücken. Die Milch in einem Topf erhitzen und zusammen mit der Butter, etwa 1 TL Salz und dem Muskat unter die Kartoffelmasse heben.

Variante Probieren Sie einmal, das Püree mit frisch gehobeltem Parmesan, Meerrettich oder Oliven- und Tomatenstückchen zu verfeinern.

Nährwerte
213 kcal • 6 g E • 5 g F • 34 g KH • 2,5 g Ba • 14 mg Chol • 93 mg Ω-6-FS • 34 mg Ω-3-FS

Solo oder auch als Beilage zu Gegrilltem.
Kanarische Kartoffeln mit Mojo

Für 2 Personen • preisgünstig
⏱ 10 Min. + 20 Min. Garzeit

800 g kleine Kartoffeln • 1 Tasse grobes Salz
Für die rote Mojo: 1 rote Paprika • 1–2 rote Chilischoten • 2 Knoblauchzehen • 2 kleine Tomaten • ½ TL Kreuzkümmel • 60 ml Olivenöl • 60 ml Gemüsebrühe • 1 EL Sherryessig • 1 Pr. Zucker • Salz • Pfeffer, frisch gemahlen
Für die grüne Mojo: 1 Bund Koriander • 1 Bund Petersilie • 1–2 grüne Chilis • 1 grüne Paprika • 4 Knoblauchzehen • 1 TL Kreuzkümmel • 80 ml Olivenöl • Saft von 1 Zitrone • 100 ml Gemüsebrühe • 1 Prise Zucker • Salz • Pfeffer

● Die Kartoffeln waschen und zusammen mit dem Salz in einen Topf geben. Wasser hinzufügen, sodass die Kartoffeln knapp mit Wasser bedeckt sind. Circa 20 Min. garen. Dann das Wasser abgießen und die Kartoffeln im Topf lassen, auf die noch heiße Herdplatte stellen und ausdampfen lassen. Die Kartoffeln erhalten dabei eine salzige Schale.

● Für die rote Mojo Paprika und Chilischote waschen, putzen und in Stücke schneiden. Knoblauch abziehen. Tomaten überbrühen und abziehen. Alle Zutaten pürieren.

● Für die grüne Mojo Koriander und Petersilie waschen, trocken schwenken und die Blätter von den Stielen zupfen. Chili und Paprika waschen, putzen und in Stücke schneiden. Knoblauchzehe abziehen. Alle Zutaten in einen Mixer geben und pürieren. Die Saucen mit Salz und Zucker abschmecken und zu den kanarischen Kartoffeln reichen.

Nährwerte
520 kcal • 6 g E • 37 g F • 40 g KH • 6,7 g Ba • 0 mg Chol • 3220 mg Ω-6-FS • 376 mg Ω-3-FS

Da grüßt der Wilde Westen!
Kartoffelecken mit Paprikaquark

Für 2 Personen • gelingt leicht
⏱ 10 Min. + 35 Min. Garzeit

400 g kleine bis mittelgroße Kartoffeln • 1 EL Olivenöl • Salz • Pfeffer, frisch gemahlen • 1 TL Paprikapulver, edelsüß • ½ TL Kreuzkümmel, gemahlen • ½ TL getrockneter Oregano • 1 Knoblauchzehe • ½ kleine rote Chilischote • 1 rote Paprikaschote • ¼ Bund Zitronenmelisse • 150 g Magerquark • 100 g fettarmer Joghurt • 2 EL Salatmayonnaise oder Diät-Salatcreme

● Den Backofen auf 180 Grad vorheizen. Die Kartoffeln längs achteln. Ein Blech mit Öl einpinseln und die Kartoffelecken darauf verteilen. Mit Salz bestreuen.

● Paprikapulver, Kreuzkümmel und Oregano mischen und über die Kartoffeln streuen. Gut vermengen und auf mittlerer Schiene etwa 35 Min. backen. Nach der Hälfte der Backzeit die Kartoffelecken einmal wenden.

● Den Knoblauch abziehen und ganz fein hacken. Die Chilischote waschen, längs aufschlitzen, entkernen und fein hacken – Einweghandschuhe anziehen oder anschließend Hände gut waschen. Die Paprikaschote waschen, putzen und in ganz feine Würfel schneiden. Zitronenmelisse waschen und fein hacken.

● Quark mit Joghurt und Mayonnaise verrühren, Gewürze und Paprikawürfel unterheben und mit Salz und Pfeffer würzen. Den Dip zu den Kartoffelecken servieren.

Nährwerte
352 kcal • 17 g E • 12 g F • 42 g KH • 5,6 g Ba • 8 mg Chol • 1250 mg Ω-6-FS • 203 mg Ω-3-FS

➤ Kanarische Kartoffeln mit Mojo

Beilagen 109

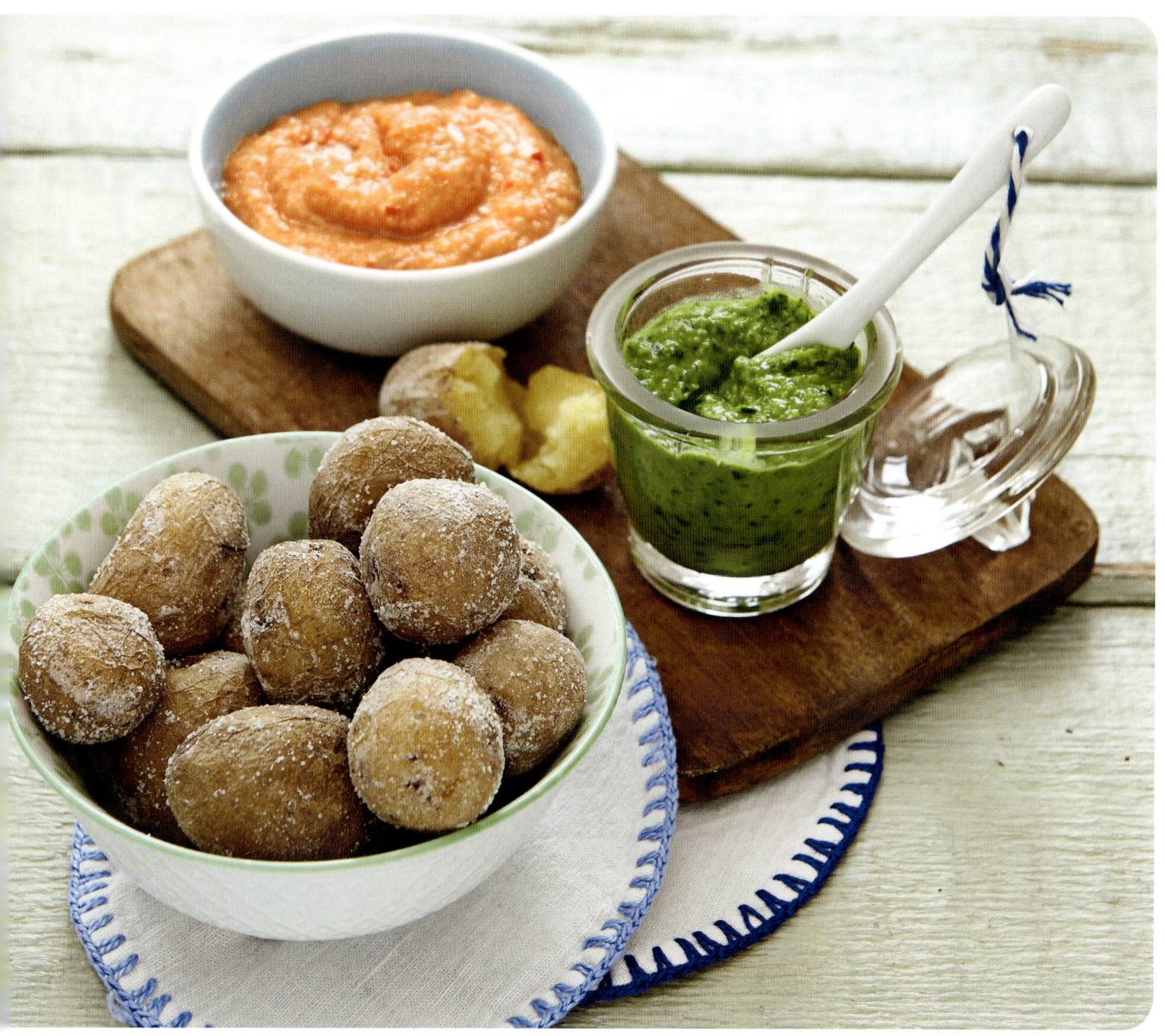

Prima Verwertung für Kartoffelbrei.
Kartoffeltaler

Für 6 Personen • gelingt leicht
⊘ 40 Min.

1 Rezept Kartoffelpüree (Seite 107) •
3 Eigelb • 100 g Mehl (Type 550) •
Salz • 4 EL Rapsöl

● Das Kartoffelpüree (Seite 107) frisch zubereiten und auskühlen lassen. Unter das Kartoffelpüree die Eigelbe und das Mehl kneten. Aus dem Teig flache, etwa 8 cm große Taler formen.

● Das Öl in einer großen beschichteten Pfanne erhitzen und die Taler von beiden Seiten auf mittlerer Stufe goldbraun braten.

Tipp Unter den Kartoffelteig können Sie zum einen Kräuter, aber auch Frischkäse mengen. Oder Sie geben fein gehackten Feta und einen kleinen Rest Spinat dazu. Auch mit Parmesan und Paprikawürfelchen oder fein gehackten getrockneten Tomaten lassen sich die Taler verfeinern. Man kann Sie auch prima kalt essen und als Snack in Folie verpackt in die Kindergartentasche packen.

Nährwerte
292 kcal • 7 g E • 14 g F • 35 g KH •
2,2 g Ba • 135 mg Chol •
1620 mg Ω-6-FS • 648 mg Ω-3-FS

Nicht nur im Rheinland beliebt!
Kartoffelpuffer

Für 4 Personen • preisgünstig
⊘ 30 Min.

800 g Kartoffeln • 2 Eier • 1 EL Stärke • 2–3 EL gemahlene Walnüsse • Salz • 4 EL Rapsöl

● Die Kartoffeln waschen, schälen, waschen und auf einer Gemüsereibe fein reiben. Die Kartoffeln stehen lassen, sodass sich die Stärke absetzt. Das Kartoffelwasser abgießen, die Stärke zusammen mit den Eiern und den gemahlenen Walnüssen unter die Kartoffelmasse mischen und salzen.

● Das Öl in einer großen beschichteten Pfanne erhitzen, kleine Teigportionen in die Pfanne setzen und dünn verstreichen. Die Kartoffelpuffer bei mittlerer Hitze von beiden Seiten etwa 10 Min. goldbraun braten.

Das passt dazu Mit Räucherlachs und Crème fraîche haben Kartoffelpuffer Gourmetstatus bekommen, doch mit Apfelmus sind sie auch lecker. Sie können auch problemlos ein Viertel der Kartoffelmenge gegen Zucchini oder Möhre austauschen.

Nährwerte
329 kcal • 8 g E • 17 g F • 34 g KH •
2,8 g Ba • 119 mg Chol •
4550 mg Ω-6-FS • 1540 mg Ω-3-FS

Provenzalisches Gemüse, lecker!
Ratatouille

Für 3 Personen • preisgünstig
⊘ 20 Min.

1 Aubergine • 1 Paprikaschote • 1 EL Olivenöl • 1 kleine Dose Tomaten •
1 EL Kräuter der Provence • Salz •
Pfeffer, frisch gemahlen

● Die Aubergine waschen, längs halbieren und in Scheiben schneiden. Die Paprika waschen, putzen und in mundgerechte Würfel schneiden.

● Das Olivenöl in einem Topf erhitzen und Aubergine und Paprika darin andünsten. Die Tomaten zerkleinern, zusammen mit dem Saft hinzugeben. Die Kräuter hinzufügen und das Ganze etwa 10 Min. einkochen lassen. Zum Schluss das Ratatouille mit Salz und Pfeffer würzen.

Variante Wer das Ratatouille zu Nudeln essen möchte, verfeinert noch alles mit frisch geriebenem Parmesan.

Nährwerte
86 kcal • 3 g E • 4 g F • 9 g KH •
4,8 g Ba • 0 mg Chol •
585 mg Ω-6-FS • 79 mg Ω-3-FS

Hier übernimmt der Ofen die Arbeit.
Folienkartoffeln

Für 4 Personen • braucht etwas Zeit
⏱ 10 Min. + 1 Std. Backzeit

8 gleichgroße Kartoffeln • Alufolie • 200 g saure Sahne • 250 g Magerquark • 1 EL Leinöl • 20 g Schnittlauch • Salz • Pfeffer aus der Mühle

● Den Backofen auf 200 Grad (Umluft 180 Grad) vorheizen. Zuvor darauf achten, dass die Kartoffeln ähnliche Größe haben. Dann die Kartoffeln gründlich waschen und trocken reiben. Mit einer Gabel mehrmals einstechen.

● Die Kartoffeln in Alufolie einwickeln und auf einem Rost auf der mittleren Schiene etwa 1 Std. backen. Die Kartoffeln über Kreuz einschneiden und die Öffnung etwas auseinanderdrücken.

● Saure Sahne, Quark und Leinöl miteinander verrühren. Schnittlauch waschen, trocken tupfen und in Röllchen schneiden. Unter den Dip rühren. Mit Salz und Pfeffer abschmecken.

Nährwerte
313 kcal • 15 g E • 8 g F • 43 g KH • 3,4 g Ba • 0 mg Chol • 481 mg Ω-6-FS • 1400 mg Ω-3-FS

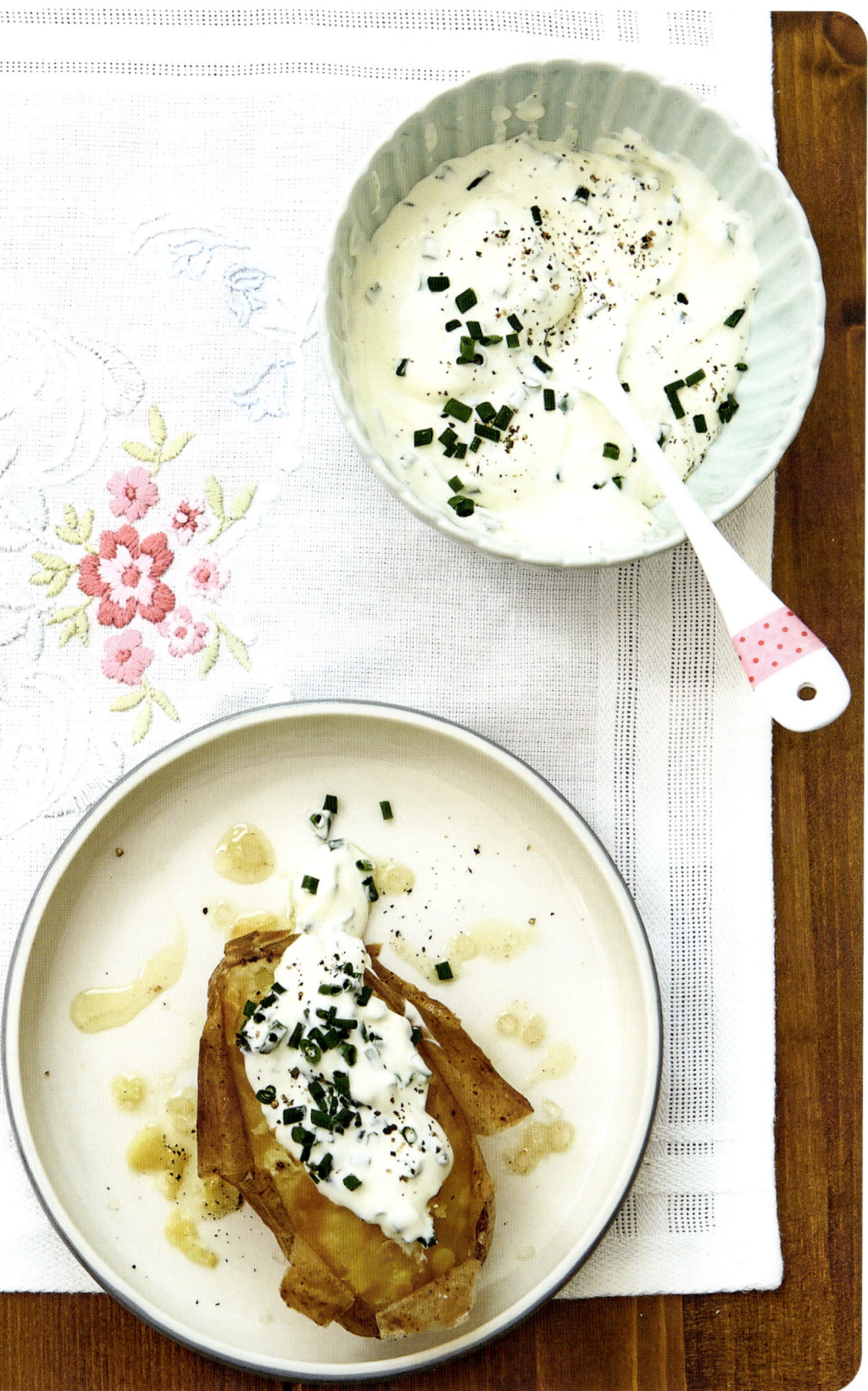

Zu Nudeln, Reis, Bulgur oder Brot.
Mediterranes Gemüse

Für 2 Personen • preisgünstig
⊘ 15 Min. + 10 Min. Garzeit

1 Zwiebel • 1 Knoblauchzehe • 2 Stangen Staudensellerie • 1 kleine Zucchini • 1 gelbe Paprika • 1 EL Olivenöl • 250 g passierte Tomaten • 2 EL italienische Kräutermischung • 1 TL Zucker • Salz • Pfeffer, frisch gemahlen

● Zwiebel und Knoblauch abziehen und fein hacken. Staudensellerie, Zucchini und Paprika waschen, putzen und in mundgerechte Stücke schneiden. Das Olivenöl in einer beschichteten Pfanne erhitzen, die Zwiebel und den Knoblauch darin anbraten.

● Gemüse hinzufügen und unter Wenden anbraten. Mit den Tomaten ablöschen, der Kräutermischung würzen und bei geringer Hitze etwa 10 Min. einkochen lassen. Mit Zucker, Salz und Pfeffer abschmecken.

Nährwerte
101 kcal • 4 g E • 6 g F • 8 g KH • 4,1 g Ba • 0 mg Chol • 622 mg Ω-6-FS • 170 mg Ω-3-FS

Spinat einmal ganz anders gewürzt.
Arabischer Spinat

Für 2 Personen • gelingt leicht
⊘ 20 Min.

500 g Spinat • 1 Knoblauchzehe • etwas Ingwer • 1 EL Olivenöl • Salz • Pfeffer, frisch gemahlen • gemahlener Kreuzkümmel • 1 TL Schwarzkümmel

● Die Spinat gründlich waschen, putzen und die Stiele von großen Blättern entfernen. Den Spinat grob hacken. Den Knoblauch schälen und fein hacken.

● Das Öl in einem Topf erhitzen. Den Spinat zusammen mit dem Ingwer und Knoblauch ins Fett geben. Den Topf verschließen und etwa 5 Min. dünsten. Das Spinatgemüse mit Salz, Pfeffer und Kreuzkümmel würzen. Mit Schwarzkümmel abschließend bestreuen.

Das passt dazu Der Spinat passt gut zu kurzgebratenem oder gegrilltem Fleisch oder Fisch.

Nährwerte
102 kcal • 7 g E • 7 g F • 2 g KH • 4,5 g Ba • 0 mg Chol • 577 mg Ω-6-FS • 424 mg Ω-3-FS

Wunderbar mit Frühlingskohlrabi.
Möhren-Kohlrabi-Gemüse

Für 3 Personen • gelingt leicht
⊘ 30 Min.

250 g Möhren • 1 Kohlrabi • 1 EL Olivenöl • 100 ml Gemüsebrühe • 4 EL frische Gartenkräuter (z. B. Petersilie, Schnittlauch, Basilikum, Kerbel) • Salz • Pfeffer, frisch gemahlen

● Die Möhren und den Kohlrabi putzen, schälen und in mundgerechte Stücke schneiden. Das Öl in einem Topf erhitzen. Das Gemüse unter ständigem Wenden darin kurz anbraten.

● Die Gemüsebrühe angießen und das Ganze etwa 15 Min. bei geschlossenem Deckel dünsten. Zum Schluss die Kräuter untermischen und das Gemüse kräftig mit Salz und Pfeffer abschmecken.

Tipp Lassen Sie das Öl nicht zu heiß werden, ansonsten brennt Ihnen das Gemüse zu schnell an.

Nährwerte
88 kcal • 2 g E • 6 g F • 7 g KH • 2 g Ba • 0 mg Chol • 461 mg Ω-6-FS • 91 mg Ω-3-FS

Passt prima zu orientalischem Curry.

Indischer Blumenkohl

Für 4 Personen • preisgünstig
⏱ 30 Min.

1 Blumenkohl • 2 Tomaten • 1 EL Rapsöl • 1 EL Curry • Salz • Pfeffer, frisch gemahlen • Kreuzkümmel

• Den Blumenkohl waschen, putzen und in Röschen zerteilen. Diese in leicht gesalzenem Wasser etwa 15 Min. garen. Abgießen und die Blumenkohlröschen abschrecken.

• Die Tomaten waschen, putzen und grob würfeln. Das Öl in einer beschichteten Pfanne erhitzen, den Blumenkohl zusammen mit dem Curry hineingeben und unter Wenden anbraten. Die Tomatenwürfel hinzugeben und das Ganze 5 Min. braten. Mit Salz, Kreuzkümmel, Pfeffer und Curry würzen.

Variante Sie können auch anstelle des Blumenkohls eine Gemüsemischung aus Blumenkohl, Brokkoli und Möhren verwenden.

Nährwerte
85 kcal • 6 g E • 3 g F • 7 g KH •
6,7 g Ba • 0 mg Chol •
526 mg Ω-6-FS • 446 mg Ω-3-FS

Gegrillt schmeckt Radicchio mild.

Gegrillter Radicchio

Für 4 Personen • gelingt leicht
⏱ 15 Min.

2–4 Köpfe Radicchio • 4 EL Olivenöl • Salz • Pfeffer, frisch gemahlen •
2 EL Aceto balsamico

• Den Backofengrill auf 250 Grad (Umluft 225 Grad) vorheizen. Den Radicchio waschen und die Köpfe vierteln. Die Viertel in eine Fettpfanne legen und mit dem Olivenöl beträufeln. Salzen und pfeffern. Den Radicchio etwa 5 Min. grillen, herausnehmen und mit Aceto balsamico beträufeln.

Nährwerte
96 kcal • 1 g E • 10 g F • 1 g KH •
0,8 g Ba • 0 mg Chol •
851 mg Ω-6-FS • 130 mg Ω-3-FS

Im Herbst ein feines Gemüse.

Gebratener Kürbis

Für 4 Personen • preisgünstig
⏱ 15 Min.

1 kleiner halber Kürbis, z. B. Hokkaido • Salz • Currypulver • 2 EL Rapsöl •
4 EL frisch gehackte Petersilie

• Den Kürbis außen gründlich waschen und innen Kerne und Fasern entfernen. Das Kürbisfleisch in 1 cm dicke Spalten schneiden. Mit Salz und Curry würzen.

• In einer beschichteten Pfanne das Öl erhitzen, die Spalten hineingeben und bei niedriger Stufe und geschlossenem Deckel etwa 10 Min. garen. Dabei einmal zwischendurch wenden. Zum Schluss mit der Petersilie bestreuen.

Das passt dazu Der gebratene Kürbis passt prima als Beilage zu Lammcurry oder Hühnchen aus dem Ofen.

Nährwerte
96 kcal • 2 g E • 5 g F • 9 g KH •
4,4 g Ba • 0 mg Chol •
796 mg Ω-6-FS • 512 mg Ω-3-FS

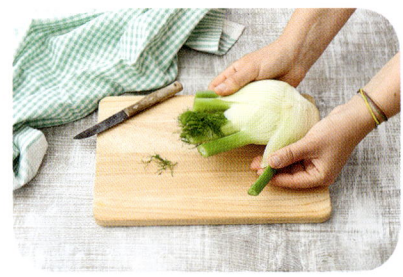

◂ Den Fenchel gründlich putzen.

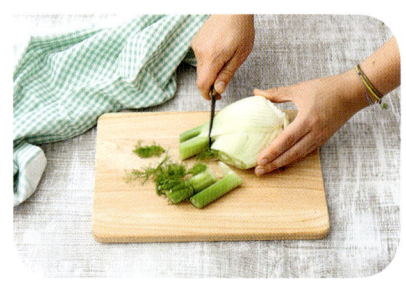

◂ Die oberen harten Stiele knapp abschneiden. Das zarte Fenchelgrün beiseitelegen.

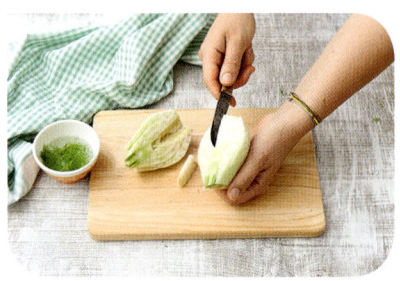

◂ Die Fenchelknolle längs halbieren. Aus jeder Hälfte den harten und geschmacklosen Strunk keilförmig herausschneiden.

Sommerlich leicht und vielseitig, schmeckt warm und kalt.
Fenchel-Tomaten-Gemüse

Für 4 Personen • gelingt leicht
⏲ 25 Min.

2–3 mittelgroße Fenchelknollen • 200 g Cocktailtomaten • 4 EL Olivenöl • Salz • 1 TL Thymianblättchen

● Den Fenchel waschen. Die oberen harten Stiele und den Wurzelansatz abschneiden. Die Knolle halbieren und den Strunk keilförmig herausschneiden. Den Fenchel in Streifen schneiden. Die Cocktailtomaten waschen und halbieren. Eventuell die Stielansätze herausschneiden.

● Öl in einer Pfanne erhitzen, den Fenchel unter mehrmaligem Wenden von allen Seiten bei geschlossenem Deckel dünsten. Mit Salz und Thymian würzen. Nach etwa 10 Min. die Tomatenhälften hinzufügen und alles Weitere 5 Min. garen.

Nährwerte
135 kcal • 3 g E • 11 g F • 7 g KH • 4,7 g Ba • 0 mg Chol • 1040 mg Ω-6-FS • 148 mg Ω-3-FS

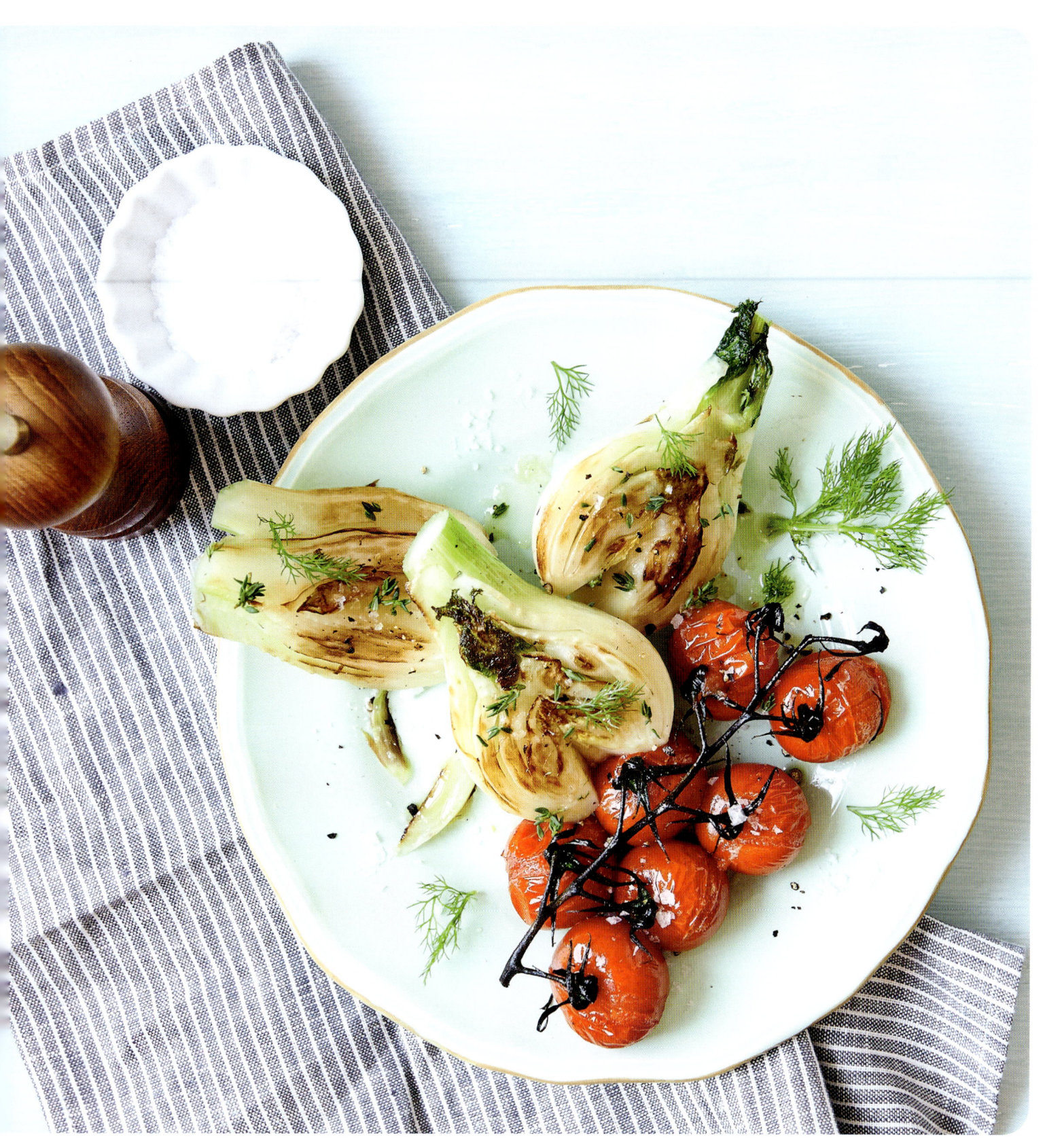

Sieben Kräuter gehören in die Sauce.

Frankfurter Grüne Sauce

Für 4 Personen • gelingt leicht
⊙ 20 Min.

200 g Kräuter für Grüne Sauce (gibt es fertig zu kaufen: Petersilie, Schnittlauch, Sauerampfer, Borretsch, Kresse, Kerbel, Pimpinelle) • 200 g saure Sahne • 200 g Crème fraîche • 100 g Joghurt, 1,5 % Fett • 1 EL Senf • 1 TL Zitronensaft • Salz • Pfeffer, frisch gemahlen • 2 hart gekochte Eier

● Die Kräuter waschen, trocken schleudern, grob zerkleinern und einen Mixer geben. Saure Sahne, Crème fraîche und Joghurt hinzufügen und mixen, bis alles fein püriert ist. Dann mit Senf, Zitronensaft, Salz und Pfeffer abschmecken.

● Die hart gekochten Eier pellen, fein hacken und unter die Sauce rühren. Die Sauce sollte 2 Std. im Kühlschrank durchziehen.

Tipp Kräuter enthalten Vitamine, Mineralstoffe und sekundäre Pflanzenstoffe. Letztere stärken das Immunsystem und schützen vor Herzinfarkt.

Nährwerte
282 kcal • 9 g E • 22 g F • 11 g KH • 2,4 g Ba • 177 mg Chol • 869 mg Ω-6-FS • 310 mg Ω-3-FS

Aus Vorräten ruckzuck zubereitet.

Schnelle Tomatensauce

Für 2 Personen • preisgünstig
⊙ 20 Min.

1 Zwiebel • 1 Knoblauchzehe • 1 EL Olivenöl • 1 kleine Dose Tomaten • 2 EL italienische Kräutermischung • 3 EL Tomatenmark • 1 TL Zucker • Salz • Pfeffer, frisch gemahlen

● Zwiebel und Knoblauch abziehen und fein hacken. In heißem Öl anschwitzen. Die Tomaten samt ihrem Saft hinzufügen. Tomaten leicht zerdrücken. Mit der Kräutermischung würzen und bei geringer Hitze etwa 10 Min. einkochen lassen. Mit Tomatenmark, Zucker, Salz und Pfeffer abschmecken.

Variante Ein paar Kapern oder ein paar fein gehackte Sardellen in der Tomatensauce verleihen ihr süditalienisches Flair. Aus der Tomatensauce lässt sich auch schnell Arrabbiata zaubern: Zusammen mit der Zwiebel und dem Knoblauch braten Sie eine geputzte und klein gehackte Chilischote und eine gewürfelte rote Paprikaschote an.

Nährwerte
105 kcal • 3 g E • 6 g F • 10 g KH • 2,9 g Ba • 0 mg Chol • 668 mg Ω-6-FS • 66 mg Ω-3-FS

Knackig und doch leicht verdaulich!

Grüne Bohnen mit Walnüssen

Für 4 Personen • preisgünstig
⊙ 30 Min.

500 g grüne Bohnen • Salz • 1 kleine rote Zwiebel • 2 EL Olivenöl • Bohnenkraut • 2 EL Aceto balsamico • 1 TL Zucker • 4 EL grob gehackte Walnüsse • 1 Zitrone

● Die Bohnen waschen und putzen. Sehr lange Bohnen halbieren. Die Bohnen in kochendem, leicht gesalzenem Wasser etwa 7 Min. garen. Dann abgießen.

● Die Zwiebel abziehen und fein hacken. Das Öl in einer Pfanne erhitzen, die Zwiebel glasig dünsten, Bohnen hinzufügen und leicht anbraten, mit Salz und Bohnenkraut würzen. Aceto balsamico und Zucker hinzufügen und die Bohnen leicht karamellisieren lassen. Zum Schluss die Walnüsse unterheben. Eventuell mit Zucker und Salz abschmecken und mit Zitronenspalten servieren.

Nährwerte
134 kcal • 4 g E • 9 g F • 9 g KH • 2,7 g Ba • 0 mg Chol • 2620 mg Ω-6-FS • 641 mg Ω-3-FS

❯ Grüne Bohnen mit Walnüssen

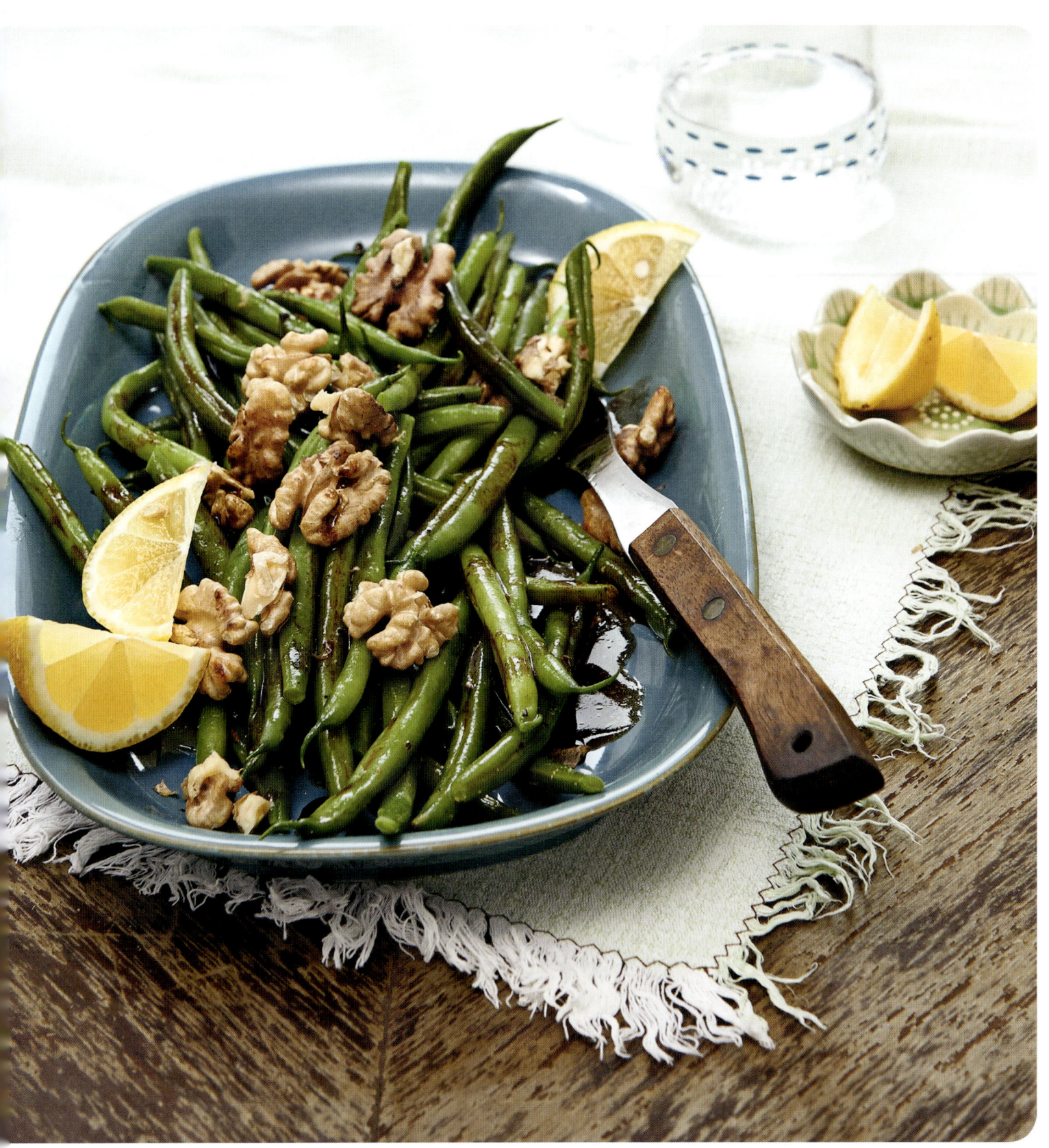

Milde Schärfe.
Rote Salsa

Für 8 Personen • preisgünstig
🕐 30 Min. + 15 Min. Kochzeit

500 g Fleischtomaten • 1 kleine Zwiebel • 1–2 Knoblauchzehen • 1 rote Paprikaschote • 2 rote Chilischoten • 2 EL Tomatenmark • 50 ml Gemüsebrühe • 1 Prise Zucker • Salz • schwarzer Pfeffer

● Die Tomaten kurz in kochendes Wasser tauchen, abschrecken, häuten und quer halbieren. Stielansätze und Kerne entfernen. Das Fruchtfleisch grob hacken. Zwiebel und Knoblauch schälen und hacken. Die Paprikaschote schälen und halbieren. Stielansatz und Kerne entfernen. Die Hälfte in kleine Würfel schneiden. Die Chilischoten waschen, trocken tupfen, längs halbieren, entkernen und fein würfeln.

● Tomaten, Zwiebel, Knoblauch, Chilischoten und Paprika in einen breiten Topf geben. Tomatenmark und Brühe unterrühren. Alles aufkochen und offen bei milder Hitze in 15 Min. dicklich einköcheln lassen. Ab und zu umrühren, mit Zucker, Salz und Pfeffer abschmecken. Pürieren und heiß in Flaschen füllen, sofort luftdicht verschließen.

Nährwerte
178 kcal • 8 g E • 3 g F • 28 g KH • 13,8 g Ba • 0 mg Chol • 943 mg Ω-6- FS • 139 mg Ω-3-FS

Eine gesunde Kalorienbombe.
Walnusspesto

Für 10 Personen • geht schnell
🕐 20 Min.

200 g Walnüsse • 100 g getrocknete, in Öl eingelegte Tomaten • 4 Knoblauchzehen • ½ Bund Petersilie • 50 g frisch geriebener Parmesan • Salz • Pfeffer, frisch gemahlen • 100 ml Olivenöl

● Die Walnüsse grob hacken. Tomaten in Streifen schneiden. Knoblauch abziehen und fein hacken. Petersilie waschen und trocken schütteln, die Blätter von den Stielen zupfen.

● Alle Zutaten in einen Mixer oder in ein hohes Gefäß geben und pürieren. Mit Salz abschmecken und in einem Schraubglas im Kühlschrank aufbewahren.

Tipp Lässt sich aufs Brot streichen oder mit etwas Nudelwasser verdünnt unter die Pasta rühren.

Nährwerte
2596 kcal • 52 g E • 257 g F • 25 g KH • 15 g Ba • 42 mg Chol • 93 100 mg Ω-6-FS • 21 300 mg Ω-3-FS

Eine schnelle vegetarische Sauce.
Möhrensauce

Für 4 Personen • preisgünstig
🕐 10 Min. + 20 Min. Garzeit

400 g Möhren • 1 Zwiebel • 2 EL Olivenöl • 400 ml Gemüsebrühe • 3 EL Tomatenmark • 100 ml fettreduzierte Sahne • Salz • Pfeffer, frisch gemahlen • ½ TL Zucker • 1 Bund Basilikum

● Die Möhren waschen, schälen und in dünne Scheiben schneiden. Die Zwiebel abziehen und fein hacken. Das Öl in einem Topf erhitzen, die Zwiebeln glasig dünsten, die Möhrenscheiben hinzugeben und andünsten. Mit der Gemüsebrühe ablöschen und ca. 20 Min. mit geschlossenem Deckel bei mittlerer Hitze köcheln lassen. Das Tomatenmark einrühren.

● Inzwischen das Basilikum waschen. Die Blätter von den Stielen zupfen und in feine Streifen schneiden. Die Möhrensauce pürieren und anschließend die Sahne unterrühren. Basilikum unter die Sauce rühren und mit Salz, Pfeffer und Zucker abschmecken.

Nährwerte
140 kcal • 3 g E • 10 g F • 11 g KH • 4,3 g Ba • 11 mg Chol • 665 mg Ω-6-FS • 144 mg Ω-3-FS

▶ Rote Salsa

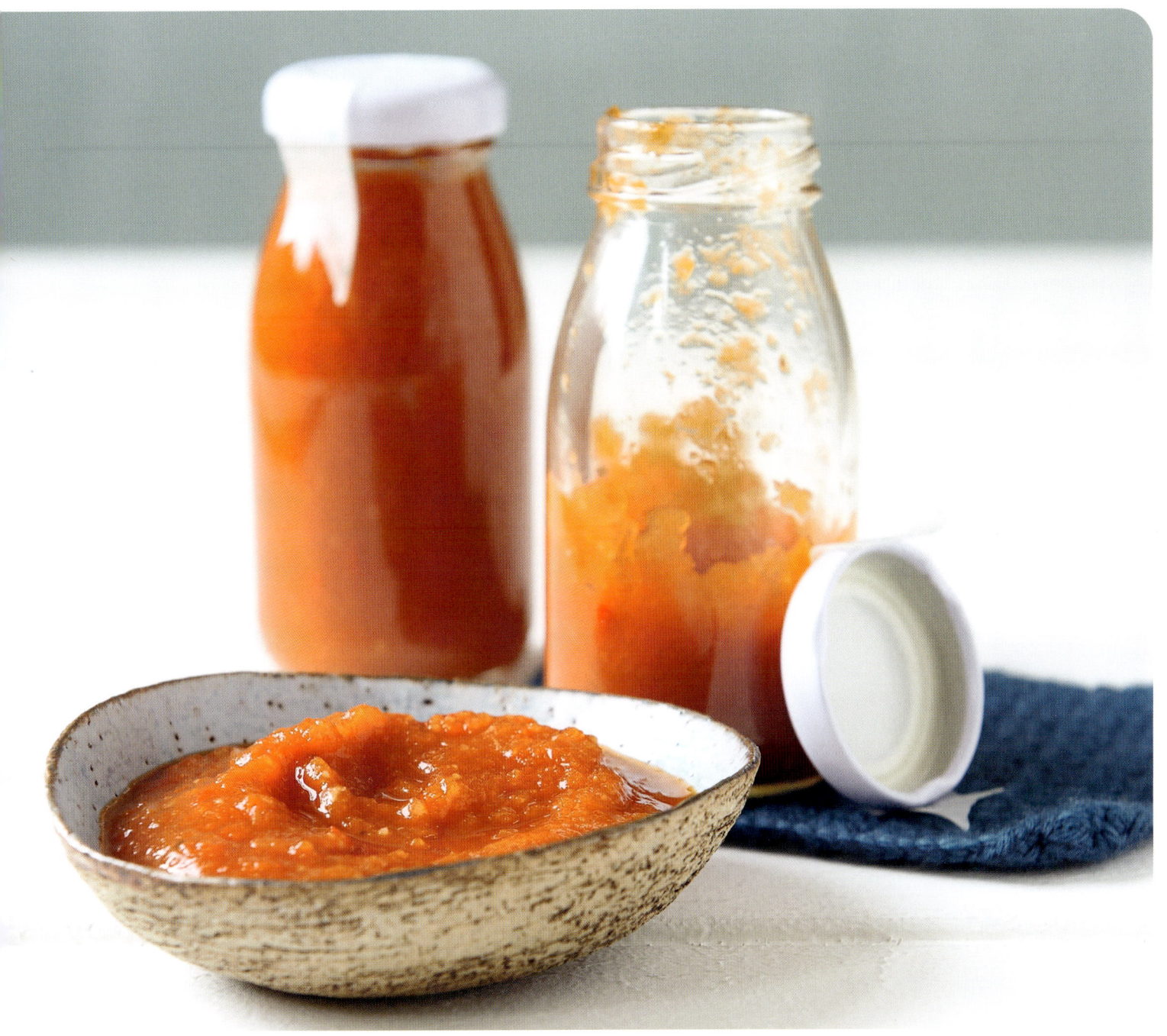

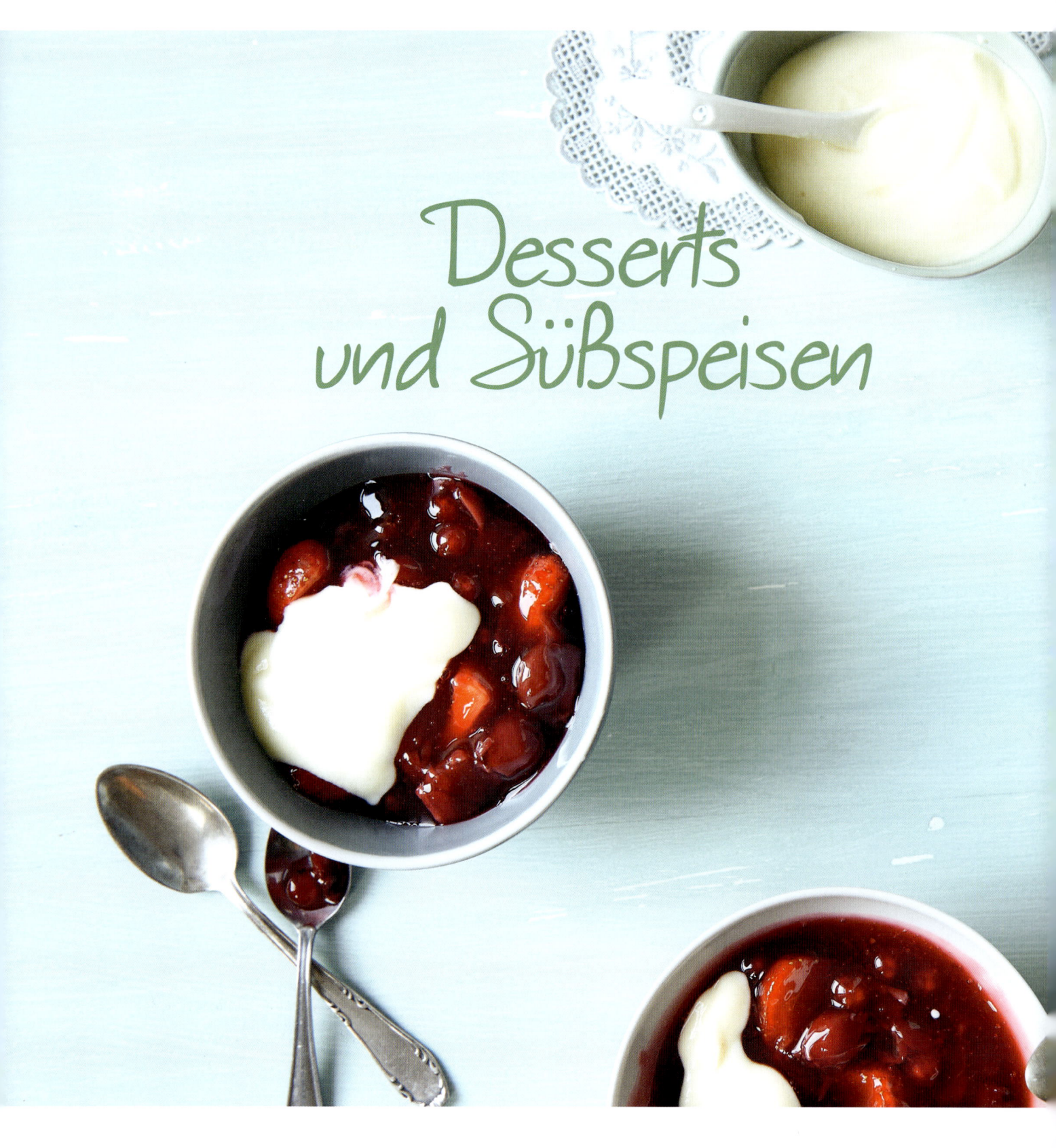

Desserts und Süßspeisen

Nordisch gut!
Rote Grütze mit Vanillejoghurt

3 Portionen • gut vorzubereiten
⏱ 30 Min.

150 g Erdbeeren • 100 g rote Johannisbeeren • ½ Glas Schattenmorellen (200 g Abtropfgewicht) • 2 EL Zucker • ¼ TL Zimt • ½ Vanillestange • ½ Päckchen Vanillepuddingpulver • 150 g Vanillejoghurt (1,5 % Fett)

● Die Erdbeeren waschen, putzen und große Erdbeeren eventuell halbieren. Die Johannisbeeren waschen, auf einem Sieb abtropfen lassen und die Johannisbeeren von den Rispen lösen.

● Von den Schattenmorellen etwa 6 EL Saft abnehmen. Den Rest zusammen mit den Erdbeeren und Johannisbeeren in einen Topf geben.

● Das Ganze mit dem Zucker, Zimt und der Vanillestange aufkochen. Inzwischen den zurückgehaltenen Kirschsaft mit dem Vanillepuddingpulver anrühren. Diesen unter Rühren zu den kochenden Früchten geben und einmal aufkochen lassen.

● Die rote Grütze auf 6 Portionsschälchen verteilen, kalt werden lassen und jeweils 1–2 Esslöffel Vanillejoghurt darauf verteilen.

Nährwerte
180 kcal • 3 g Eiweiß • 2 g Fett • 36 g Kohlenhydrate • 5 g Ballaststoffe

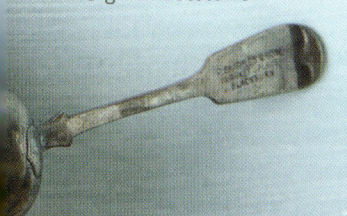

Ein Klassiker mit fein-fruchtigem Obstmus.
Milchreis mit Himbeermus

Für 4 Personen • gelingt leicht
⏱ 20 Min. + 30 Min. Garzeit

500 ml Milch, 1,5 % Fett • 1 Vanillestange • 100 g Milchreis • Salz • 4 EL Zucker • 300 g Himbeeren (frisch oder tiefgekühlt) • 2 Päckchen Vanillezucker • Minzeblättchen zum Garnieren

● Die Milch in einem Topf zum Kochen bringen. Vanilleschote aufschlitzen, das Mark herauskratzen und beides zur Milch geben. Den Reis einstreuen. Salz und Zucker hinzufügen und dann 30 Min. bei reduzierter Hitze quellen lassen. Gelegentlich umrühren, damit der Reis nicht anbrennt.

● Für das Himbeermus die frischen Früchte verlesen bzw. tiefgefrorene Himbeeren auftauen. Die Beeren pürieren und durch ein Haarsieb streichen. Das Himbeermus mit Vanillezucker süßen. Den ausgekühlten Milchreis in Gläschen füllen, mit Himbeermus übergießen und mit Minzeblättchen garnieren.

Nährwerte
244 kcal • 7 g E • 2 g F • 47 g KH • 4,1 g Ba • 5 mg Chol • 176 mg Ω-6-FS • 238 mg Ω-3-FS

Viel Vitamin C für den Winter.
Orangen-Grapefruit-Salat

Für 2 Personen • preisgünstig
◷ 10 Min. + 1 Std. Ziehzeit

1 Orange • 1 Blutorange • 1 rosa Grapefruit • 2 EL Grand Marnier • 1 EL Blütenhonig • 2 TL Pistazien

● Die Ober- und Unterseite von Orange und Grapefruit mit dem Messer gerade abschneiden. Die Früchte auf ein Brett stellen und dann die Seiten dick abschneiden, sodass nur noch eine kleine Orangenkugel ohne weiße Haut übrig bleibt. Mit einem scharfen Messer Filets (ohne Haut) aus den Trennwänden der Früchte lösen – dabei nicht zu tief hineinschneiden. Den Saft auffangen.

● Die Filets der Grapefruit eventuell halbieren. Fruchtfilets mit dem aufgefangenen Saft in eine Schüssel geben und mit dem Grand Marnier und dem Honig abschmecken. Das Ganze etwa 1 Std. durchziehen lassen. Kurz vor dem Servieren mit den Pistazienkernen garnieren.

Nährwerte
185 kcal • 3 g E • 3 g F • 27 g KH • 4,4 g Ba • 0 mg Chol • 492 mg Ω-6-FS • 59 mg Ω-3-FS

Lecker – mit feiner Zimtnote.
Obstsalat mit Datteln

Für 4 Personen • geht schnell
◷ 25 Min.

2 Orangen • ½ kleine Dose Ananasstückchen im eigenen Saft • 100 g frische Datteln • 100 g Joghurt, 1,5 % Fett • etwas Zimt • 2 EL Leinsamen

● Die Ober- und Unterseite der Orangen mit dem Messer gerade abschneiden. Die Orange auf ein Brett stellen und dann die Seiten dick abschneiden, sodass nur noch eine kleine Orangenkugel ohne weiße Haut übrig bleibt. Mit einem scharfen Messer Filets (ohne Haut) aus den Trennwänden der Früchte lösen – dabei nicht zu tief hineinschneiden. Den Saft auffangen.

● Die Datteln längs halbieren, entkernen und in Streifen schneiden. Die Ananasstückchen auf einem Sieb abtropfen lassen. Orangen samt Saft zusammen mit den Dattelstreifen und Ananasstückchen mischen und auf Schälchen verteilen. Joghurt, Zimt und Leinsamen verrühren und über den Obstsalat geben.

Nährwerte
151 kcal • 3 g E • 2 g F • 30 g KH • 4,7 g Ba • 1 mg Chol • 246 mg Ω-6-FS • 552 mg Ω-3-FS

An kalten Wintertagen genau richtig.
Bratäpfel mit Marzipan-Füllung

Für 2 Personen • preisgünstig
◷ 15 Min. + 30 Min. Backzeit

2 Äpfel (z. B. Boskop) • 1 TL Zitronensaft • 20 g Rohmarzipan • 1 EL grob gehackte Walnüsse • ¼ TL Zimt • 1 TL Diät-Margarine

● Den Backofen auf 180 Grad (Umluft 160 Grad) vorheizen. Äpfel waschen und mit einem Apfelausstecher das Kerngehäuse, Blüte und Stiel entfernen. Äpfel von innen mit Zitronensaft beträufeln, außen die Schale mehrfach mit einer Gabel einstechen und in eine eingefettete Auflaufform setzen.

● Für die Füllung Walnüsse im Wechsel mit Marzipan und Zimt in die Bratäpfel füllen. Mit Marzipan beginnen und abschließen. Zum Schluss auf jeden Bratapfel eine Prise Zimt streuen und jeweils ein Flöckchen aus Diätmargarine setzen. Die Bratäpfel auf der mittleren Schiene 30 Min. backen, bis die Äpfel weich sind.

Nährwerte
196 kcal • 3 g E • 9 g F • 27 g KH • 3,9 g Ba • 0 mg Chol • 3480 mg Ω-6-FS • 567 mg Ω-3-FS

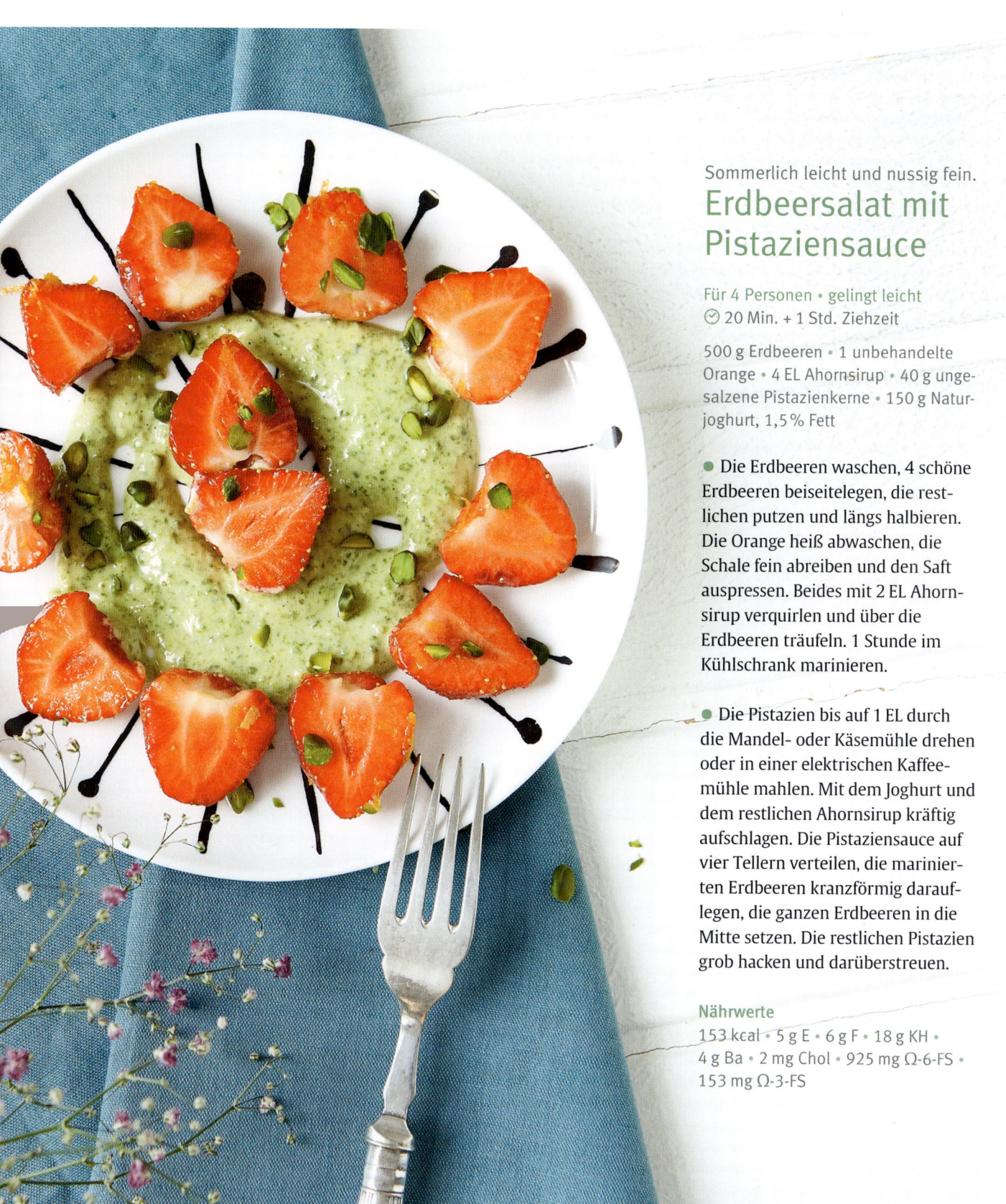

Sommerlich leicht und nussig fein.

Erdbeersalat mit Pistaziensauce

Für 4 Personen • gelingt leicht
⊘ 20 Min. + 1 Std. Ziehzeit

500 g Erdbeeren • 1 unbehandelte Orange • 4 EL Ahornsirup • 40 g ungesalzene Pistazienkerne • 150 g Naturjoghurt, 1,5 % Fett

● Die Erdbeeren waschen, 4 schöne Erdbeeren beiseitelegen, die restlichen putzen und längs halbieren. Die Orange heiß abwaschen, die Schale fein abreiben und den Saft auspressen. Beides mit 2 EL Ahornsirup verquirlen und über die Erdbeeren träufeln. 1 Stunde im Kühlschrank marinieren.

● Die Pistazien bis auf 1 EL durch die Mandel- oder Käsemühle drehen oder in einer elektrischen Kaffeemühle mahlen. Mit dem Joghurt und dem restlichen Ahornsirup kräftig aufschlagen. Die Pistaziensauce auf vier Tellern verteilen, die marinierten Erdbeeren kranzförmig darauflegen, die ganzen Erdbeeren in die Mitte setzen. Die restlichen Pistazien grob hacken und darüberstreuen.

Nährwerte
153 kcal • 5 g E • 6 g F • 18 g KH • 4 g Ba • 2 mg Chol • 925 mg Ω-6-FS • 153 mg Ω-3-FS

Desserts und Süßspeisen

Schmeckt mit vollreifen Pflaumen.
Pflaumen-Crumble

Für 3 Personen • preisgünstig
⏱ 20 Min. + 30 Min. Backzeit

250 g Pflaumen • 50 g Diät-Margarine • 1 TL Zimt • 50 g Zucker • 50 g Haferflocken • 50 g Mehl (Type 550)

● Die Pflaumen waschen, halbieren und entsteinen. Große Pflaumen in Viertel schneiden. Eine kleine flache Auflaufform mit etwas Margarine einfetten. Die Pflaumen dicht nebeneinander in die Form setzen. Den Backofen auf 200 Grad (Umluft 180 Grad) vorheizen. Die Pflaumen mit dem Zimt und 2 EL Zucker bestreuen.

● Die Margarine schmelzen. Haferflocken, Mehl und den restlichen Zucker in eine Schüssel geben und vermischen. Die flüssige Margarine hinzufügen und das Ganze zu Streuseln verkneten. Die Streusel über die Pflaumen geben. Pflaumen-Crumble auf der untersten Schiene etwa 30 Min. backen.

Nährwerte
340 kcal • 5 g E • 15 g F • 47 g KH • 3,6 g Ba • 0 mg Chol • 5650 mg Ω-6-FS • 337 mg Ω-3-FS

Sommerlich leicht und nussig.
Beerengelee mit Walnüssen

Für 4 Personen • gut vorzubereiten
⏱ 40 Min. + 4 Std. Kühlzeit

140 g frische Erdbeeren • 140 g frische Himbeeren und Blaubeeren • 60 g Brombeeren • 400 ml Cranberrysaft • 2 Blatt Gelatine • 70 g Walnüsse, gehackt und geröstet • 150 g fettarmer Joghurt · frische Minze

● Beeren waschen, die Erdbeeren halbieren oder vierteln. 120 ml Cranberrysaft in eine Schüssel geben, die Gelatine zugeben und 5 Min. quellen lassen. Restlichen Saft zum Kochen bringen. Den heißen Saft zu der Gelatine geben und rühren, bis diese sich ganz aufgelöst hat. Dann die Beeren zugeben.

● Vier Tassen mit kaltem Wasser ausspülen, die Beerenmischung hineinfüllen und mit den Walnüssen bestreuen. Beerengelee mindestens 4 Std. in den Kühlschrank stellen. Vor dem Servieren die Tassen kurz in heißes Wasser tauchen und auf einen Teller stürzen. Mit einem Klecks Joghurt und einem Zweig Minze garnieren.

Nährwerte
210 kcal • 5 g E • 14 g F • 14 g KH • 3,6 g Ba • 2 mg Chol • 7640 mg Ω-6-FS • 2040 mg Ω-3-FS

Aus Omas Küche.
Vanillepudding

Für 4 Personen • gut vorzubereiten
⏱ 15 Min.

1 Vanilleschote (ausgekratztes Mark und Schote) • 500 ml Milch, 1,5 % Fett • 2 Eigelb • 4 EL Zucker • 4 TL Speisestärke

● Vanilleschote auskratzen und das Mark und die Schote mit 400 ml Milch etwa 10 Min. köcheln lassen. Inzwischen restliche Milch mit Zucker, den beiden Eigelb und der Speisestärke glatt rühren.

● Die Schote aus der Milch entfernen. Die Milch zum Kochen bringen und die glatt gerührte Milch mit den weiteren Zutaten langsam unter ständigem Rühren einfließen lassen, kurz aufkochen.

● Dann die komplette Masse in eine Form umfüllen und auskühlen lassen.

Nährwerte
153 kcal • 6 g E • 5 g F • 20 g KH • 0 g Ba • 131 mg Chol • 508 mg Ω-6-FS • 62 mg Ω-3-FS

▸ Vanillepudding

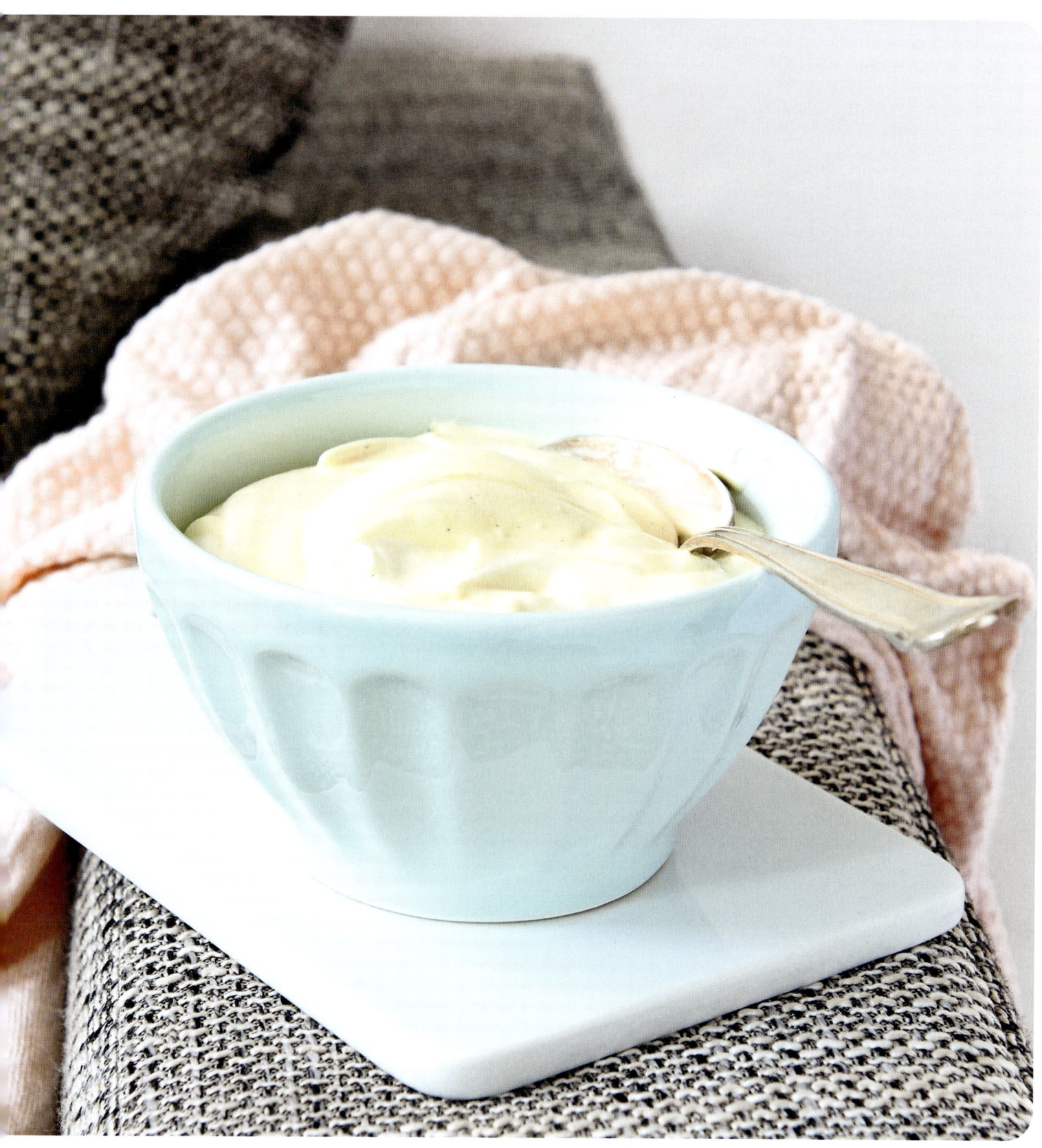

Erinnert an gute, alte Zeiten!

Blaubeerpfannkuchen

Für 4 Personen • gelingt leicht
⏱ 30 Min.

300 g Blaubeeren • 180 g Mehl (Type 550) • 4 Eier • 300 ml fettarme Milch • Salz • 3 EL Butter • 3 EL Rapsöl • 4 TL Zucker

● Blaubeeren verlesen, abspülen und gut abtropfen lassen. Die Eier trennen. Mehl mit Milch und Eigelb zu einem glatten Teig rühren. Eiweiß mit einer Prise Salz steif schlagen. Eischnee unter den Teig heben.

● Etwas Butter zusammen mit etwas Öl in einer beschichteten Pfanne erhitzen, den Teig portionsweise in die Pfanne geben, mit Blaubeeren belegen und bei leichter Hitze backen. Mit Zucker bestreuen und zugedeckt kurz stocken lassen. Dann mithilfe eines Tellers die Pfannkuchen wenden und kurz weiterbacken.

Variante Anstelle von Blaubeeren können Sie auch Äpfel oder Birnen in Spalten oder Ringe geschnitten oder Aprikosen in Würfel geschnitten auf die Eierpfannkuchenmasse geben.

Nährwerte
443 kcal • 15 g E • 22 g F • 47 g KH • 5,3 g Ba • 257 mg Chol • 2450 mg Ω-6-FS • 910 mg Ω-3-FS

Überraschung: Pumpernickel!

Westfälische Kirsch-Quark-Creme

Für 4 Personen • preisgünstig
⏱ 40 Min.

1 Glas Schattenmorellen • 1 EL Speisestärke • 3 EL Zucker • 200 g Sahne, fettreduziert, zum Schlagen • 250 g Quark (20 % Fett i. Tr.) • 6 EL fettarme Milch • 1 Päckchen Vanillezucker • 50 g Pumpernickel

● Die Kirschen abtropfen lassen, den Saft dabei auffangen. 125 ml Saft erwärmen, zuvor 5 EL des Safts abnehmen und mit Speisestärke und 1 EL Zucker glatt rühren und in den kochenden Kirschsaft geben. Einmal aufkochen lassen. Die Kirschen hinzufügen, dann kalt stellen.

● Die Sahne steif schlagen. Quark mit Milch, restlichem Zucker und Vanillezucker verrühren. Drei Viertel der Sahne unterheben. Pumpernickel zerkrümeln. Kirschen, Pumpernickel und Quark abwechselnd in eine Schüssel einschichten. Mit den Kirschen beginnen und mit der Quarkmasse abschließen. Die restliche Sahne in einen Spritzbeutel geben und die Creme mit Sahnetupfern und Pumpernickelkrümel verzieren.

Nährwerte
336 kcal • 11 g E • 14 g F • 41 g KH • 1,7 g Ba • 42 mg Chol • 375 mg Ω-6-FS • 197 mg Ω-3-FS

Besonderes gut an heißen Tagen.

Limettensorbet

Für 4 Personen • geht schnell
⏱ 10 Min. + 25 Min. Gefrierzeit

150 g Zucker • 8 unbehandelte Limetten • 1 Eiweiß • 2 EL Wodka

● Den Zucker mit 200 ml Wasser aufkochen, dann abkühlen lassen. Die Hälfte der Limetten gründlich mit heißem Wasser waschen. Von einer etwas von der Schale abreiben und von den anderen Zesten ablösen. Anschließend alle auspressen. Das Eiweiß halb steif schlagen.

● Zuckersirup mit Limettensaft, Wodka, abgeriebener Limettenschale und Limettenzesten verrühren, zum Schluss das Eiweiß untermischen. Die Eismischung in die laufende Eismaschine füllen und in etwa 25 Min. gefrieren lassen.

Nährwerte
260 kcal • 1 g E • 0 g F • 52 g KH • 0 g Ba • 0 mg Chol • 0 mg Ω-6-FS • 0 mg Ω-3-FS

▸ Blaubeerpfannkuchen

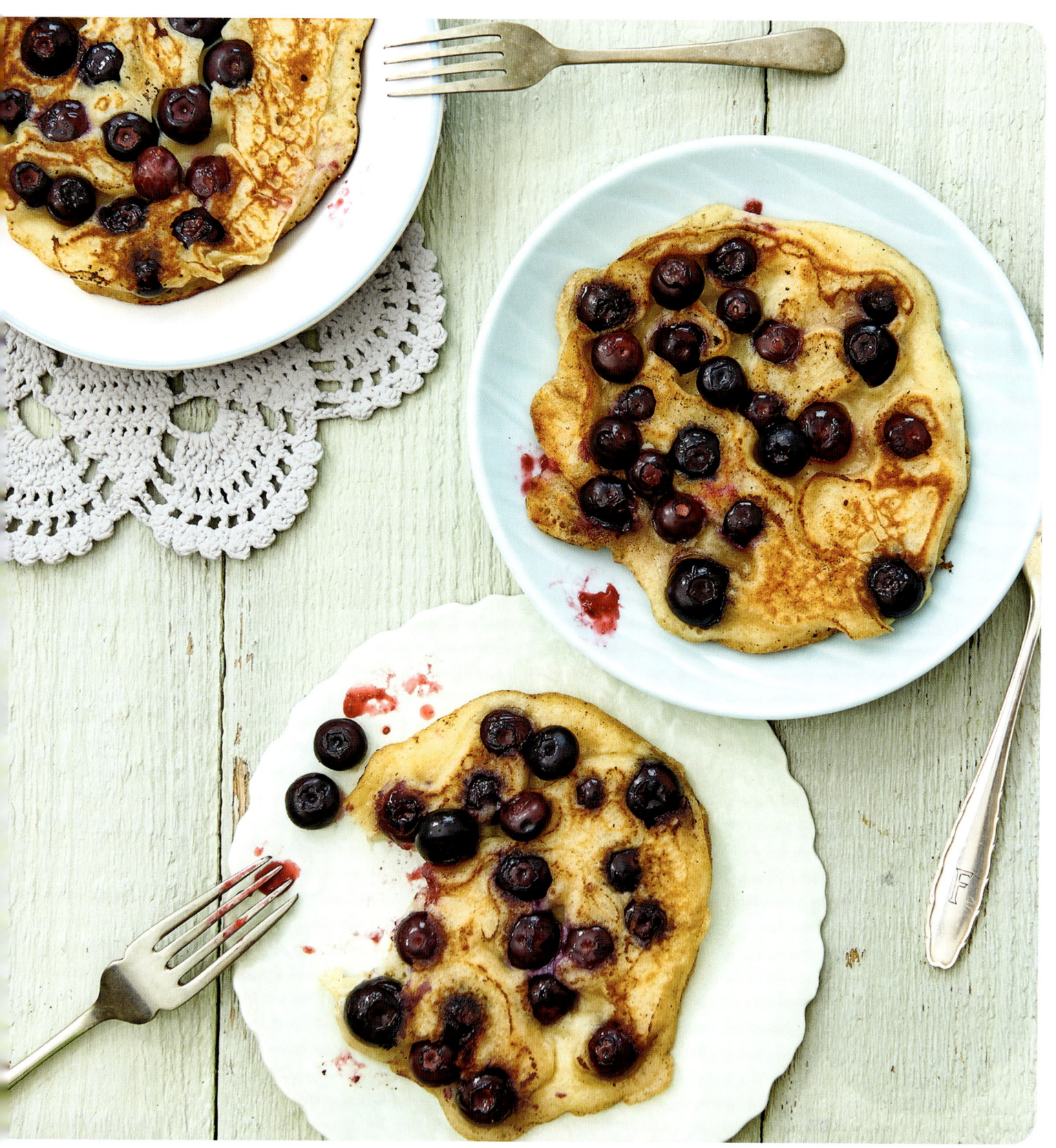

Beliebt bei Groß und Klein.
Erdbeersorbet

Für 4 Personen • gelingt leicht
⊙ 10 Min. + 25 Min. Gefrierzeit

500 g Erdbeeren • Saft von ½ Limette • 30 g Puderzucker

● Die Erdbeeren waschen, putzen und zusammen mit dem Limettensaft und dem Puderzucker in ein hohes Gefäß geben. Fein pürieren und durch ein feines Haarsieb streichen.

● Das Erdbeermus in die laufende Eismaschine geben und etwa 25 Min. gefrieren lassen. Mit einem Eisportionierer Kugeln oder Nockerl ausstechen und in hohe Weingläser füllen.

Variante Wer mag, kann etwas Grappa über das Erdbeersorbet träufeln.

Nährwerte
76 kcal • 1 g E • 0 g F • 16 g KH • 2,5 g Ba • 0 mg Chol • 0 mg Ω-6-FS • 0 mg Ω-3-FS

Eine exotische Variante.
Mangosorbet

Für 4 Personen • geht schnell
⊙ 10 Min. + 25 Min. Gefrierzeit

50–75 g Zucker • 2 Mangos (etwa 500 g Fruchtfleisch) • 1 Eiweiß

● Zucker und 100 ml Wasser aufkochen. So lange rühren, bis der Zucker geschmolzen ist. Den Zuckersirup erkalten lassen. Mangos schälen, entkernen und das Fruchtfleisch grob würfeln. Den Zuckersirup hinzugeben und das Fruchtfleisch fein pürieren.

● Das Eiweiß halb steif schlagen und unter das Fruchtpüree mischen. Die Eismischung in die laufende Eismaschine geben und etwa 25 Min. gefrieren lassen. Mit einem Eisportionierer Kugeln oder Nockerl formen und in hohe Gläser füllen.

Variante Wer mag, kann die Gläser mit Sekt auffüllen.

Nährwerte
144 kcal • 2 g E • 0 g F • 32 g KH • 21 g Ba • 0 mg Chol • 0 mg Ω-6-FS • 0 mg Ω-3-FS

Mit Beeren serviert ein Hingucker!
Pfirsichsorbet

Für 4 Personen • gelingt leicht
⊙ 20 Min. + 25 Min. Gefrierzeit

500 g Pfirsiche • Saft von 1 Orange • 40 g Puderzucker

● Pfirsiche waschen, putzen, die Haut an der unteren Seite über Kreuz einritzen und für etwa 1 Min. in siedendes Wasser geben, dann kalt abschrecken. Früchte häuten, halbieren und den Stein entfernen. Das Fruchtfleisch grob würfeln.

● Die Fruchtstücke mit dem Orangensaft und dem Puderzucker fein pürieren. Das Pfirsichmus in die laufende Eismaschine füllen und etwa 25 Min. gefrieren lassen. Mit einem Eisportionierer Kugeln oder Nockerl ausstechen und in Dessertschälchen füllen.

Variante Servieren Sie zum Pfirsichsorbet frische Beeren. Besonders gut passen Himbeeren, aber auch Blaubeeren, Brom- und Erdbeeren sind ideale Begleiter zu diesem Sorbet.

Nährwerte
98 kcal • 1 g E • 0 g F • 22 g KH • 2,5 g Ba • 0 mg Chol • 0 mg Ω-6-FS • 10 mg Ω-3-FS

➤ Pfirsichsorbet

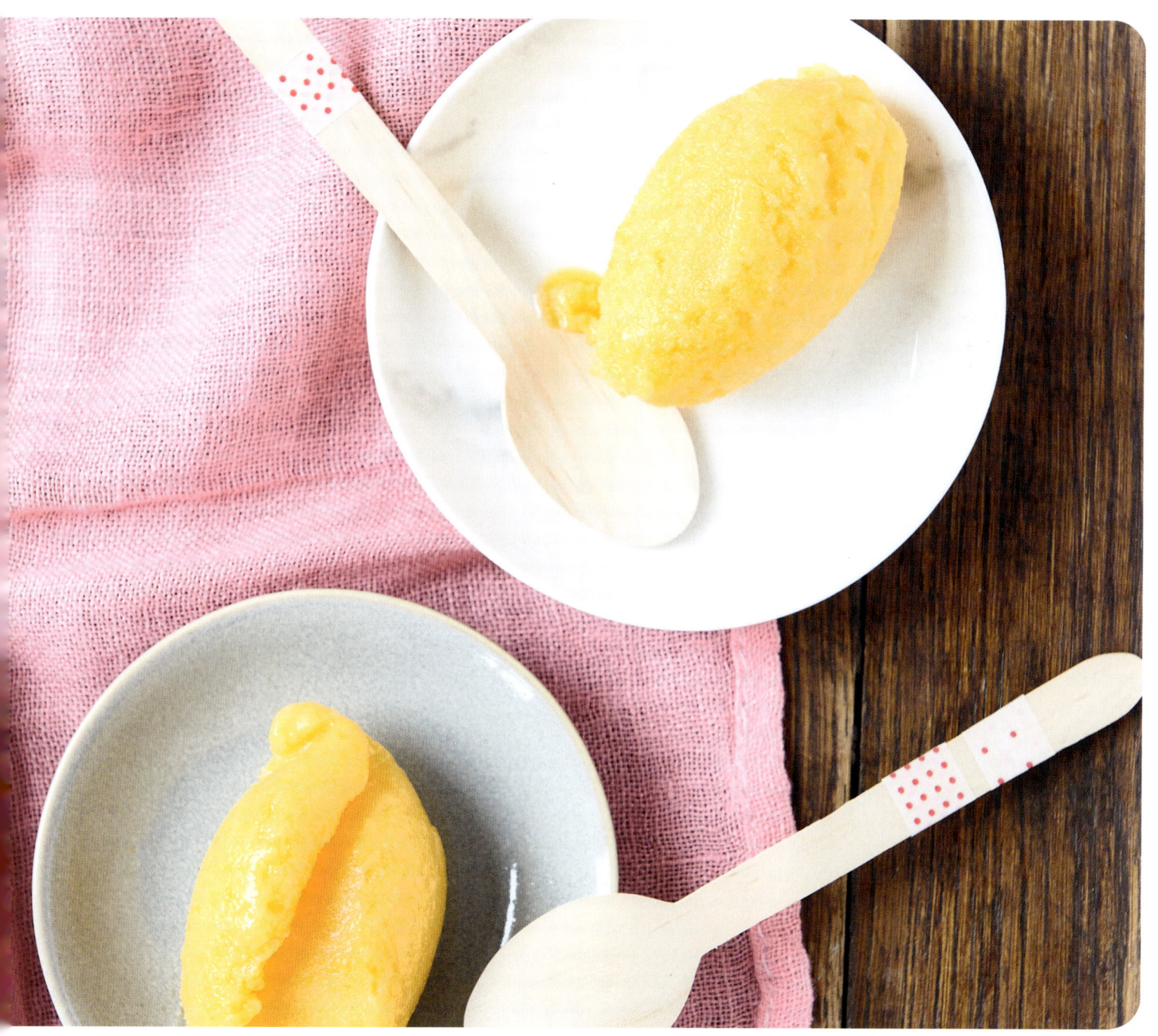

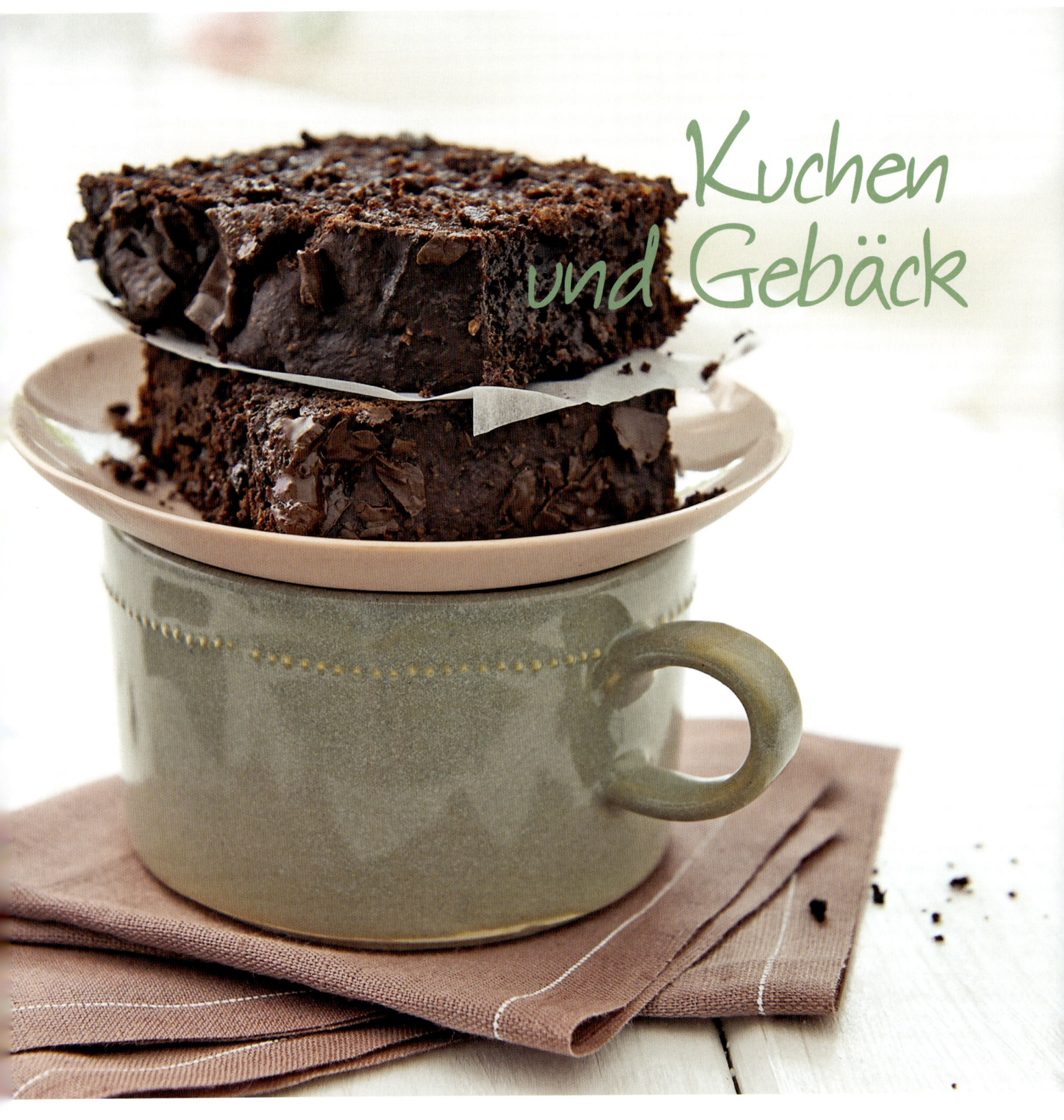

Kuchen und Gebäck

Kindergeburtstagsleckerei.
Schoko-Brownies

20 Stück • gut vorzubereiten
⏲ 40 Min. + 30 Min. Backzeit

150 g Butter/Diätmargarine wie Delireform • 75 g Vollmilchschokolade, gehackt • 125 g Zucker • 1 Päckchen Vanillezucker • 2 Eier • 40 g Kakaopulver • 80 g Vollkornmehl • 1 Prise Salz • 100 g Schokoladentropfen (Zartbitter oder Vollmilch)

● Eine eckige 10-Inch-Backform (22 × 22 cm) oder eine Runde von 24 bis 26 cm Durchmesser leicht fetten und mehlen, beiseitestellen. Den Backofen auf 170 °C Ober- und Unterhitze vorheizen.

● Butter und die 75 g Vollmilchschokolade in einem Topf bei sanfter Hitze schmelzen und beiseitestellen. Zucker mit Vanillezucker und Eiern mit dem Mixer schaumig schlagen, dann die Butter-Schoko-Mischung langsam einrühren. Kakaopulver, Mehl und Salz einrühren, ganz zum Schluss die Schokotropfen.

● Masse in die Backform streichen und 25–30 Min. backen. In der Form abkühlen lassen. Ganz auskühlen lassen und erst dann in kleine Stücke schneiden und servieren.

Tipp Für ein Frosting verflüssigen Sie in einem Topf bei sanfter Hitze 100 g gehackte Schokolade mit 50 ml Sahne. Dann rühren Sie 50 g Erdnussbutter ein. Die noch leicht warme Masse auf die erkalteten Brownies streichen. Und mit 25 g gehackten Erdnüssen bestreuen.

Nährwerte
159 kcal • 2 g E • 10 g F • 15 g KH • 0,9 g Ba • 41 mg Chol • 273 mg Ω-6-FS • 56 mg Ω-3-FS

Genau richtig für schöne Sommertage.
Blaubeermuffins

Für 12 Stück • gelingt leicht
⏲ 15 Min. + 20–25 Min. Backzeit

200 g Heidelbeeren • 2 Eier • 160 g Zucker • 1 Päckchen Vanillezucker • ¼ TL Zimt • 120 ml Rapsöl • 300 g fettarmer Joghurt • 200 g Mehl (Type 550) • 75 g kernige Haferflocken • 2 TL Backpulver • ½ TL Natron

● Den Backofen auf 180 Grad (Umluft 160 Grad) vorheizen. Die Papierförmchen in die Vertiefung des Muffinblechs setzen. Die Blaubeeren verlesen, abbrausen und gut abtropfen lassen. Eier, Zucker, Vanillezucker, Zimt und Rapsöl aufschlagen, den Joghurt unterrühren.

● Mehl, Haferflocken, Backpulver und Natron vermischen und unter die Eiermasse rühren. Blaubeeren unterheben und den Teig in die Vertiefungen füllen. Auf mittlerer Schiene 20–25 Min. backen.

Nährwerte
261 kcal • 5 g E • 12 g F • 33 g KH • 2 g Ba • 41 mg Chol • 1900 mg Ω-6-FS • 911 mg Ω-3-FS

Ein oder zwei Plätzchen zum Kaffee.
Dinkel-Cookies

Für 25 Stück • gelingt leicht
⊘ 50 Min. + 15 Min. Backzeit

200 g Dinkelvollkornmehl • 100 g Haferflocken • ½ TL Backpulver • 100 g Zucker • 150 g Diätbackmargarine • 1 Ei • ½ TL Zimt • 1 Msp. gemahlene Nelken • 1 Msp. gemahlener Anis • 1 Msp. gemahlener Kardamom

● Dinkelmehl, Haferflocken und Backpulver in einer Schüssel mischen. Zucker, Diätbackmargarine, das Ei und die Gewürze dazugeben. Mit den Händen zu einem Teig kneten und dann zu einer Kugel formen. In Frischhaltefolie einwickeln und ca. 40 Min. in den Kühlschrank legen.

● Den Backofen auf 180 Grad (Umluft 160 Grad) vorheizen. Den Teig teilen und auf einer bemehlten Arbeitsfläche zu 2 ca. 2,5 cm dicken Rollen formen. Die Rolle in Scheiben schneiden und auf ein mit Backpapier ausgelegtes Blech setzen. Mit einer Gabel ein Muster auf die Kekse drücken. Die Cookies im vorgeheizten Backofen 12–15 Min. auf mittlerer Schiene backen.

Nährwerte
104 kcal • 2 g E • 6 g F • 12 g KH • 1 g Ba • 19 mg Chol • 2090 mg Ω-6-FS • 114 mg Ω-3-FS

Bella Italia – Dolce Vita
Pinienkern-Aprikosen-Cantuccini

Für 40 Stück • gut vorzubereiten
⊘ 40 Min. + 35 Min. Backzeit

80 g Pinienkerne • 100 g getrocknete Aprikosen • 250 g Mehl (Type 550) • 1 TL Backpulver • 150 g Zucker • 1 Päckchen Vanillezucker • 1 TL abgeriebene Zitronenschale • 1 Prise Salz • 2 Eier • 100 g Butter • Mehl zum Ausrollen • Backpapier

● Die Pinienkerne in einer Pfanne rösten. Die Aprikosen fein würfeln. Das Mehl mit dem Backpulver in eine Rührschüssel sieben. Zucker, Vanillezucker, Zitronenschale, Salz und Eier dazugeben. Die Butter in Stücke schneiden und mit den ausgekühlten Pinienkernen und Aprikosenwürfeln hinzufügen. Die Zutaten zu einem glatten Teig verkneten.

● Den Backofen auf 180 °C (Umluft: 160 °C) vorheizen. Aus dem Teig 4 cm dicke Rollen formen, etwas flach drücken, auf ein mit Backpapier ausgelegtes Backblech legen und auf der mittleren Schiene etwa 25 Min. backen. Die Stangen etwas abkühlen lassen und in etwa 1 cm dicke Scheiben schneiden. Dann weitere 10 Minuten backen.

Nährwerte
74 kcal • 2 g E • 3 g F • 9 g KH • 0,4 g Ba • 17 mg Chol • 548 mg Ω-6-FS • 31 mg Ω-3-FS

Amerikanische Minikuchen.
Pfirsich-Mohn-Muffins

Für 12 Stück • geht schnell
⊘ 10 Min. + 20 Min. Backzeit

2 Eier • 120 ml Rapsöl • 250 g fettarmer Joghurt • 140 g Zucker • 125 g Weizenvollkornmehl • 125 g Mehl (Type 550) • 100 g kernige Haferflocken • 50 g Mohn • 2 TL Backpulver • 1 TL Natron • 300 g Pfirsiche

● Den Backofen auf 200 Grad (Umluft 180 Grad) vorheizen. Die Papierförmchen in die Vertiefung des Muffinblechs setzen. Die Eier mit Öl, Joghurt und Zucker verrühren. Das Weizenvollkornmehl mit dem hellen Weizenmehl, den Haferflocken, Mohn, Backpulver und Natron vermischen. Die Mehlmischung unter die Eier-Öl-Mischung rühren, bis ein glatter Teig entsteht.

● Die Pfirsiche kochend heiß überbrühen, enthäuten, in Würfel schneiden und unter den Teig mischen. Den Teig auf die Vertiefungen gleichmäßig verteilen. Die Muffins auf mittlerer Schiene etwa 20 Min. backen.

Nährwerte
289 kcal • 7 g E • 14 g F • 34 g KH • 3,5 g Ba • 40 mg Chol • 3270 mg Ω-6-FS • 909 mg Ω-3-FS

❯❯ Pinienkern-Aprikosen-Cantuccini

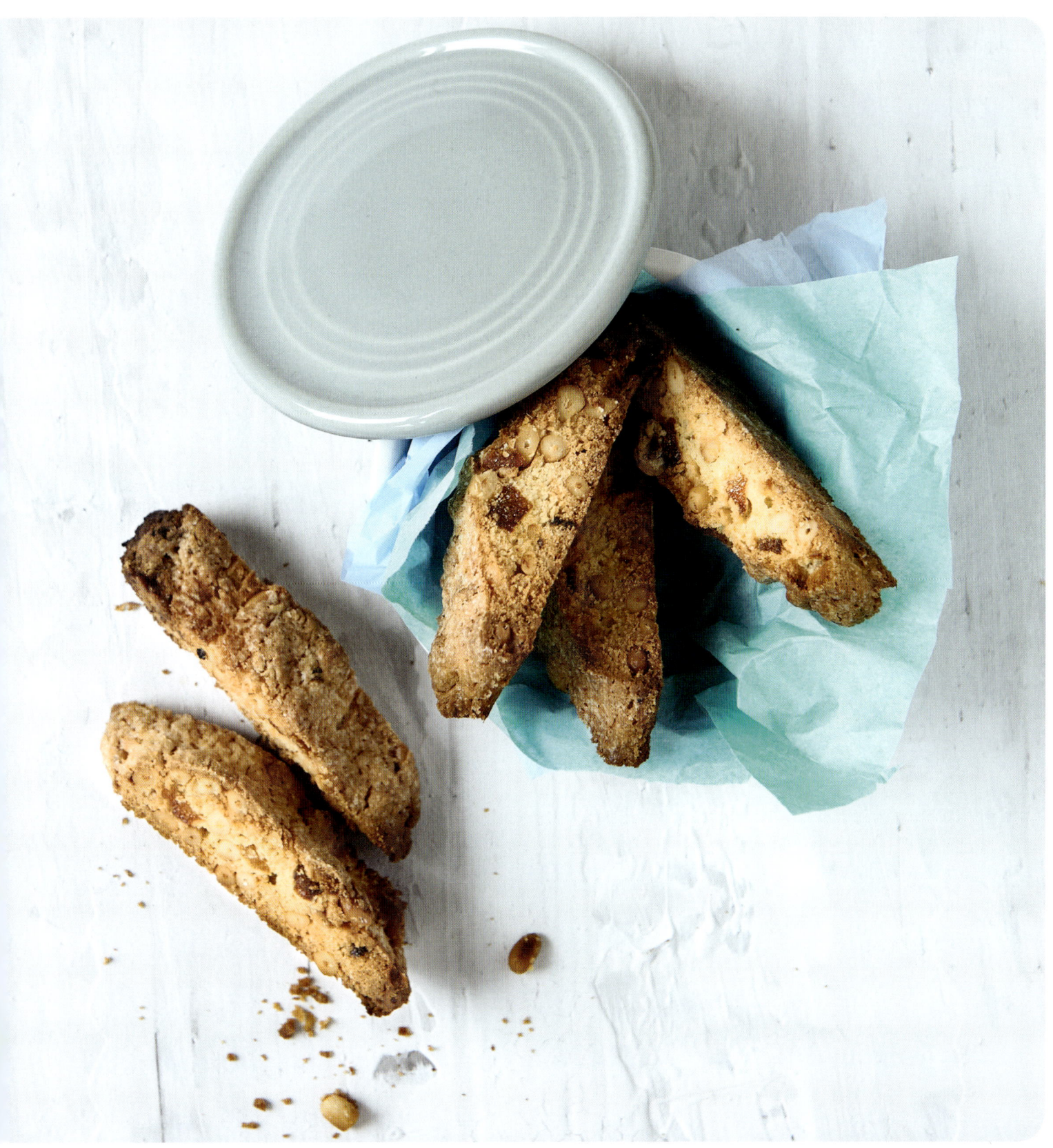

Kuchen und Gebäck

Im Spätsommer ein Muss!
Zwetschgenkuchen

Für 12 Stücke • preisgünstig
50 Min. + 30 Min. Backzeit

375 g Mehl (Type 550) • 50 g Diät-Backmargarine • 125 ml fettarme Milch • 80 g Zucker • ½ Päckchen Trockenhefe • 1 Prise Salz • 1 Ei • 2 kg Zwetschgen • 3 EL Hagelzucker

- Alle Zutaten außer Zwetschgen und Hagelzucker in eine Schüssel geben. Den Teig mit den Knethaken des Handrührgeräts verkneten. Zugedeckt an einem warmen Ort gehen lassen, bis er sich verdoppelt hat. Die Zwetschgen waschen, halbieren und entsteinen. Den Backofen auf 225 Grad (Umluft 200 Grad) vorheizen. Backblech mit Backpapier auslegen. Den Teig durchkneten, auf dem Blech ausrollen, dabei einen Rand hochziehen.

- Weitere 10 Min. gehen lassen. Die Zwetschgen dachziegelartig auf dem Teig verteilen. Den Kuchen auf der mittleren Schiene im Ofen etwa 30 Min. backen. 10 Min. vor Ende der Backzeit mit dem Hagelzucker bestreuen.

Nährwerte
259 kcal • 5 g E • 4 g F • 47 g KH • 5 g Ba • 20 mg Chol • 1570 mg Ω-6-FS • 124 mg Ω-3-FS

Jedes Jahr im Juni!
Mandelkuchen mit Johannisbeeren

Für 12 Stücke • gelingt leicht
30 Min. + 45 Min. Backzeit

200 g Weizenmehl Mehl (Type 1050) • 500 g rote Johannisbeeren • 4 Eier • 100 ml Rapsöl • 200 g Zucker • 2 TL Backpulver • 100 g gemahlene Mandeln • 100 ml fettarme Milch • 1 TL Zitronensaft

- Eine Springform (Ø 26 cm) einfetten und bemehlen. Johannisbeeren waschen und die Beeren von den Rispen streifen. Den Backofen auf 175 Grad vorheizen. Zwei Eier trennen. Das Öl mit dem Zucker cremig rühren. Eigelbe und 2 Eier unterrühren.

- Das Mehl mit dem Backpulver mischen und abwechselnd mit Mandeln und Milch unter die Eiermasse rühren. Den Teig in die Form füllen. Die Johannisbeeren darauf verteilen und leicht eindrücken. Auf der mittleren Schiene etwa 45 Min. backen. Das Eiweiß steif schlagen, den restlichen Zucker langsam einrieseln lassen und den Zitronensaft unterrühren. Die Baisermasse auf dem noch heißen Kuchen verteilen und 20 Min. backen.

Nährwerte
293 kcal • 7 g E • 15 g F • 31 g KH • 3,3 g Ba • 80 mg Chol • 2630 mg Ω-6-FS • 774 mg Ω-3-FS

Eine süße Versuchung.
Haferflockenrauten

Für 40 Stück • geht schnell
30 Min. + 20 Min. Backzeit

100 g Diät-Backmargarine • 125 g brauner Zucker • 2 Päckchen Vanillezucker • 1 Msp. Salz • 180 g Haferflocken • 1 TL Backpulver • 1 Eiweiß • 50 g Zartbitterkuvertüre

- Margarine mit Zucker, Vanillezucker und Salz unter Rühren bei schwacher Hitze zerlassen und in eine Rührschüssel geben. Den Backofen auf 180 Grad (Umluft 160 Grad) vorheizen. Haferflocken mit dem Backpulver mischen. Mit den Rührbesen des Handrührgeräts unter die abgekühlte Margarinemasse rühren.

- Das Eiweiß steif schlagen und untermischen. Den Teig gut 1 cm dick auf ein gefettetes und mit Backpapier ausgelegtes Blech streichen. Auf der mittleren Schiene etwa 20 Min. backen. Erkalten lassen und in Rauten schneiden. Die Kuvertüre im warmen Wasserbad schmelzen lassen und je eine Ecke der Raute darin eintunken.

Nährwerte
50 kcal • 1 g E • 2 g F • 7 g KH • 0,5 g Ba • 0 mg Chol • 196 mg Ω-6-FS • 31 mg Ω-3-FS

➤ Haferflockenrauten

Kuchen und Gebäck 135

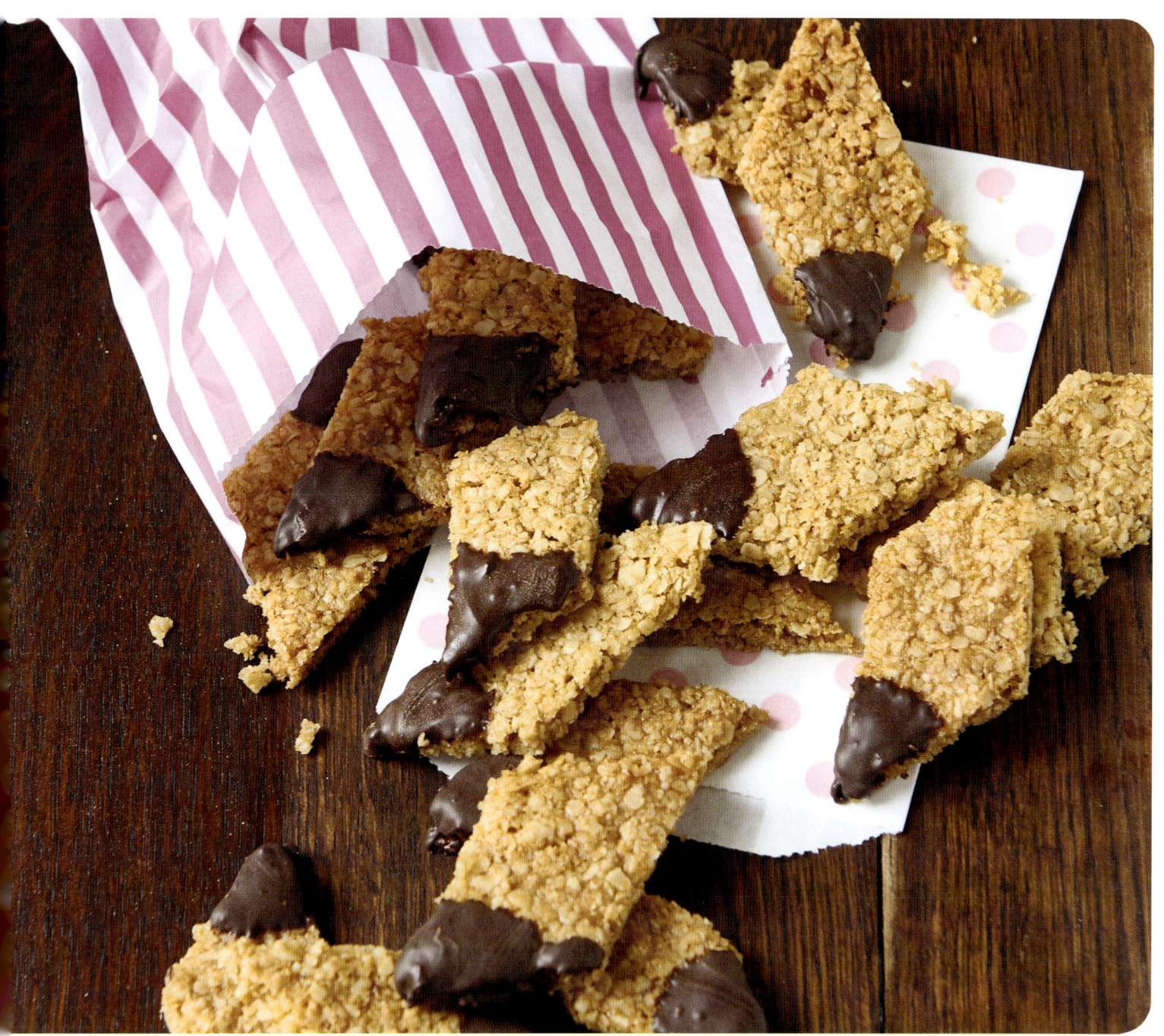

Irmis Apfelkuchen – ein Longseller im Café Chagall.
Gedeckter Apfelblechkuchen

Für 20 Stücke • preisgünstig
⊘ 50 Min. + 25 Min. Backzeit

Für den Teig: 200 g Magerquark • 6 EL fettarme Milch • 1 Ei • 8 EL Rapsöl • 100 g Zucker • 1 Prise Salz • 400 g Mehl (Type 550) • 1½ Päckchen Backpulver
Für die Füllung: 2 kg Äpfel • 100 g Zucker • Saft von ½ Zitrone • 1 Päckchen Tortenguss • 100 g Rosinen
Für den Belag: 125 g Diät-Backmargarine • 1 TL Zimt • 80 g Zucker

● Für den Teig Quark, Milch, Ei, Öl, Zucker, Salz, die Hälfte des Mehls und das Backpulver in eine Rührschüssel geben und mit den Knethaken des Handrührgeräts verrühren. Das restliche Mehl mit der Hand unterkneten.

● Für die Füllung Äpfel schälen, vierteln und in kleine Stücke schneiden. ½ Liter Wasser mit dem Zucker und dem Zitronensaft aufkochen. Die Äpfel in 2 Portionen in der Zuckerlösung andünsten. Sobald die Apfelstückchen weich sind, herausnehmen. 300 ml der Zuckerlösung abmessen und mit dem Tortenguss anrühren. Aufkochen, die Äpfel und die Rosinen hineingeben.

● Den Backofen auf 200 Grad (Umluft 180 Grad) vorheizen. ⅔ des Teiges abnehmen, ausrollen, auf ein eingefettetes und bemehltes Blech geben und die Ränder hochziehen. Die Apfelmasse darauf verteilen. Den restlichen Teig ausrollen und als Deckel auf die Apfelmasse legen. Die Ränder andrücken. Die Margarine als Flocken auf dem Kuchen verteilen. Mit Zimt und Zucker bestreuen. Auf der mittleren Schiene etwa 25 Min. backen.

Nährwerte
296 kcal • 4 g E • 10 g F • 47 g KH • 2,8 g Ba • 12 mg Chol • 2710 mg Ω-6-FS • 477 mg Ω-3-FS

Locker und leicht!
Käsekuchen

Für 12 Stück • preisgünstig
⊘ 60 Min. + 60 Min. Kühlzeit + 60 Min. Backzeit

150 g Mehl (Type 550) • 1 TL Backpulver • 1 Ei • 70 g Zucker • 60 g Butter • 500 g Magerquark • 125 ml Rapsöl • 1 Vanilleschote • 180 g Zucker • 3 Eier • 300 ml Milch, 1,5 % Fett • 1 Päckchen Vanillepuddingpulver

● Das Mehl mit dem Backpulver in eine Rührschüssel sieben. Das Ei, 70 g Zucker und 60 g Butter hinzufügen und das Ganze mit den Knethaken eines Handrührgeräts oder der Küchenmaschine zu einem glatten Teig verkneten. Zu einer Kugel formen und etwa 1 Std. kalt stellen.

● Quark, Öl und 180 g Zucker glatt rühren, Eier trennen. Die Vanilleschote aufschlitzen und das Mark aus der Schote kratzen. Die Milch, 2 Eigelbe zusammen mit dem Vanillemark und dem Puddingpulver hinzufügen und alles zu einer homogenen Masse verrühren. Das Eiweiß zu Schnee steif schlagen. Den Backofen auf 180 °C vorheizen.

● Den Boden einer Springform (etwa 26 cm Durchmesser) mit Backpapier auslegen und zwischen den Boden und Rand einer Springform einklemmen. Den Mürbeteig auf einer bemehlten Arbeitsfläche dünn ausrollen. Mit dem Teig die Springform auskleiden und einen etwa 4 cm hohen Rand bilden. Den Eischnee unter die Quarkmasse heben und dann die Quarkmasse hineingeben und glatt streichen. Auf der mittleren Schiene etwa 60 Min. backen. Vor dem Lösen des Springformrandes den Kuchen erst etwas abkühlen lassen. Mit Puderzucker bestäuben.

Nährwerte
312 kcal • 10 g E • 17 g F • 31 g KH • 0 g Ba • 56 mg Chol • 949 mg Ω-3-FS

❯❯ Käsekuchen

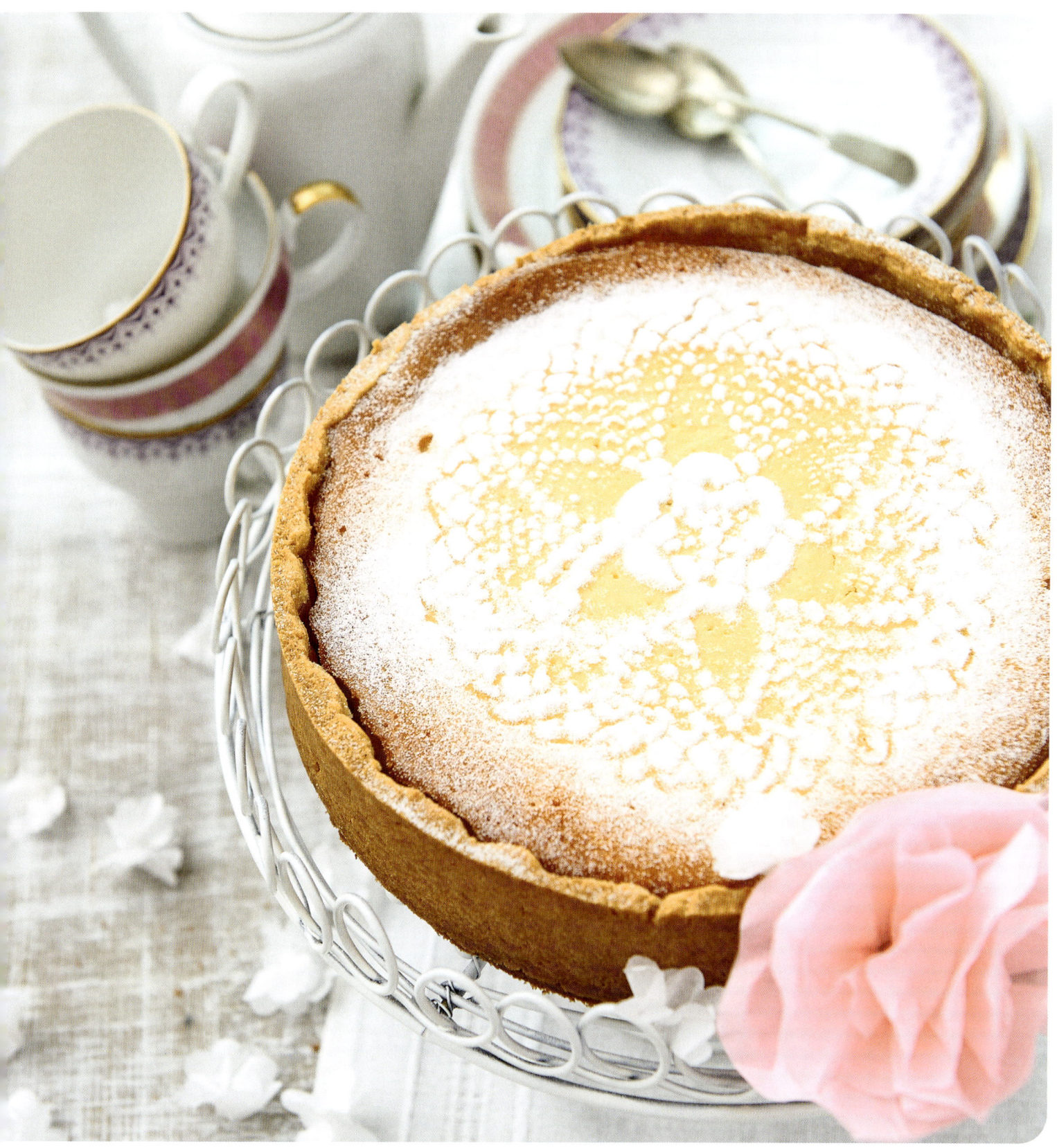

Für jeden Anlass
Das schmeckt auch meinen Gästen

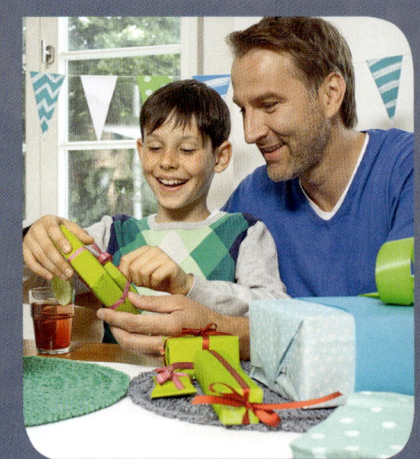

Der Brunch

Ein entspanntes Brunchen mit lieben Freunden ist eine der schönsten Sonntagsbeschäftigungen.

S. 41 Birnen-Möhren-Müsli
S. 44 Lachs-Dill-Creme
S. 45 Rote-Linsen-Aufstrich
S. 45 Aprikosenpaste
S. 53 Orangen-Kiwi-Drink
S. 55 Möhren-Butternut-Suppe
S. 131 Blaubeermuffins

Festliches Weihnachtsessen

Alle Jahre wieder glänzt es in den Stuben und duftet es herrlich aus der Küche.

S. 63 Spargel-Lachs-Salat
S. 90 Süß-scharfes Rinderfilet
S. 107 Echtes Kartoffelpüree
S. 116 Grüne Bohnen mit Walnüssen
S. 122 Obstsalat mit Datteln

Leichtes Frühlingsmenü

Wenn der Frühling kommt, ist Geselligkeit gefragt.

S. 52 Pikanter Power-Drink als kalte Suppe serviert
S. 86 Tafelspitz in Kräutersauce
S. 123 Erdbeersalat mit Pistaziensauce

Zum Grillfest

Nach einem heißen Sommertag den Abend beim Grillen genießen.

S. 52 Olivenbaguette
S. 60 Kichererbsensalat
S. 66 Tabouleh
S. 68 Kartoffel-Tomaten-Salat mit Pesto
S. 111 Folienkartoffeln
S. 113 Gegrillter Radicchio

Lockere Einladung

Mal kurz auf den Sprung zum Plaudern.

S. 63 Asia-Salat mit Ingwerdressing
S. 88 Teriyaki-Rinderfilet mit Zuckerschoten
S. 128 Mangosorbet

Klassisch für Gäste

Genau das Richtige für alle, die gerne am schön gedeckten Tisch schlemmen.

S. 56 Tomatencremesuppe
S. 86 Putenschmorbraten
S. 126 Westfälische Kirsch-Quark-Creme

Sommermenü

Dolce Vita – für laue Sommernächte!

S. 52 Gute-Laune-Drink
S. 63 Bruschetta
S. 65 Salade niçoise
S. 126 Limettensorbet

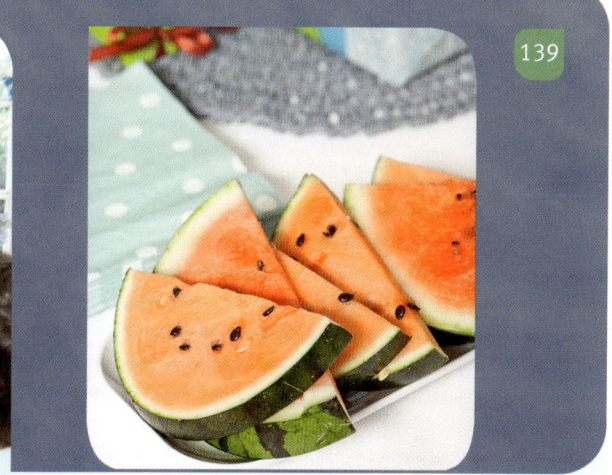

Für das Familienpicknick

Ohne Stress draußen auf einer Decke essen ist Spaß für Groß und Klein.

S. 60 Kichererbsensalat
S. 66 Tabouleh
S. 68 Mexikanische Tortillas
S. 70 Marinierte Tomaten
S. 131 Blaubeermuffin

Fingerfood

Kleinigkeiten, die sich gut vorbereiten und aus der Hand essen lassen.

S. 63 Bruschetta mit Tomaten
S. 68 Mexikanische Tortillas
S. 66 Wraps mit Rukola und Lachs
S. 84 Puten-Saltimbocca
S. 95 Lachs-Gemüse-Spieße
S. 98 Seeteufel-Spießchen

Kaffeeklatsch

Kuchen selbst gemacht und dazu eine Tasse heißen Kaffee – herrlich!

S. 134 Haferflockenrauten
S. 134 Zwetschgenkuchen
S. 136 Käsekuchen

Fürs Partybüfett

Da geht die Post ab und am Büfett stärkt sich jeder gerne.

S. 56 Gazpacho
S. 62 Linsensalat mit Hähnchen
S. 66 Wraps mit Rukola und Lachs
S. 72 Maki mit Lachs und Gurke
S. 84 Puten-Saltimbocca
S. 124 Pflaumen-Crumble
S. 132 Pfirsich-Mohn-Muffins

Die Vorbereitungen fürs Büfett

Eine Woche vor dem Fest können Sie schon mal die Getränke und lang haltbaren Zutaten kaufen. Am Tag vor der Party können Sie schon Folgendes erledigen:
- Schokomuffins backen.
- Gazpacho zubereiten und kalt stellen.
- Linsensalat mit Hähnchen zubereiten und kalt stellen.
- Puten-Saltimbocca zubereiten und kalt stellen.
- Pflaumen-Crumble vorbereiten, aber noch nicht backen.

Am Tag selbst:
- Wraps mit Lachs und Rukola zubereiten.
- Maki mit Lachs und Gurke zubereiten.
- Puten-Saltimbocca aufwärmen.
- Pflaumen-Crumble backen.

Rezept- und Zutatenverzeichnis

A
American Pancakes 46
Ananas-Erdbeer-Drink 53
Andalusischer Kalbstopf 90
Apfel
- Apfelblechkuchen, gedeckter 136
- Bratäpfel mit Marzipan-Walnuss-Füllung 122

Aprikosenpaste 45
Arabischer Linseneintopf mit Hähnchen 82
Arabischer Spinat 112
Arroz mit Hähnchen 80
Artischocken, gebratene 70
Asia-Salat mit Ingwerdressing 63
Auberginen
- Moussaka, vegetarische 76
- Ratatouille 110

Avocado Maki 101

B
Beeren
- Ananas-Erdbeer-Drink 53
- Beeren-Quark-Creme 42
- Beerengelee mit Walnüssen 124
- Beerenmüsli 41
- Blaubeermuffins 131
- Blaubeerpfannkuchen 126
- Erdbeersalat mit Pistaziensauce 123
- Erdbeersorbet 128
- Heidelbeer-Smoothie 43
- Mandelkuchen mit Johannisbeeren 134
- Milchreis mit Himbeermus 121
- Obstsalat mit Pistazienjoghurt 42
- Rote Grütze mit Vanillejoghurt 121

Beerenmüsli 41
Birchermüsli 43
Birnen-Möhren-Müsli 41
Blaubeermuffins 131
Blaubeerpfannkuchen 126
Blumenkohl, indischer 113
Bohnen, Minestrone mit Nudeln 58
Bratäpfel mit Marzipan-Walnuss-Füllung 122
Bruschetta mit Tomaten 63

C
Chili, vegetarisches 76
Curry, grünes mit Mango 86

D
Dinkel-Haferflocken-Cookies 132
Dorade im Salzmantel 104

E
Eingelegte Zucchini 70
Erdbeersalat mit Pistaziensauce 123
Erdbeersorbet 128

F
Feldsalat mit Roter Bete 60
Feldsalat mit Walnüssen 8
Fenchel
- Fenchel-Tomaten-Gemüse 114
- Hähnchenbrust mit Fenchel 84

Fischfilets, italienische 92
Folienkartoffeln 111
Frankfurter Grüne Sauce 116
Französische Zwiebelsuppe 57
Fünfkorn-Brot 46

G
Gazpacho 56
Gebratene Artischocken 70
Gebratener Kürbis 113
Gedeckter Apfelblechkuchen 136
Gegrillter Radicchio 113
Gemüse, mediterranes 112
Gemüsepfanne, neapolitanische 78
Gratinierte Scholle 92
Grüne Bohnen mit Walnüssen 116
Grünes Curry mit Mango 86
Grüner-Fenchel-Smoothie 52
Gute-Laune-Drink 52

H
Haferflocken-Milch-Brötchen 50
Haferflockenrauten 134
Hähnchenbrust mit Fenchel 84
Hähnchenkeulen aus dem Römertopf 82
Heidelbeer-Smoothie 43
Hering
- Matjes mit Rote-Bete-Birnen 96
- Schwedischer Heringsstipp 96

Hummus 65

I
Indischer Blumenkohl 113
Italienische Fischfilets 92

K
Kalbstopf, andalusischer 90
Kanarische Kartoffeln mit Mojo 108
Karamellisierte Ananas unter Eis 9
Kardamom-Mandel-Hähnchen 84
Kartoffeln
- Folienkartoffeln 111
- Kanarische Kartoffeln mit Mojo 108
- Kartoffel-Tomaten-Salat mit Pesto 92
- Kartoffelecken mit Paprikaquark 108
- Kartoffelpuffer 110
- Kartoffelpüree 107
- Kartoffeltaler 110
- Rosmarinkartoffeln 107
- Soup au pistou 58

Käsekuchen 136
Kichererbsensalat 60
Kirsch-Quark-Creme, westfälische 126
Knäckebrot 50
Kohlrabi
- Kohlrabi-Zuckerschoten-Auflauf 78
- Kohlrabisuppe mit Frühlingskräutern 56

Kokos-Curry mit Rosenkohl 88
Kürbis
- Kürbis, gebratener 113
- Möhren-Butternut-Suppe 55

L
Lachs
- Lachs-Dill-Creme 44
- Lachs-Gemüse-Spieße 95
- Lachs-Tomaten-Gratin 98
- Maki mit Lachs und Gurke 72
- Wraps mit Rukola und Lachs 66

Lachs Nigiri 101
Lachsfilet in roter Kokossauce 93
Lachspäckchen 95
Limettensorbet 126
Linsen
- Linseneintopf, arabischer mit Hähnchen 82
- Linsensalat mit Hähnchen 62

M
Maki mit Lachs und Gurke 72
Mandelkuchen mit Johannisbeeren 134
Mangosorbet 128
Marinierte Tomaten 70
Matjes mit Rote-Bete-Birnen 96
Mediterranes Gemüse 112
Mexikanische Tortillas 68
Milchreis mit Himbeermus 121
Minestrone mit Nudeln 58
Möhren
- Möhren-Butternut-Suppe 55
- Möhren-Kohlrabi-Gemüse 112
- Möhrenrelish 44
- Möhrensauce 118

Moussaka, vegetarische 76
Müslistangen 48

N
Neapolitanische Gemüsepfanne 78

O
Obstsalat mit Datteln 122
Obstsalat mit Pistazienjoghurt 42
Olivenbaguette 52
Orangen-Grapefruit-Salat 122
Orangen-Kiwi-Drink 53
Ossobuco alla Milanese 104

Rezept- und Zutatenverzeichnis

P
Paella 102
Paprika
– Gazpacho 56
– Hähnchenkeulen aus dem Römertopf 82
– Kartoffelecken mit Paprikaquark 108
– Linsensalat mit Hähnchen 62
– Paprikasuppe, scharfe 55
– Ratatouille 110
Pfirsich-Mohn-Muffins 132
Pflaumen
– Pflaumen-Crumble 124
– Zwetschgenkuchen 134
Pikanter Power-Drink 52
Pilzrisotto 75
Pinienkern-Aprikosen-Cantuccini 132
Puten-Saltimbocca 84
Putenschmorbraten 86

R
Radicchio, gegrillter 113
Ratatouille 110
Rigatone-Spinat-Auflauf 8
Rinderfilet, Teriyaki, mit Zuckerschoten 88
Risotto mit grünem Spargel 75
Rosmarinkartoffeln 107
Rote Grütze mit Vanillejoghurt 121
Rote Salsa 118
Rote-Linsen-Aufstrich 45

S
Salade niçoise 65
Scharfe Paprikasuppe 55
Schnelle Tomatensauce 116
Schoko-Brownies 131
Scholle, gratinierte 92
Schollenröllchen mit Estragonsauce 96
Schwedischer Heringsstipp 96
Schweinefilet unter Pilz-Nuss-Kruste 102
Seelachs auf Asia-Gemüse 92
Seeteufel-Spießchen 98
Soup au pistou 58
Spargel
– Risotto mit grünem Spargel 75
– Spargel-Lachs-Salat 63
– Spargel-Tomaten-Salat 60

Spinat
– Arabischer Spinat 112
– Rigatone-Spinat-Auflauf 8
– Salade niçoise 65
– Spargel-Lachs-Salat 63
– Spinat-Lasagne 79
– Spinat, arabischer 112
Sushi
– Avocado Maki 101
– Lachs Nigiri 101
– Maki mit Lachs und Gurke 72
Süß-scharfes Rinderfilet aus dem Wok 90

T
Tabouleh 66
Tafelspitz mit Kräutersauce 86
Teriyaki-Rinderfilet mit Zuckerschoten 88
Tomaten
– Tomaten-Fenchel-Brotscheiben 48
– Tomaten, marinierte 70
– Tomatencremesuppe 56
– Tomatensauce, schnelle 116
Tortillas, mexikanische 68

V
Vanillepudding 124
Vegetarische Moussaka 76
Vegetarisches Chili 76

W
Walnusspesto 118
Westfälische Kirsch-Quark-Creme 126
Wirsing
– Minestrone mit Nudeln 58
– Wirsing-Orangen-Salat 61
– Wirsingeintopf mit Käsegnocchi 80
Wraps mit Rukola und Lachs 66

Z
Zucchini, eingelegte 70
Zwetschgenkuchen 134

Stichwortverzeichnis

A
Alpha-Linolensäure 20
Antioxidanzien 14
Arterienverkalkung 12
Arteriosklerose 12
Atherosklerose 12
Ausdauersport 14

B
Ballaststoffe 24
Beta-Glukan 25
Blutfettwerte 12
Blutgerinnung 12
Bluthochdruck 12–13

C
Cafestol 32
Carotinoide 14, 24
Cholesterin, Eigensynthese 25
Cholesterinspiegel 10

D
Diabetes 12–13
Docosahexaensäure 20
Durchblutungsstörungen 12

E
Eicosapentaensäure 20
Einfachzucker 11
Energiebedarf 15
Energiebilanz, negative 15
Energieformel 15

F
Fette
– gehärtet 22
– ungehärtet 22
Fettsäuren
– gesättigt 19
– ungesättigt 19–20
Fettsäuren-Grundstruktur 19
Fettsäuren, gesättigte 20
Fettsäuren, ungesättigte 20
Flavonoide 14, 24
Folsäure 14
Fresszellen 12

G
Gesamtcholesterin, guter Wert 13
Getreideballaststoffe 25
Glycerinmolekül 12
Grundumsatz 15

H
HDL 11
HDL-Cholesterin, guter Wert 13
Herzkrankheit, koronare 13
Herzkranzgefäße 12
Herzmuskelgewebe 12
High Density Lipoprotein 11
Hirnschlagader 12
Hülsenfrüchten 25

K
Kahweol 32
konjugierte Linolsäuren 19

L
LDL 11
LDL-Cholesterin, guter Wert 13
Leistungsumsatz 15
Lignin 25
Linolsäuren, konjugierte 19
Lipoprotein 11
Low Density Lipoprotein 11
Lycopin 14

M
Milch 18

N
Nahrungscholesterin 16
Neutralfette 12
Nüsse 33

O
Omega-3-Fettsäuren 14, 20
Omega-6-Fettsäuren 20
Oxidation 14

P
Pektin 25
Pflanzenstoffe, sekundäre 23
Phytoöstrogene 25
Phytosterine 24–25
Plaques 12

S
Saponine 24–25
Schlaganfall 12
sekundären Pflanzenstoffe 23
Stress, oxidativer 12, 14
Sulfide 24

T
Transfettsäuren 22
Transportmedium 10
Triglyceride 12, 19
– erhöhte 11
– guter Wert 13
Triglyceridmolekül 12
Triglyceridspiegel 12

V
Vitamin C 14

Z
Zellulose 25

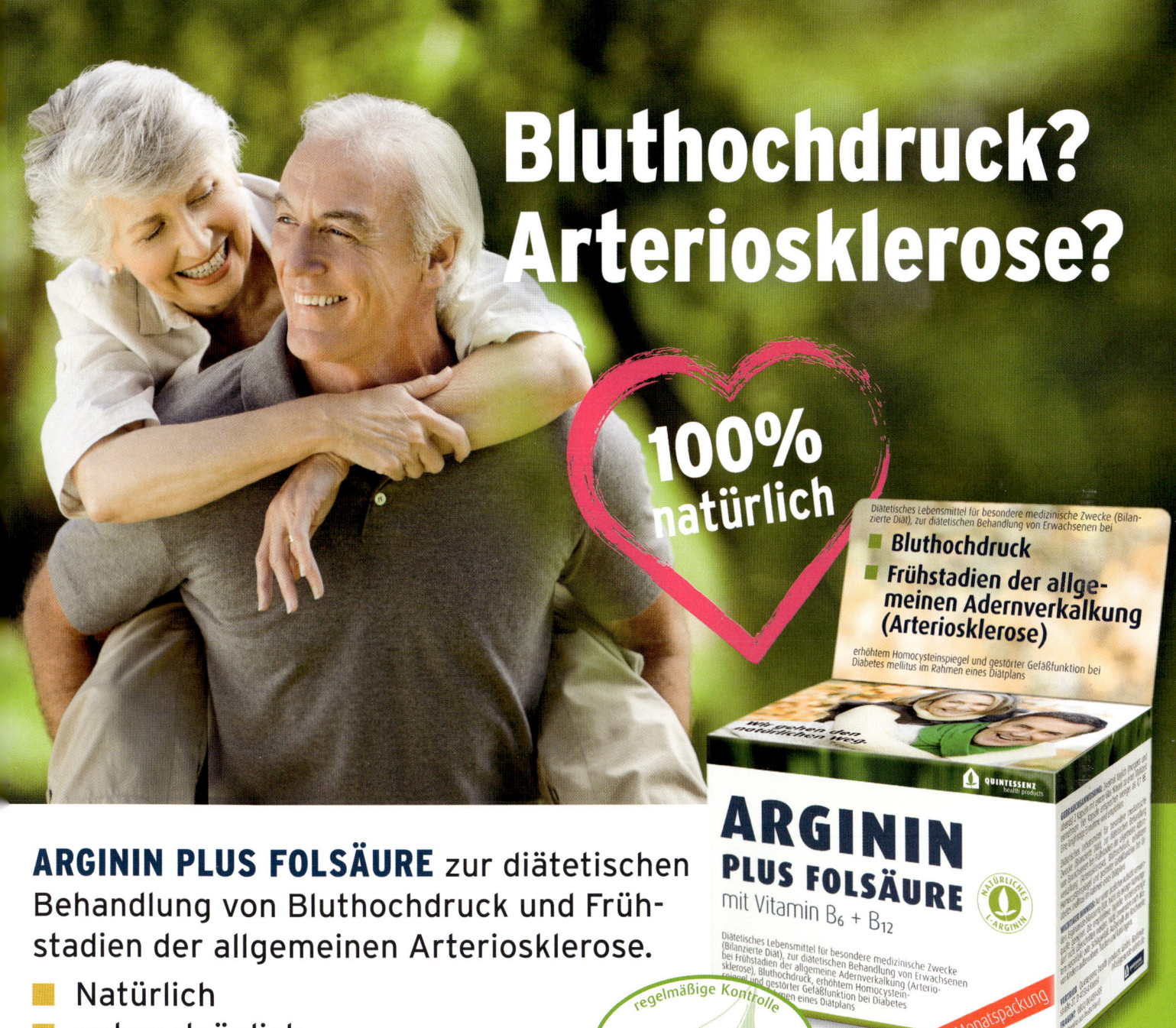

Impressum

Bibliografische Information der Deutschen Nationalbibliothek
Die Deutsche Nationalbibliothek verzeichnet diese Publikation in der Deutschen Nationalbibliografie; detaillierte bibliografische Daten sind im Internet über http://dnb.d-nb.de abrufbar.

Programmplanung: Uta Spieldiener
Redaktion: Sabine Josten, Bochum
Bildredaktion: Christoph Frick, Nadja Giesbrecht

Coverfoto: Stockfood
Umschlaggestaltung:
Dominique Loenicker, Stuttgart

Fotos im Innenteil:
Rezeptfotos: Chris Meier, Stuttgart: S. 39 oben rechts, 72, 77, 89, 94, 98; alle anderen Rezeptbilder Stefanie Bütow, Hamburg
People-Fotos: Holger Münch, Stuttgart

3. überarbeitete Auflage 2018

© 2018 TRIAS in Georg Thieme Verlag KG
Rüdigerstraße 14, 70469 Stuttgart

© 1.–2. Auflage 2006, 2013 TRIAS Verlag in MVS Medizinverlage Stuttgart GmbH & Co. KG, Oswald-Hesse-Str. 50, 70469 Stuttgart

Printed in Germany

Satz und Repro: Ziegler und Müller, Kirchentellinsfurt
gesetzt in: APP/3B2, Version 9.1 Unicode
Druck: AZ Druck und Datentechnik GmbH, Kempten

Gedruckt auf chlorfrei gebleichtem Papier

ISBN 978-3-432-10040-1

Auch erhältlich als E-Book:
eISBN (ePub) 978-3-432-10042-5

Wichtiger Hinweis: Wie jede Wissenschaft ist die Medizin ständigen Entwicklungen unterworfen. Forschung und klinische Erfahrung erweitern unsere Erkenntnisse. Ganz besonders gilt das für die Behandlung und die medikamentöse Therapie. Bei allen in diesem Werk erwähnten Dosierungen oder Applikationen, bei Rezepten und Übungsanleitungen, bei Empfehlungen und Tipps dürfen Sie darauf vertrauen: Autoren, Herausgeber und Verlag haben große Sorgfalt darauf verwandt, dass diese Angabe dem Wissensstand bei Fertigstellung des Werkes entsprechen. Rezepte werden gekocht und ausprobiert. Übungen und Übungsreihen haben sich in der Praxis erfolgreich bewährt.

Eine Garantie kann jedoch nicht übernommen werden. Eine Haftung des Autors, des Verlags oder seiner Beauftragten für Personen-, Sach- oder Vermögensschäden ist ausgeschlossen.

Das Werk, einschließlich aller seiner Teile, ist urheberrechtlich geschützt. Jede Verwendung außerhalb der engen Grenzen des Urheberrechtsgesetzes ist ohne Zustimmung des Verlages unzulässig und strafbar. Das gilt insbesondere für Vervielfältigungen, Übersetzungen, Mikroverfilmungen oder die Einspeicherung und Verarbeitung in elektronischen Systemen.

Geschützte Warennamen (Warenzeichen) werden nicht besonders kenntlich gemacht. Aus dem Fehlen eines solchen Hinweises kann also nicht geschlossen werden, dass es sich um einen freien Warennamen handelt.

Die abgebildeten Personen haben in keiner Weise etwas mit der Krankheit zu tun.

1 2 3 4 5 6

Liebe Leserin, lieber Leser,

hat Ihnen dieses Buch weitergeholfen? Für Anregungen, Kritik, aber auch für Lob sind wir offen. So können wir in Zukunft noch besser auf Ihre Wünsche eingehen.

Schreiben Sie uns, denn Ihre Meinung zählt!

Ihr TRIAS Verlag

E-Mail-Leserservice:
kundenservice@trias-verlag.de

Adresse:
Lektorat TRIAS Verlag
Postfach 30 05 04
70445 Stuttgart
Fax: 0711-89 31-748

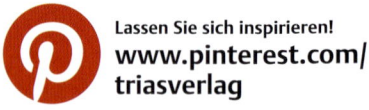

Lassen Sie sich inspirieren!
www.pinterest.com/triasverlag

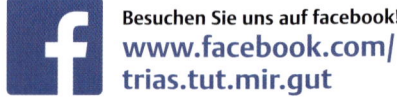

Besuchen Sie uns auf facebook!
www.facebook.com/trias.tut.mir.gut